Dr. Steven A. Koehlers & Dr. Cyril H. Wechts

POSTMORTEM

GERICHTSMEDIZINER AUF VERBRECHERJAGD

HEEL

Dr. Steven A. Koehlers & Dr. Cyril H. Wechts

POSTMORTEM

GERICHTSMEDIZINER AUF VERBRECHERJAGD

Impressum

HEEL Verlag GmbH
Gut Pottscheidt
53639 Königswinter
Tel.: 02223 9230-0
Fax: 02223 9230-13
E-Mail: info@heel-verlag.de
Internet: www.heel-verlag.de

Deutsche Ausgabe:
© 2008 by HEEL Verlag GmbH

Englische Originalausgabe:
Conceived and produced by
Elwin Street Limited
144 Liverpool Road
London N1 1LA
UK

© 2006 Elwin Street Limited

Text: Dr. Steven A. Koehler, Dr. Cyril H. Wecht
Design: Jon Wainwright
Illustrationen: Richard Burges

Deutsche Übersetzung: Dorko Rybiczka, Albstadt
Satz: Muser Medien GmbH, Mannheim
Lektorat: Melanie Jaschob, Petra Hundacker

Printed in China

ISBN 978-3-89880-938-2

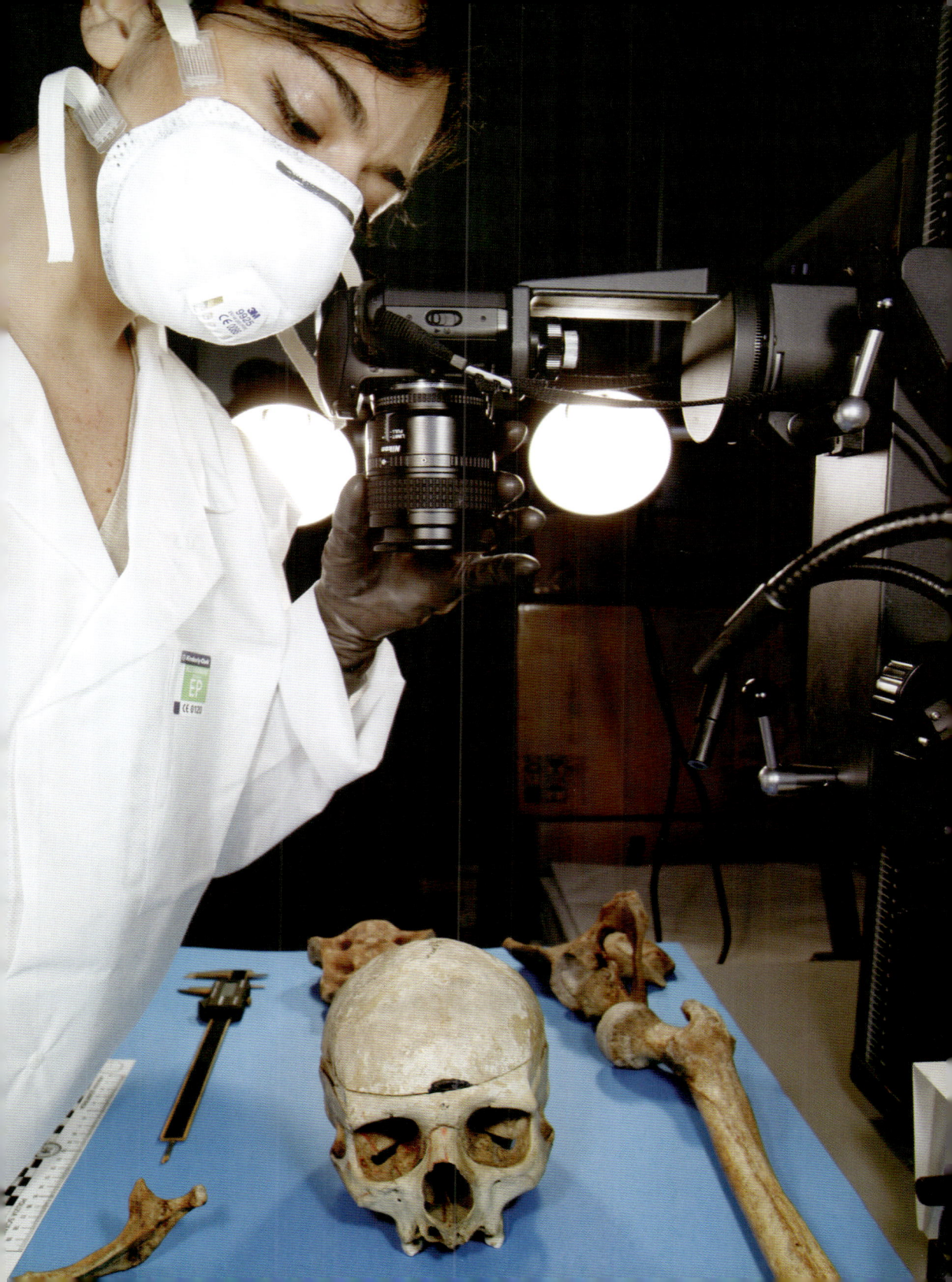

Inhaltsverzeichnis

Einführung

Die Mehrzahl der Menschen stirbt relativ friedlich im Krankenhaus oder zu Hause unter ärztlicher Betreuung. Zwar sind diese Todesfälle für die Hinterbliebenen traurig oder gar tragisch, doch lassen sie sich ohne Weiteres mit medizinischen Befunden und aus körperlichen Vorgängen erklären. Allerdings sind nicht alle Todesfälle so eindeutig. Zuweilen endet ein Leben unter geheimnisvollen, mehrdeutigen oder rundheraus verdächtigen Umständen. In diesen Fällen obliegt es den forensischen Spezialisten, den Leichnam des Verstorbenen einer posthumen Untersuchung zu unterziehen.

Die posthume Untersuchung, auch unter den Namen Autopsie oder Obduktion bekannt, ist die detaillierte medizinjuristische Untersuchung eines Verstorbenen. Autopsien sind in der einen oder anderen Form seit Jahrtausenden üblich, doch erst in den letzten etwa hundert Jahren hat sich die Autopsie zu einer echten Wissenschaft entwickelt.

Der Coroner ist in den angelsächsischen Ländern die Amtsperson, die die posthume Untersuchung durchführt. Das Amt des Coroners (von lat. corona = Krone) entstand im mittelalterlichen England, wo es erstmals in Artikel 20 der Articles of the Eyre, einer Sammlung von Gerichtsvorschriften, vom September 1194 erwähnt wird. Damals war der Coroner der Vertreter von König oder Königin, der Leichname untersuchte, Wunden begutachtete, Bürger anhörte, die Gerechtigkeit verlangten, Anklagen festhielt und, wenn ein schwerwiegendes Verbrechen verübt worden war, Verdächtige verhaften lassen konnte. Der Coroner besaß auch die Macht, Zeugen zur weiteren Befragung festzuhalten und Grundstücke oder Wertgegenstände zu konfiszieren, die, wenn sich ein Angeklagter als schuldig erwies, später einbehalten wurden.

Die erste offizielle Hinzuziehung von Ärzten durch einen Coroner ereignete sich im Jahr 1860 in Maryland. Seitdem fand nach und nach eine stärkere Beteiligung von professionellen Medizinern im Rahmen der Untersuchung von Todesfällen statt. Das äußert sich heute zum Beispiel darin, dass viele Verwaltungsbezirke einen eigenen Spezialisten, den Medical Examiner, einstellen. Dieser muss Arzt sein und kraft seines Amtes verdächtige oder gewaltsame Todesfälle untersuchen.

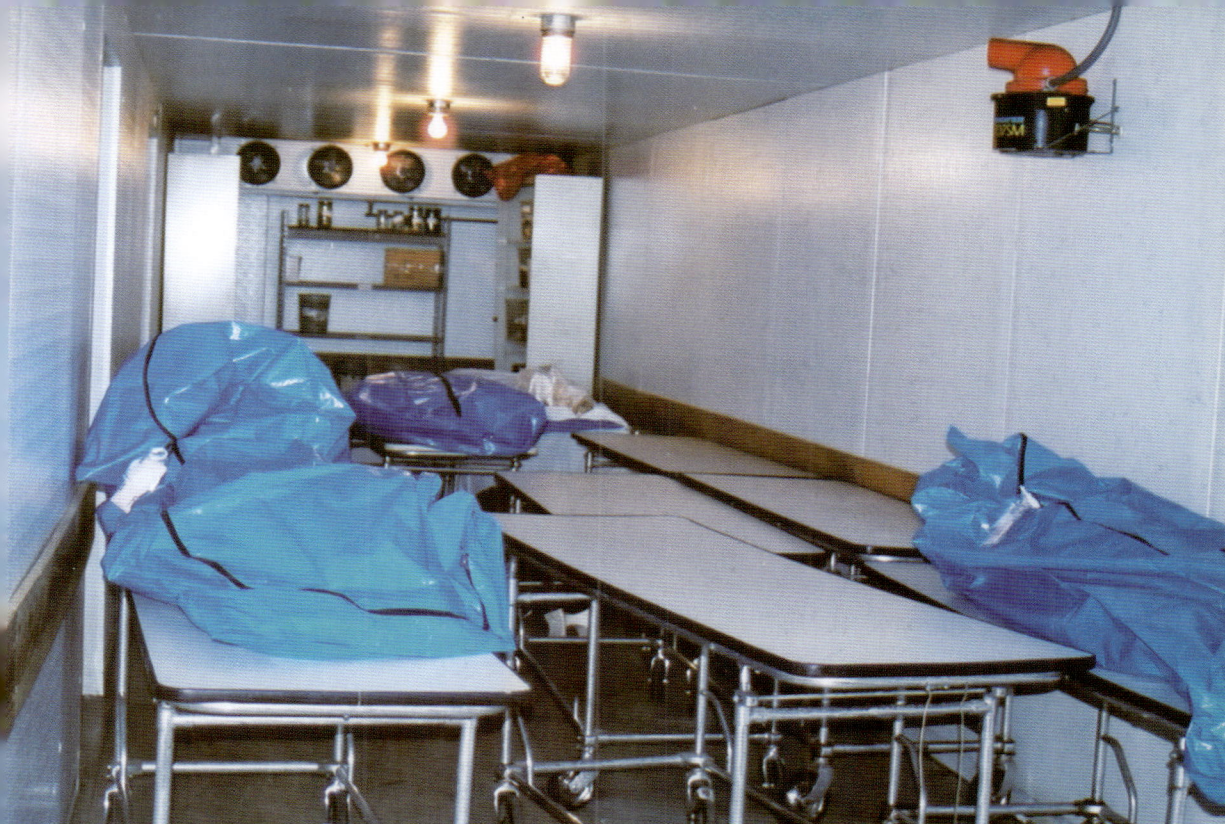

Oben Der große, begehbare Kühlraum im Leichenschauhaus, in dem die Leichname bis zur Autopsie aufbewahrt werden.

In etwa 20 Prozent aller Todesfälle wird heute eine Autopsie durchgeführt. Der Coroner muss in den Fällen, für die er zuständig ist, Ursache und Art des Todes bestimmen; das gilt für gewaltsame, plötzliche, unerwartete oder verdächtige Todesfälle, für Todesfälle, die mit Drogen, Medikamenten und Giften zusammenhängen, für Todesfälle im Rahmen einer ärztlichen Behandlung, für tödliche Arbeitsunfälle, für Todesfälle im Rahmen polizeilicher Maßnahmen und wenn der Tod unter Abwesenheit eines Arztes eintritt.

Gibt es Anhaltspunkte für einen unnatürlichen Tod, werden Untersuchungen eingeleitet. Viele Mordopfer werden von Spaziergängern im Wald oder vom Briefträger entdeckt, dem ein überquellender Briefkasten auffällt, oder von einem Nachbarn, der einen fauligen Gestank aus der Wohnung nebenan wahrnimmt. Nach der Entdeckung des Leichnams treten viele Spezialisten, jeder mit eigenem Fachgebiet und eigenen Aufgaben, auf den Plan. Das Büro des Coroners wird informiert und muss die Autopsie des Leichnams einleiten.

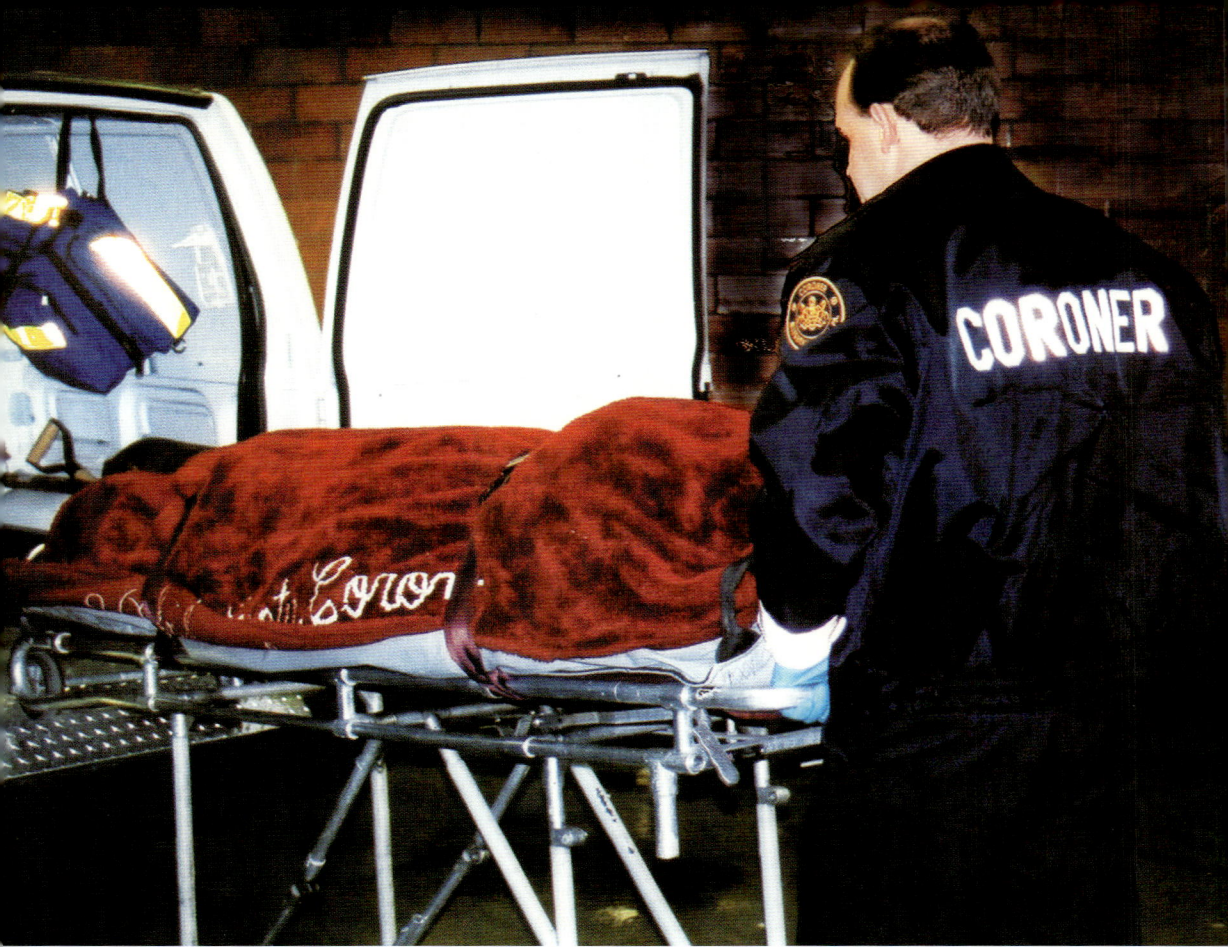

Oben Ein Untersuchungsbeamter überwacht an einem Tatort die Verladung der Leiche des Opfers in einen Transporter, der sie in das Leichenschauhaus bringen wird. Der Leichnam wird dort fast umgehend untersucht werden, damit die Verwesung keine Spuren beseitigt.

Zu diesem Buch

Dieses Buch führt den Leser an Tatorte und schildert die Rolle der am Untersuchungsprozess Beteiligten, die Informationen und Beweismittel sammeln und Berichte zu den Todesumständen anfertigen. Auch die Rolle weiterer forensischer Spezialisten wird erläutert, darunter die der forensischen Pathologen, Fotografen, Toxikologen, Serologen, Zahnspezialisten, Anthropologen, Entomologen und Epidemiologen.

Das forensische Team leitet der Coroner, der zwei Hauptaufgaben zu erfüllen hat: das Opfer zu identifizieren und Ursache sowie Art des Todes zu bestimmen. Die Methoden der Identifikation reichen von der schlichten Identifizierung per Foto bis zur komplizierten, dreidimensionalen

Gesichtsrekonstruktion per Computer. Der Zustand des Leichnams bestimmt hier die Methode. Am einfachsten ist der Vergleich des Leichnams auf dem Untersuchungstisch mit einem Bild im Führerschein oder im Ausweis. Bei Flugzeugabstürzen oder wenn nur Bruchstücke des Leichnams vorhanden sind (wie es zum Beispiel ganz überwiegend nach den terroristischen Angriffen des 11. September der Fall war), lässt sich eine Identifizierung nur durch einen DNA-Abgleich bewerkstelligen. In diesem Buch erklären wir die verschiedenen Methoden, mit denen die Pathologen die Identität eines unbekannten Leichnams feststellen können. Der Coroner muss ferner Ursache und Art des Todes feststellen. Das geschieht durch eine äußere Untersuchung des Leichnams und, falls nötig, im Anschluss durch eine Untersuchung der inneren Organe. Gelegentlich bringt selbst eine sehr umfassende Untersuchung die Todesursache nicht zutage. In diesen Fällen verlässt sich der forensische Pathologe auf die Erfahrung seiner forensischen Kollegen. Dazu zählen die forensischen Toxikologen, die die Körperflüssigkeiten nach Giften untersuchen, die Serologen, die die physischen Beweismittel untersuchen, und die Schusswaffenexperten, die Projektile analysieren.

Der Endpunkt der Autopsie ist der Totenschein, ein knappes Dokument von großer juristischer Wichtigkeit. Der Totenschein ist die offizielle Bestätigung des Coroners hinsichtlich Todesursache und Todesart und kann in einem eventuellen Zivil- oder Strafprozess eine große Rolle spielen. Liegt ein Verbrechen vor, ist der Vermerk „Mord" auf dem Totenschein die unverzichtbare Grundlage für eine Verurteilung wegen Mordes.

Häufig sagen forensische Pathologen und andere forensische Spezialisten als Experten vor Gericht aus und präsentieren dort ihre wissenschaftlich gewonnenen Erkenntnisse vor dem Richter und den Geschworenen in allgemein verständlicher Form, um bei der Suche nach Schuld oder Unschuld behilflich zu sein.

Ohne die Methoden der modernen Autopsie gäbe es keine Möglichkeit, den Toten juristisch Gerechtigkeit widerfahren zu lassen, keine Möglichkeit, einen verdeckt gewaltsamen Tod zu erkennen und in manchen Fällen letztlich keine Möglichkeit, die Wahrheit über einen Todesfall ans Licht zu bringen.

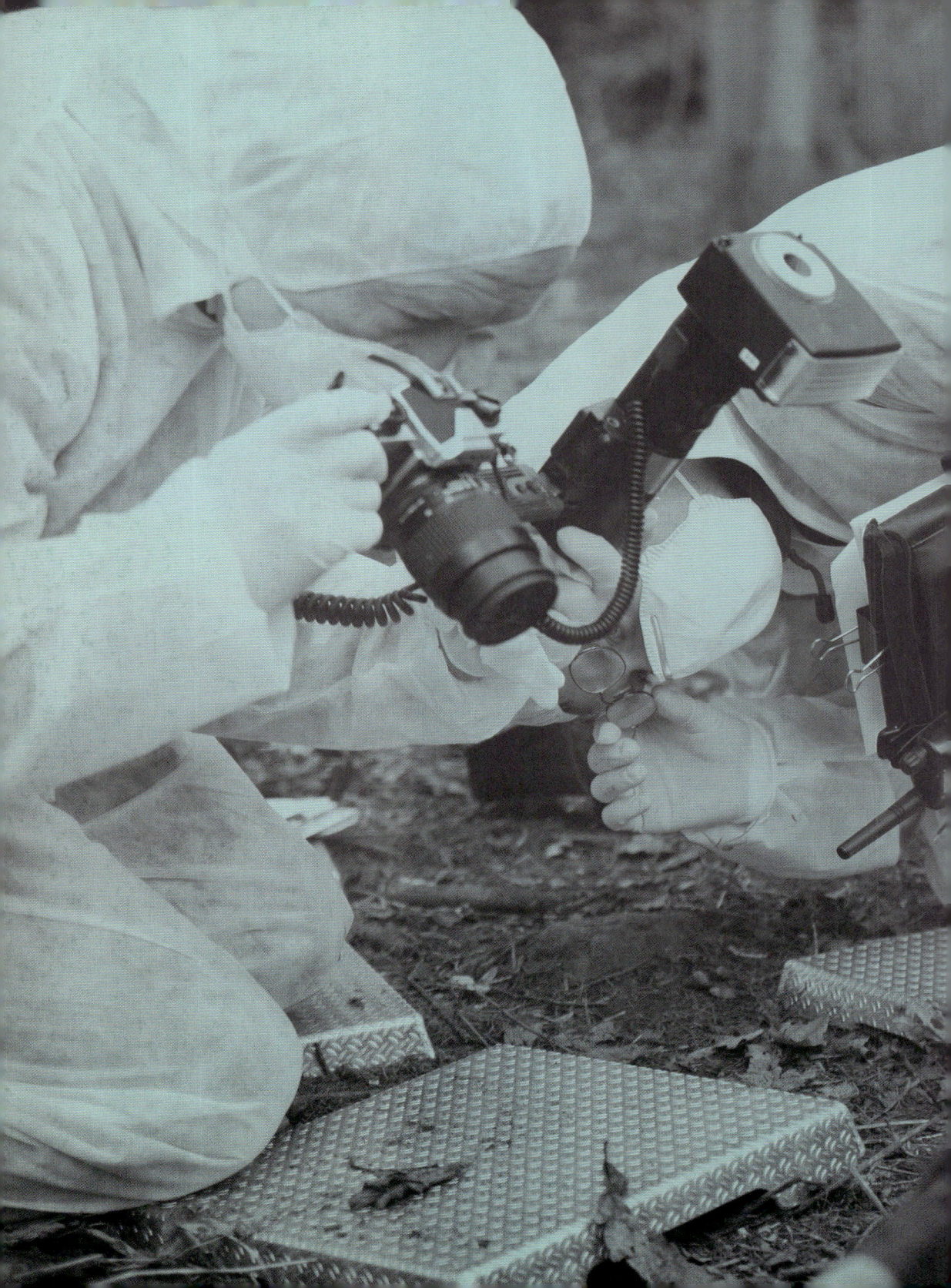

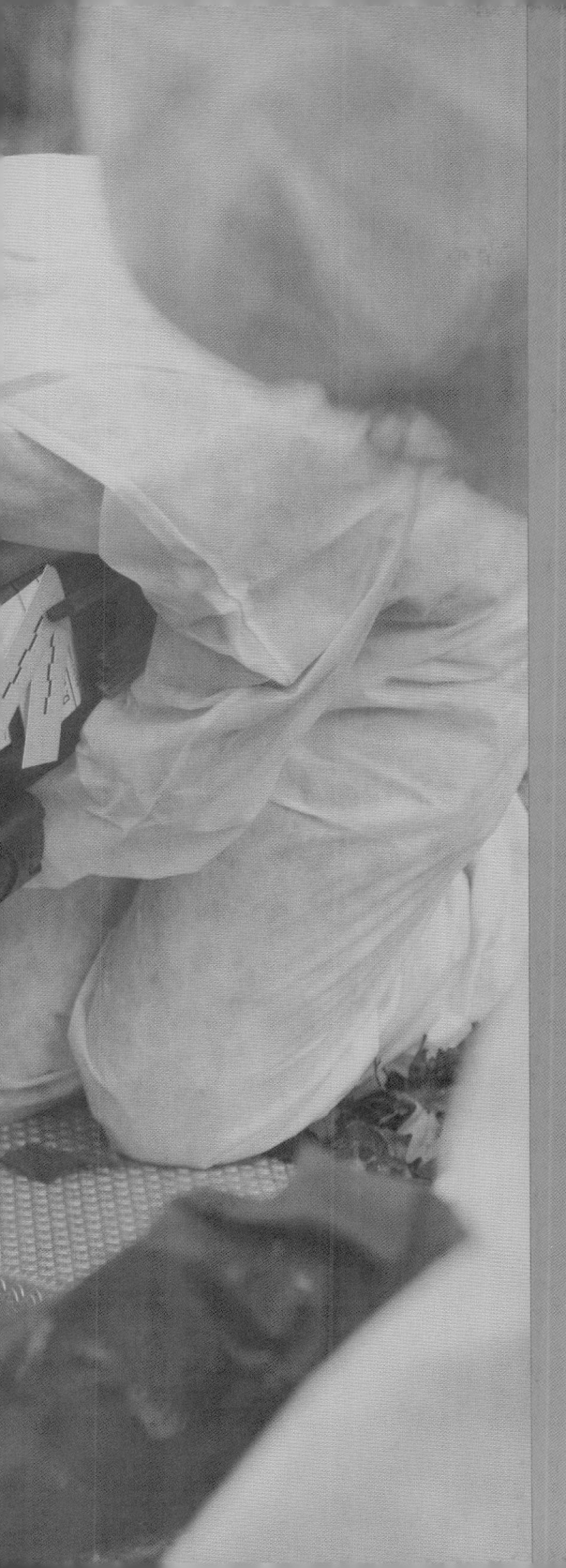

Kapitel 1
Leichenfund

Der Fund einer Leiche in einer Wohnung, an der Arbeitsstätte oder in unbewohntem Gebiet ruft rasch Polizei, Feuerwehr und Notfallhelfer auf den Plan. Wenn das Opfer bereits tot ist, folgt die Beteiligung des Coroners und der Mordkommission.

Tatortuntersuchung

Die Lösung eines Falles beginnt am Tatort, und eine erfolgreiche Untersuchung des Tatorts verlangt nach den spezialisierten Methoden des forensischen Personals. Eine exakte Rekonstruktion und Beurteilung des Tathergangs lässt sich nur durch eine korrekte Interpretation der Fakten erreichen; da aber zahlreiche Beweismittel heikel, vergänglich und leicht zu zerstören sind, müssen die Tatortbegutachter um die Wichtigkeit dieser Beweismittel wissen und imstande sein, sie zu erkennen, mit ihnen umzugehen und sie zu sichern. In vielen Fällen können die beteiligten Polizisten und Forensiker aus den Beweismitteln ableiten, was vermutlich geschehen ist.

Die Untersuchung eines Tatorts ähnelt einem Puzzlespiel: Während Informationen gesammelt und bewertet werden, greifen die einzelnen Teile ineinander, und langsam gewinnt man ein Bild von den Vorgängen.

Tot oder lebendig?

Wenn man an einen Tatort denkt, kommen einem schreckliche Bilder in den Sinn: ein junger Mann, der in einer dunklen Gasse erschossen wurde; ein depressiver Mann mittleren Alters, der neben einem Abschiedsbrief in einem Hotelzimmer von der Decke baumelt; eine Familie, die bei einem Sonntagsausflug durch einen Frontalunfall ums Leben kommt, den ein betrunkener Autofahrer verschuldet hat. All das sind Fälle, die nach einer gründlichen Untersuchung verlangen. Häufig gibt es im Rahmen eines Verbrechens mehrere Tatorte, die alle gründlich untersucht werden müssen. Manchmal wird ein verletztes, aber noch lebendes Opfer gefunden, das dann per Krankenwagen oder Hubschrauber in das nächstgelegene Krankenhaus gebracht wird. Der Zustand des Opfers kann stabilisiert werden, das Opfer in eine andere medizinische Anstalt verlegt werden und erst nach Tagen, Wochen oder gar Jahren seinen Verletzungen erliegen. Derlei komplizierte Fälle verlangen ebenfalls nach einer Untersuchung durch den Coroner, und nachdem der Mensch offiziell für tot erklärt wurde, beginnt die Zuständigkeit des Coroners für diesen Fall. Befindet sich das Opfer in einem Krankenhaus, müssen alle intravenösen und endotrachealen Schläuche und weitere medizinische Hilfsmittel im und am Körper an Ort und Stelle verbleiben. Der zuständige Forensiker verlangt vom Krankenhaus die Vorlage aller relevanten medizinischen Unterlagen. In vielen Fällen müssen diese vertraulichen medizinischen Dokumente per Gerichtsbeschluss erlangt werden.

In diesem Kapitel geht es aber in der Hauptsache um Fälle, in denen dem Opfer nicht mehr geholfen werden kann und es sich noch am Tatort befindet. In diesen Fällen betritt der Forensiker den Tatort und übernimmt die Leitung der Ermittlungen. Er besitzt zwar die juristische Gewalt über den Leichnam und seine Umgebung, die Untersuchung muss aber von einem Team von forensischen und Polizeiexperten durchgeführt werden, die ihr

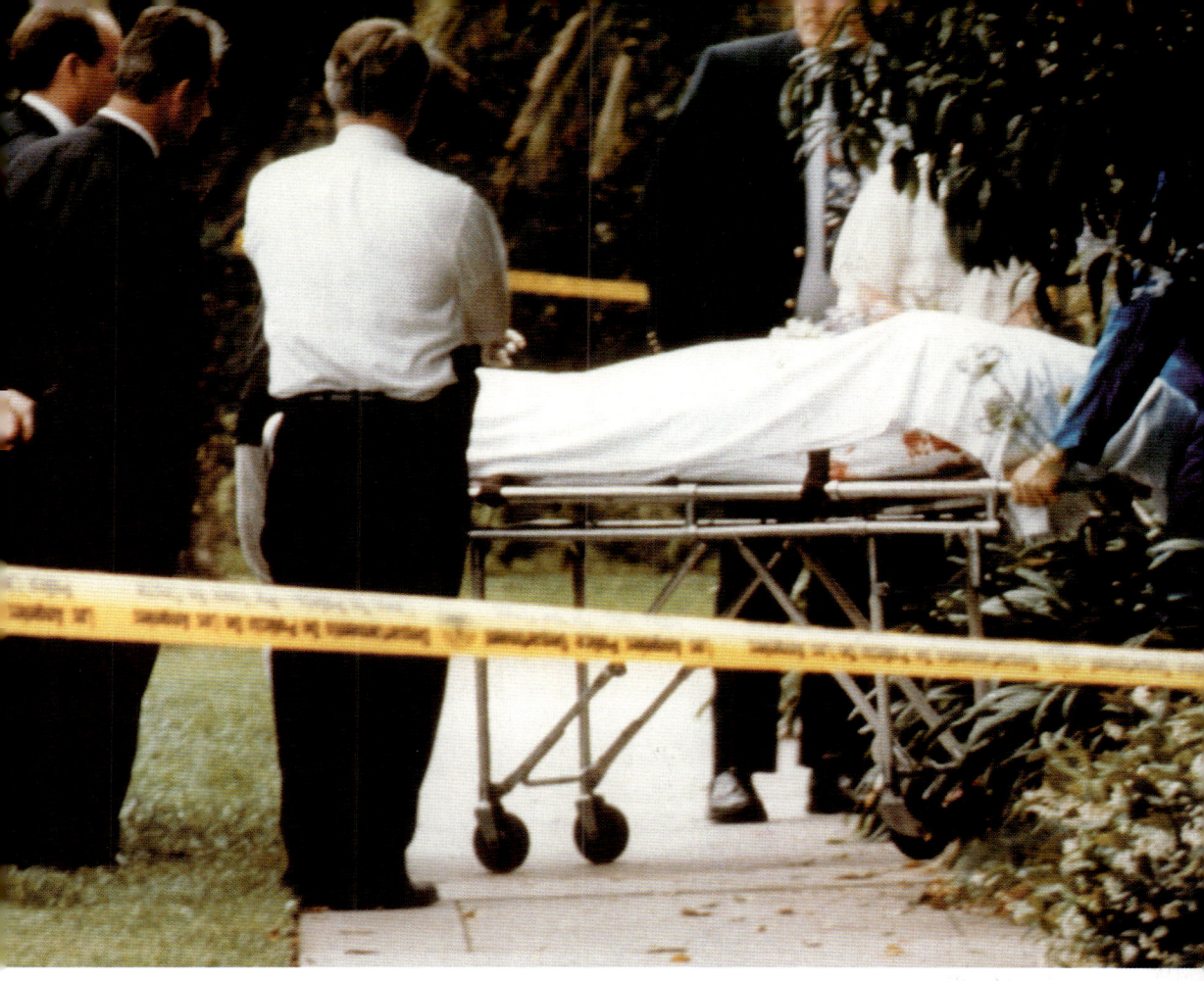

Oben Die Leiche der ermordeten Nicole Brown Simpson wird vom Tatort in Los Angeles entfernt; die Polizei und das forensische Personal überwachen den Vorgang.

Fachwissen in den Fall einbringen. Alle Untersuchungen von Todesfällen müssen unbedingt im Team erfolgen; jeder Beteiligte besitzt auf seinem Fachgebiet Wissen, das am Ende zur Aufdeckung wichtiger Aspekte des Falles führen kann. Hält man sich nicht daran, kann die Untersuchung scheitern.

Die Ersten am Tatort

Zu den „First Responders", den Ersten am Tatort, zählen Notfallhelfer, Notärzte, Feuerwehr- und Polizeiangehörige. Diese Menschen sind zuerst am Tatort und erklären das Opfer, sofern es keine Lebenszeichen mehr zeigt, offiziell für tot (DOA = Dead on Arrival = bei Eintreffen tot). Dieser Ausdruck wird auch verwendet, wenn ein Opfer zwar in das Krankenhaus eingeliefert wird, seiner Krankheit oder seinen Verletzungen bei der Einlieferung aber bereits erlegen ist.

Die Diagnose DOA ist unwiderruflich, daher sollte sie mit großer Vorsicht vorge-

ABLAUF DER UNTERSUCHUNG

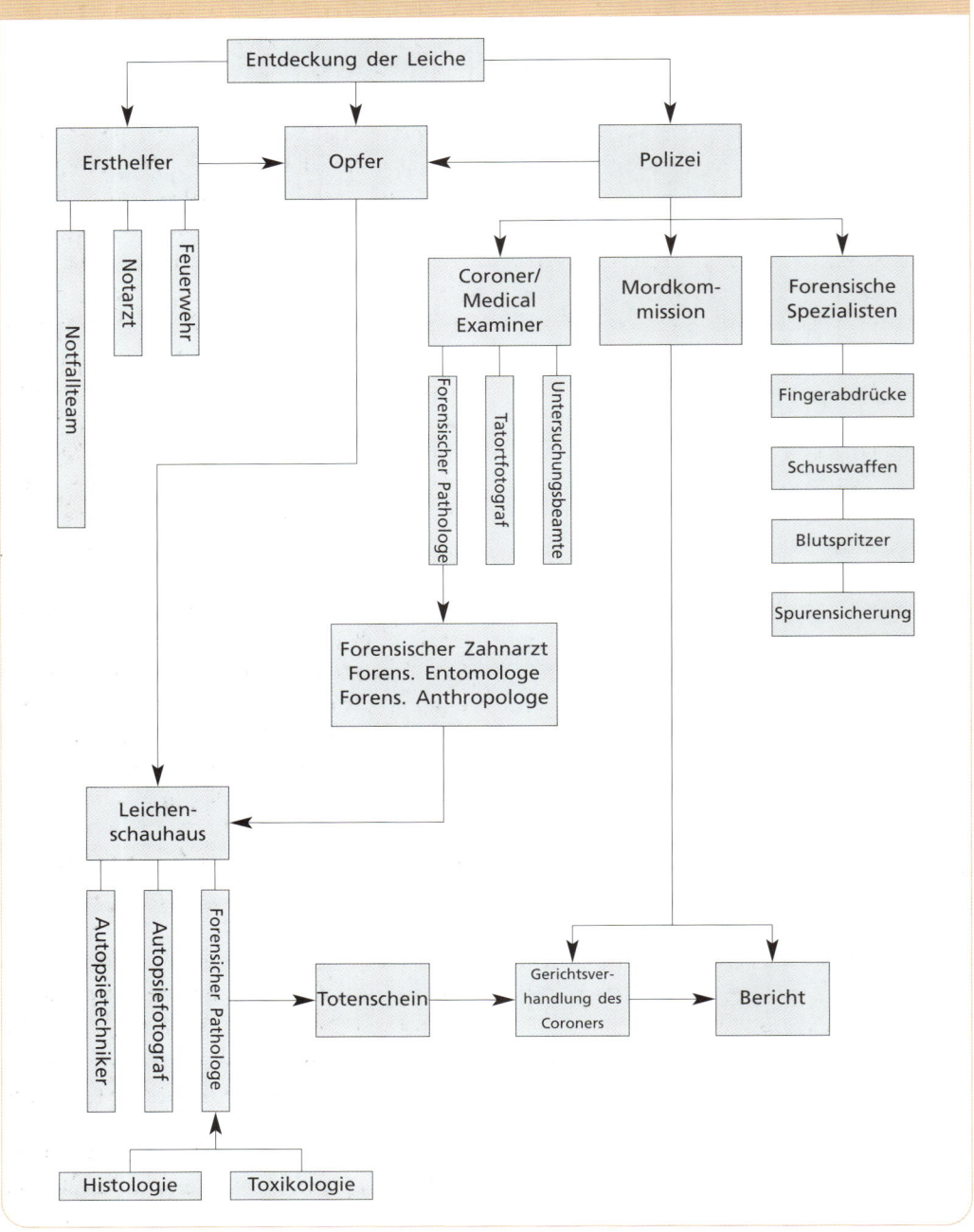

nommen werden. Einen Patienten für tot zu erklären, hat nicht nur medizinische Bedeutung, sondern auch rechtliche Auswirkungen. In den meisten Fällen prüfen die Ersthelfer zunächst an der Halsschlagader nach dem Puls; die Hauptschlagadern transportieren das Blut vom Herzen zum Gehirn und sind somit ein Indikator dafür, ob noch Leben vorhanden ist. Ferner wird zumeist die Kleidung aufgeschnitten oder entfernt, damit man Zugang zur Brust hat und dort EKG-Elektroden zur Erstellung eines Elektrokardiogramms anbringen kann. Auf diese Weise wird festgestellt, ob das Herz noch elektrische Impulse von sich gibt. Ist keine Herztätigkeit mehr vorhanden, zeigt der dazugehörige Bildschirm eine flache Linie an. In diesem Fall überprüft das Notfallteam den Körper auf Leichenstarre (rigor mortis) und Leichenflecken (livor mortis) sowie auf violette Verfärbungen an auf dem Boden aufliegenden Körperpartien, wo sich das Blut ansammelt. Wenn keine Herztätigkeit messbar ist und sich rigor und livor mortis zeigen, kann der Mensch für tot erklärt werden. In manchen Fällen ist die Feststellung des Todes einfacher. Opfer, die schwere Verletzungen (Traumata) aufweisen, die etwa enthauptet sind oder denen innere Organe fehlen, können für tot erklärt werden, ohne dass die geschilderte Vorgehensweise eingehalten wird. Dasselbe gilt für einen Leichnam in einem fortgeschrittenen Verwesungszustand. Vor dem Verlassen des Tatorts sollten die Ersthelfer sicherstellen, dass der Tote angemessen bedeckt und geschützt wird. Es sollte zudem ein Bericht verfasst werden, der die Namen, Anschriften, Telefonnummern und weitere persönliche Angaben aller Beteiligten enthält.

Nach der Feststellung des Todes durch den Notarzt geht die juristische Verantwortlichkeit vom Ersthelferteam auf den anwesenden Polizeibeamten über, in weiterer Folge an den Coroner. Die Aufgabe des Polizisten ist es, den Tatort zu sichern. Zumeist erscheint die Polizei gemeinsam mit dem Ersthelferteam oder kurz nach ihm am Tatort. Der Polizist sollte die Lage des Opfers oder der Opfer, sichtbare Verletzungen und die Aktivitäten des Ersthelferteams festhalten. Seine Aufgabe ist es ferner, gegebenenfalls die Wohnung zu versiegeln und den Tatort mit den bekannten gelben „Crime Scene"-Bändern zweifach abzusichern, um Neugierigen den Zutritt zum Tatort zu verwehren. Das Gebiet innerhalb des äußeren Bandes steht für diverses Personal offen, das nicht unmittelbar an der Spurensicherung beteiligt ist; das Gebiet innerhalb des inneren Bandes steht lediglich den an der Spurensicherung Beteiligten wie dem Coroner und den Tatortfotografen offen. Die Absicherung des Tatorts ist deshalb so wichtig, weil eine mangelhafte Absicherung die Staatsanwaltschaft in einem späteren Prozess kompromittieren kann.

Fehler bei der Tatortabsicherung

Wenn ein Kriminalfall vor Gericht verhandelt wird, versucht die Verteidigung, belastende Beweismittel für ungültig erklären zu lassen. Sie zweifelt die Rechtmäßigkeit einer Durchsuchung an, die Beweismittelsicherung sowie die Gründlichkeit von Dokumentation und Analyse des Tatorts.

Wenn der Tatort nicht hinreichend abgesichert war, kann die Verteidigung alle hier gewonnenen Erkenntnisse in Zweifel zie-

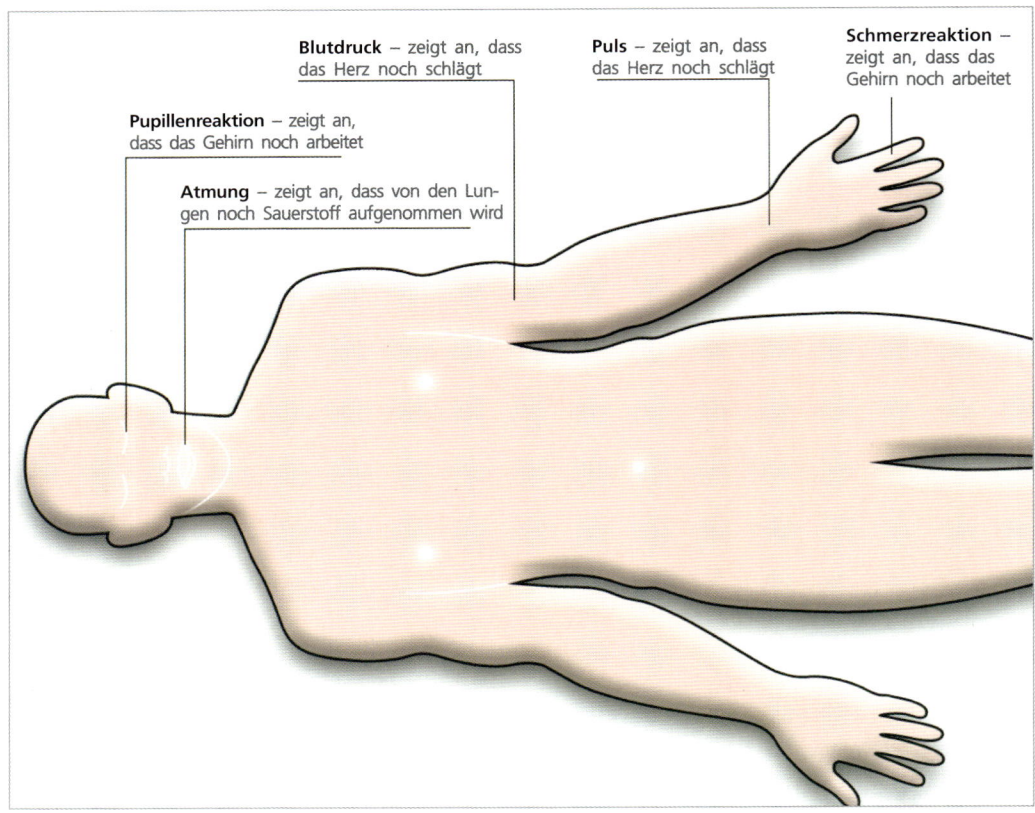

Pupillenreaktion – zeigt an, dass das Gehirn noch arbeitet

Blutdruck – zeigt an, dass das Herz noch schlägt

Atmung – zeigt an, dass von den Lungen noch Sauerstoff aufgenommen wird

Puls – zeigt an, dass das Herz noch schlägt

Schmerzreaktion – zeigt an, dass das Gehirn noch arbeitet

Oben Schaubild zu den „Lebenszeichen", die überprüft werden können, um festzustellen, ob ein Mensch am Tat- oder Unfallort noch lebt oder bereits tot ist.

hen. Wenn zum Beispiel Beweisstücke bewegt wurden, könnte die Verteidigung das Beweismittel für ungültig erklären lassen. Ein Messer, das neben dem Toten lag, ist dann nur noch ein Messer, das im Gerichtssaal zu sehen ist.

In ähnlicher Weise sollte – außer im Zuge medizinisch notwendiger Maßnahmen – vermieden werden, den Toten zu bewegen. Aus der Lage der Leiche lassen sich grundlegende Schlussfolgerungen ableiten. Zuweilen offenbart sich, dass die Leiche vom Täter absichtlich in eine bestimmte Position gebracht wurde, um einen Selbstmord oder einen Unfall vorzutäuschen.

Eine sogenannte Kontaminierung der Beweismittel kann bei mangelhafter Absicherung des Tatorts auf vielfältige Weise erfolgen. Fußspuren oder Fingerabdrücke können verloren gehen, der Wert von DNA- oder Faserspuren beeinträchtigt werden. Je mehr Menschen an einem Tatort vorhanden sind, desto größer ist die Gefahr, dass Fußspuren, Fingerabdrücke, DNA und andere Spuren an den Tatort gelangen. Selbst wenn das nicht notwendigerweise wichtige Beweismittel vernichtet, macht es doch die Identifizierung des Täters schwieriger.

Tatorte im Freien

Bei Tatorten im Freien stellen sich zusätzliche Probleme im Rahmen der Beweissicherung. Tiere können zwar auch an Tatorten in Gebäuden Probleme verursachen (etwa Haustiere, die sich von Zimmer zu Zimmer bewegen oder die Lage des Opfers verändern), doch tun sie dies häufiger an Tatorten im Freien, insbesondere, wenn die Tat schon einige Zeit zurückliegt. Die Aktivitäten von Fliegen und Maden können dem forensischen Entomologen helfen, den Todeszeitpunkt zu bestimmen, aber größere Tiere sind imstande, Spuren und physische Beweismittel zu beschädigen oder zu zerstören.

Auch das Wetter kann problematisch sein. Regen und Wind können Beweismittel ruinieren, Temperaturschwankungen die zeitliche Rekonstruktion vereiteln. Eis und Schnee können zwar Hinweise wie Fußspuren und Blutspritzer konservieren, schmelzen aber auch rasch und zerstören damit Beweismittel.

Verkehr, Notarzt- und Pressefahrzeuge, Verwandte des Opfers und insbesondere Dritte müssen von allen Tatorten im Freien ferngehalten werden, um eine Kontamination zu verhindern.

Streifenpolizisten

Streifenpolizisten nehmen üblicherweise nicht an der Untersuchung eines Todesfalls teil, müssen aber sichtbare Spuren, die bis zum Eintreffen der Fachleute zerstört oder verändert werden oder verschwinden könnten, protokollieren. Dazu gehören Dinge wie eine kalte Getränkeflasche in einem warmen Raum oder ein leerer, aber trockener Parkplatz im Regen. Werden solche Beweise nicht festgehalten, kann der Bericht der Fachleute grundlegende Lücken enthalten.

Zu den weiteren Pflichten des ersten Polizisten am Tatort gehören das Festhalten des Zeitpunkts, an dem er unterrichtet wurde, wann er am Tatort eingetroffen ist und den Tod festgestellt hat, und wer sonst noch am Tatort war. Wenn Zeugen identifiziert werden, sollten sie voneinander getrennt werden, damit sie den Untersuchungsbeamten gegenüber möglichst voneinander unbeeinflusst ihre Aussagen machen. Man sollte immer von einem Verbrechen ausgehen, bis der Todesfall gründlich untersucht worden ist. Streifenpolizisten sind besonderen Risiken ausgesetzt, wenn der Gewalttäter noch am Tatort anwesend ist, möglicherweise erregt oder in einem gefährlichen Gemütszustand.

Herbeirufen des forensischen Teams

Wenn der Tatort gesichert ist, hat der Polizist als Nächstes das Büro des Coroners zu verständigen. Der Anruf wird in der Regel von der Abteilung Untersuchung entgegengenommen, der Untersuchungsbeamte und stellvertretende Coroner (Deputy Coroner) angehören und die sieben Tage die Woche rund um die Uhr einsatzbereit ist. Die Folge dieses Anrufes ist die Untersuchung der Umstände und Gegebenheiten des Todesfalls, der Krankengeschichte des Toten und weiterer Informationen, die ein Urteil zu der Frage erlauben, ob der Fall in die Zuständigkeit des Coroners gehört oder nicht.

IST DER TODESFALL EIN FALL FÜR DEN CORONER?

Nicht jeder Todesfall fällt in die Zuständigkeit des Coroners. In den meisten Fällen ist der Untersuchungsbeamte nur interessiert, wenn der Tod plötzlich, unerwartet, unerklärt oder auf Verletzungen zurückzuführen ist oder nicht in Anwesenheit eines Arztes stattfand. Der Coroner untersucht:

- alle plötzlichen Todesfälle, die nicht auf eine offensichtliche Krankheit zurückgehen oder bei denen die Todesursache von einem Arzt nach kurz zuvor erfolgter Behandlung nicht zweifelsfrei festgestellt werden kann;

- alle unter verdächtigen Umständen erfolgten Todesfälle, bei denen Alkohol, Drogen oder andere toxische Substanzen eine direkte Rolle gespielt haben könnten;

- alle Todesfälle infolge von Gewalteinwirkung, ob von dritter Hand, in selbstmörderischer Absicht oder durch Unfall verursacht;

- alle Totgeburten oder Fälle, in denen ein Neugeborenes innerhalb von 24 Stunden nach der Geburt stirbt, sofern die Mutter nicht unter ärztlicher Pflege stand oder die Mutter durch eine dritte Person verletzt wurde;

- alle kriminellen Abtreibungen, unabhängig von dem Alter des Ungeborenen;

- alle Todesfälle im Krankenhaus, die auf unabsichtliche Verletzungen als Folge von diagnostischen oder therapeutischen Eingriffen zurückgehen; alle Todesfälle infolge versehentlicher Verabreichung von Medikamentenüberdosen; alle Todesfälle während und nach Operationen, bei denen der Tod nicht zweifelsfrei durch eine vorherige Krankheit erklärbar ist;

- alle Todesfälle von Personen in Gewahrsam, im Gefängnis oder in Haft, auch von Gefangenen, die Patienten in einem Krankenhaus sind;

- Todesfälle durch Krankheit, Verletzung oder Gift am Arbeitsplatz;

- Todesfälle, bei denen der Tote unbekannt ist;

- alle Todesfälle, bei denen Unklarheiten bestehen.

Die Rolle der Untersuchungsbeamten

Wenn ein Todesfall in die Zuständigkeit des Coroners fällt, eilen Untersuchungsbeamte an den Tatort und sammeln dort Informationen und Beweismittel. Das Team besteht in der Regel aus zwei Untersuchungsbeamten oder Deputy Coroners, einem Tatortfotografen und, je nach den Umständen und den ersten Erkenntnissen, aus Kriminalisten wie Ballistik-, Fingerabdruck-, Spurensicherungs- und Blutspritzerexperten. Untersuchungsbeamte dokumentieren alle Erkenntnisse am Tatort in einem „Todesumstände" betitelten Bericht, der im Büro des Coroners zur weiteren Verwendung abgelegt wird.

Oft müssen die Untersuchungsbeamten mit der Familie des Verstorbenen in Verbindung treten, um mehr über dessen medizinischen, seelischen oder sozialen Hintergrund oder nähere Details zu den Umständen des Todes in Erfahrung zu bringen. Wenn die Ergebnisse der Autopsie Informationen enthüllen, die auch die Gesundheit anderer Familienmitglieder anbelangen (zumeist genetische Defekte, die auch andere Familienmitglieder betreffen können), setzt sich der forensische Pathologe später mit ihnen in Verbindung.

Sofern ansteckende Krankheiten festgestellt werden, die die Gesundheit der Allgemeinheit gefährden könnten, setzt sich der Untersuchungsbeamte mit den örtlichen Gesundheitsbehörden in Verbindung, um sie zu warnen. In Mordfällen steht das Personal des Coroners aber in erster Linie mit Angehörigen der Polizei und der Staatsanwaltschaft in Kontakt.

Coroner und Medical Examiner

Coroner und Medical Examiner haben im Grunde dieselben Aufgaben; beide sollen die Identität eines Toten und die Todesursache feststellen. Die Hauptunterschiede zwischen diesen beiden Beamten sind sowohl ihre politische Stellung als auch ihre Stellung innerhalb der Verwaltung.

Ein Medical Examiner ist ein Arzt mit besonderer Ausbildung in forensischer Pa-

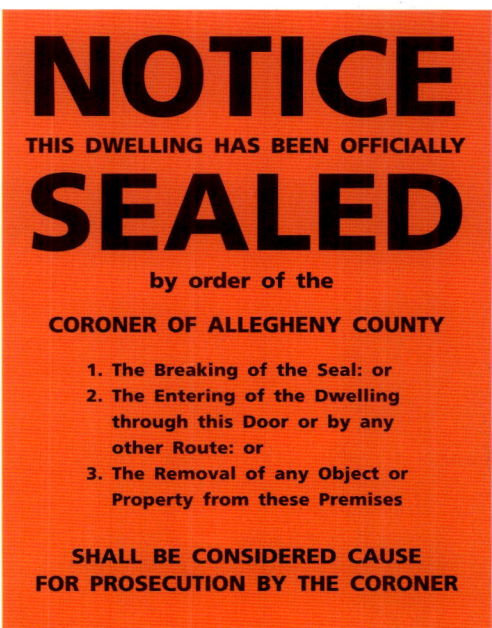

Beispiel für einen Aushang, mit dem das Büro des Coroners einen Tatort zur Absicherung markiert.

thologie. Ein Coroner hingegen wird ernannt oder ins Amt gewählt und besitzt normalerweise keine oder eine begrenzte medizinische Ausbildung. Sowohl das Büro des Medical Examiner als auch das des Coroners beschäftigen forensische Pathologen, die die Autopsie durchführen und Todesart und -ursache feststellen.

In diesem Buch befassen wir uns ausschließlich mit dem Coroner – auch wenn seine Aufgaben in der Realität zuweilen von einem Medical Examiner erledigt werden.

Kommissare der Mordkommission

Eine weitere wichtige Gruppe am Tatort stellen die Teams der Mordkommission, die zumeist aus zwei oder mehreren Kommissaren bestehen. Die Angehörigen der Mordkommission haben fünf grundlegende Fragen zu beantworten:

1. Trat der Tod an der Stelle ein, an der die Leiche gefunden wurde, oder anderswo?
2. Wurde der Tatort verändert?
3. Spricht der Tatort für ein spezielles Verbrechensmilieu (etwa für einen Raubüberfall oder für ein Drogendelikt)?
4. Ist die Todesursache offenkundig?
5. Gibt es genügend Hinweise darauf, wie das Verbrechen abgelaufen ist?

Die Kriminalisten

Je nach Beschaffenheit des Tatorts sind die Fähigkeiten eines spezialisierten Personals, der Kriminalisten, vonnöten. Kriminalisten sind auf verschiedene Fachgebiete der Forensik spezialisiert. Sie gehen mit Beweismitteln wie Haaren, Fasern, Glas, Fingerabdrücken, Körperflüssigkeiten, Blutspritzern und Schusswaffen um. Am Tatort helfen sie bei der Identifizierung sowie beim Auffinden und Sammeln von Beweisen, die zur Lösung des Verbrechens beitragen und für eine ordnungsgemäße Strafverfolgung des Täters oder der Täter unerlässlich sind. Je nach Notwendigkeit wird ein forensischer Pathologe, ein forensischer Anthropologe oder ein forensischer Entomologe hinzugezogen, damit dieser jeweils durch seine Erfahrung etwas zu dem Fall beitragen kann. Die Rolle dieser forensischen Wissenschaftler wird in Kapitel 5 näher beschrieben.

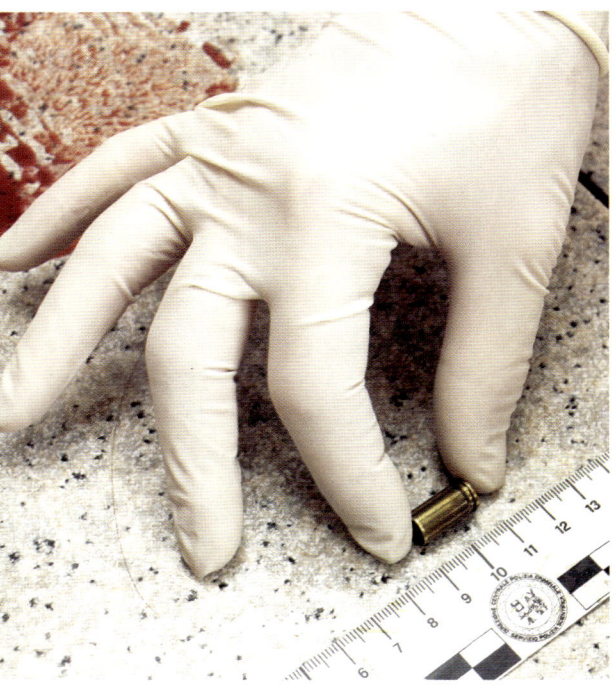

Links Ein forensischer Mitarbeiter sichert eine am Tatort aufgefundene Geschosshülse.

TATORTSPEZIALISTEN

- **Forensischer Serologe:** Untersucht Blut und andere Körperflüssigkeiten nach Hinweisen zu der Person, von der diese Flüssigkeiten stammen.

- **Forensischer Anthropologe:** Untersucht menschliche Knochen nach Hinweisen, die sich aus skelettierten Überresten ergeben.

- **Fingerabdruckexperte:** Sucht, nimmt, vergleicht und identifiziert Fingerabdrücke, die im Laufe der Untersuchung entdeckt werden.

- **Blutspritzerexperte:** Analysiert Blutflecken und -spritzer, die im Zuge von Untersuchungen entdeckt werden.

- **Schusswaffenexperte:** Identifiziert Waffen und Munition, analysiert die ballistischen Eigenschaften von Geschossen und bestimmt Entfernung und Flugbahn des Geschosses. Er prüft auch, ob eine Kugel aus einer bestimmten Waffe abgefeuert wurde.

- **Forensischer Fotograf:** Hält Details des Tatorts, der Autopsie und der technischen Prozeduren im Rahmen einer Untersuchung im Bild fest.

- **Spurensicherungsexperte:** Analysiert mikro- und makroskopische Beweisspuren wie Haare, Fasern, Farbe, Erdboden, Polymere, Glas und Abdrücke.

- **Dokumentenexperte:** Analysiert Unregelmäßigkeiten und Auffälligkeiten in Dokumenten wie Testamenten, Verträgen und Versicherungspolicen.

- **Abdruckexperte:** Analysiert Abdrücke wie Schuhabdrücke, Reifenspuren, Werkzeugspuren und Spuren auf Stoffen. Macht Abgüsse und stellt fest, welche Art von Objekt die Spuren hinterlassen hat.

Der Tatortfotograf

Aufgabe des Tatortfotografen ist es, den physischen Zustand des Ortes, an dem ein Verbrechen verübt wurde, dauerhaft im Bild festzuhalten. Die forensischen Fotografien spielen vor Gericht eine sehr wichtige Rolle, daher muss bei jeder Untersuchung eines Todesfalls so fotografiert werden, als handle es sich um einen Mord.

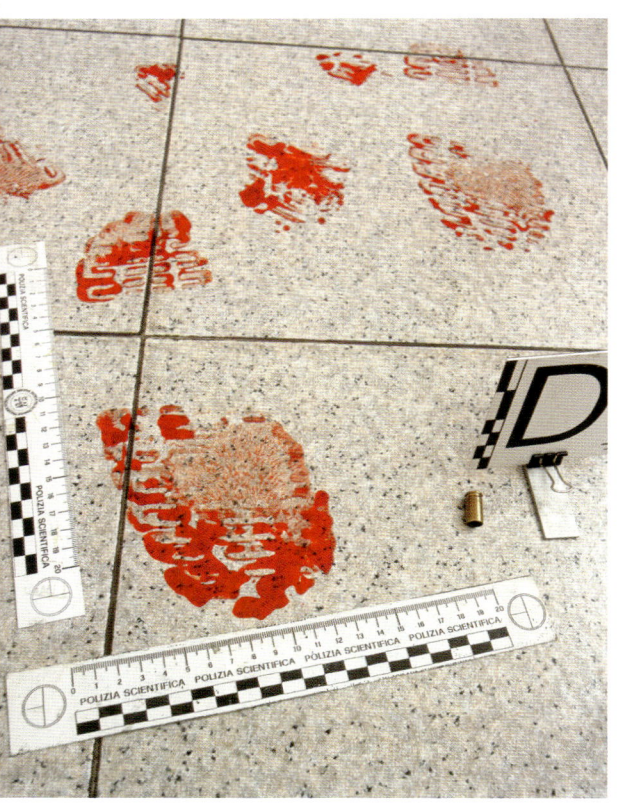

Oben Größenfeststellung und Nummerierung von Beweismitteln am Tatort. Lineale dienen zur Bestimmung der Größe der blutigen Fußspuren.

Fotografieren eines Tatorts in einem Gebäude

Ein Tatort im Inneren eines Gebäudes wird im sogenannten „Vier-Ecken"-Verfahren fotografiert. Den Anfang machen Aufnahmen von der Eingangstür zu dem Raum aus, in dem sich der Tote befindet, mit denen die Sicht eines Menschen festgehalten wird, der eben den Raum betritt. Es folgen Aufnahmen von den vier Ecken des Raumes aus, sodass man am Ende eine Panorama-Ansicht des Tatorts hat.

Danach wird die Leiche fotografiert. Der Fotograf beginnt mit einer Gesamtaufnahme der Leiche sowie mit Aufnahmen von der rechten und linken Seite. Wenn eine Waffe am Tatort vorhanden ist, sollten die Aufnahmen ihre Lage im Verhältnis zur Leiche zeigen. Es folgen Nahaufnahmen, die insbesondere Details belegen, die sich bei einer Veränderung der Lage des Leichnams verändern, etwa Blutspuren, Staub, Haare und Fasern. Auch was sich unter dem Opfer oder in dessen Händen, Zehen oder Mund befindet, wird abgelichtet.

Andere forensische Spezialisten wie Blutspritzer-, Fingerabdruck- und Spurenexperten führen nun ihre Aufgaben durch. Sie achten darauf, beim Suchen und Sammeln aller noch so kleinen potenziellen forensischen Beweise die Leiche nicht zu bewegen. Wenn diese Experten ihre Arbeit verrichtet haben, kann die Leiche bewegt werden. Wenn der Leichnam ursprünglich auf der Seite lag, wird er nun auf den Rücken gedreht, damit er auch von vorne fotografiert werden kann.

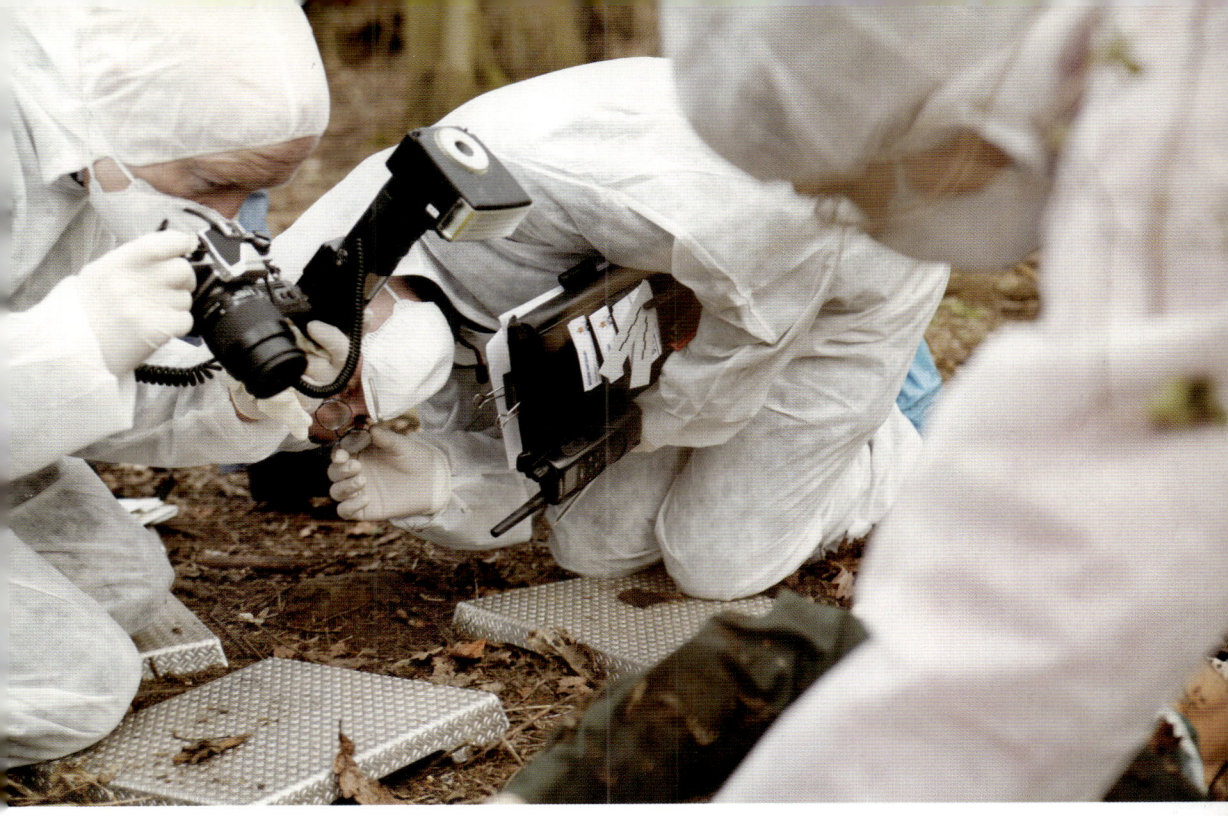

Ist der Leichnam in situ dokumentiert, wendet sich der Fotograf anderen Dingen wie der Waffe, verschütteten Flüssigkeiten, Papierstapeln oder Möbelstücken zu. Auch angrenzende Räume werden oft fotografiert – manchmal sogar das ganze Haus. Türen und Fenster werden nach Spuren gewaltsamen Eindringens abgesucht; zerbrochene Scheiben oder zerrissene Gitter werden untersucht und fotografiert. Auch Spuren vor dem Gebäude sowie Abdrücke im Schnee, Matsch oder Erdreich müssen dokumentiert werden.

Fotografieren eines Verkehrsunfalls

Wenn Tatortfotografen an der Stätte eines Verkehrsunfalls mit tödlichem Ausgang eintreffen, müssen sie oft mehrere Opfer ablichten, Fahrer, Beifahrer oder Fußgänger. Erste Aufnahmen werden aus

Oben Fotograf am Tatort. Ein zweiter und ein dritter Untersuchungsbeamter inspizieren aus verschiedenen Blickwinkeln heraus das Opfer und das flache Grab.

einiger Entfernung gemacht, die die Lage der Leichen zueinander, zum Fahrzeug und im Verhältnis zu fixen Punkten wie Strommasten, Verkehrszeichen, Ampeln und zu markanten Stellen in der Landschaft dokumentieren. Aufnahmen sollten aus allen Richtungen geschossen werden. Sichtbare Spuren an den Opfern, etwa von Reifen, dem Kühlergrill, dem Nummernschild oder von Scheinwerfern, müssen fotografisch festgehalten werden. Opfer im Inneren des Fahrzeugs werden erst in situ fotografiert, ebenso Sicherheitsgurte und Airbags (falls vorhanden). Wenn das Opfer von den Ersthelfern bewegt worden ist, müssen Innen- und Außenseite des Fahrzeugs dokumentiert werden, um das Herausziehen des Opfers zu illustrieren. Besondere Aufmerksamkeit gilt im Innenraum des Fahrzeugs dem Brems- und dem Gaspedal, dem Armaturenbrett und der Position des Zündschlüssels im Schloss.

Brems- und Gaspedal Die Pedale werden mit den Schuhen des Fahrers abgeglichen. Wenn ein Abdruck ein bestimmtes Pedal mit einem Schuh in Verbindung bringt, kann das zeigen, welches Pedal im Augenblick des Aufpralls betätigt worden ist.

Armaturenbrett Das Armaturenbrett wird fotografiert, um den eingelegten Gang, die Stellung des Blinkerhebels und des Scheibenwischerhebels, den Tankinhalt und den Kilometerstand festzuhalten.

Zündung Die Position des Zündschlüssels belegt, ob der Motor des Fahrzeugs zum Zeitpunkt des Aufpralls lief oder nicht.

Danach werden Reifenspuren und dergleichen fotografiert. Die beteiligten Fahrzeuge müssen aus allen Richtungen, die Schäden, ob frisch oder alt, auch aus der Nähe fotografiert werden. In den Fahrzeugen können sich auch wichtige Spuren befinden, zum Beispiel Kleidungsfetzen, Blutspuren, Haare oder menschliches Gewebe.

Kamera und Film

Tatortfotografen verwenden sowohl reguläre 35-mm-Kameras als auch diverse Digitalkameras. Beim Einsatz einer Spiegelreflexkamera lässt sich ein Schwarz-Weiß-Film, ein Farbfilm oder ein Diafilm verwenden. Jede Filmsorte hat ihre eigenen Vor- und Nachteile. Schwarz-Weiß-Negative halten am längsten und bewahren zuverlässig die feinen Bilddetails. Farbnegative haben eine kürzere Lebenserwartung, weil sich im Laufe der Zeit die Farbstoffe im Negativ verändern und verblassen, dafür fangen sie natürlich den Tatort in Farbe ein. Ein Farbdiafilm ist robuster als ein gewöhnlicher Farbnegativfilm und hält daher länger, zudem lassen sich die Dias in hölzernen Behältern ohne weitere Maßnahmen aufbewahren.

Digitale Fotos können ohne Weiteres in elektronischer Form gespeichert werden. Diese Bilder lassen sich in großer Zahl auf einer CD oder DVD sichern, die extrem lange haltbar sind – Schätzungen zufolge bleiben die Daten über 200 Jahre lang vollständig erhalten.

Der technische forensische Fotograf

Eine andere Art des Tatortfotografen ist der technische forensische Fotograf. Der technische Fotograf fertigt am Tatort und am Leichnam mit Spezialfilmen und -kameras Aufnahmen von Blutflecken und -spritzern sowie von Finger- und anderen Abdrücken an. Diese äußerst detaillierten Aufnahmen sollen die Größe der Spuren exakt abbilden. Technische Fotografen arbeiten zumeist mit makro- und mikrofotografischen Hilfsmitteln und mit Licht außerhalb des sichtbaren Bereichs (d. h. im Ultraviolett- und Infrarotverfahren) und beschäftigen sich mit der digitalen Bearbeitung fotografischer Dokumente.

Abläufe am Tatort

Ehe sie den eigentlichen Tatort betreten, sprechen die Untersuchungsbeamten mit den Polizisten vor Ort, den Ersthelfern und den Zeugen, um mögliche Szenarien oder vorläufige Theorien zu entwickeln. Eine hohe Priorität besitzt dabei die vorläufige Ermittlung folgender Aspekte hinsichtlich des Toten: Name, Anschrift, Verwandte, Alter, Geburtsdatum und Sozialversicherungsnummer. Die Untersuchungsbeamten halten auch die Namen, Funktionen, Telefonnummern sowie die jeweilige Behördenzugehörigkeit aller Anwesenden fest und rekonstruieren den zeitlichen Ablauf der Ereignisse vor dem Tod. Wenn der Tatortfotograf seine Gesamtaufnahmen gemacht hat, findet die Untersuchung des eigentlichen Tatorts statt. Der Beamte untersucht den Tatort zunächst aus der Entfernung und nähert sich dann, unter ständigem Notieren der Fakten, nach und nach dem Opfer. Ist er bis zur Leiche (oder den Leichen) vorgedrungen, erfolgt eine erste grobe Schilderung des Opfers, die alle offenkundigen Verletzungen umfasst, und eine gründliche Über-

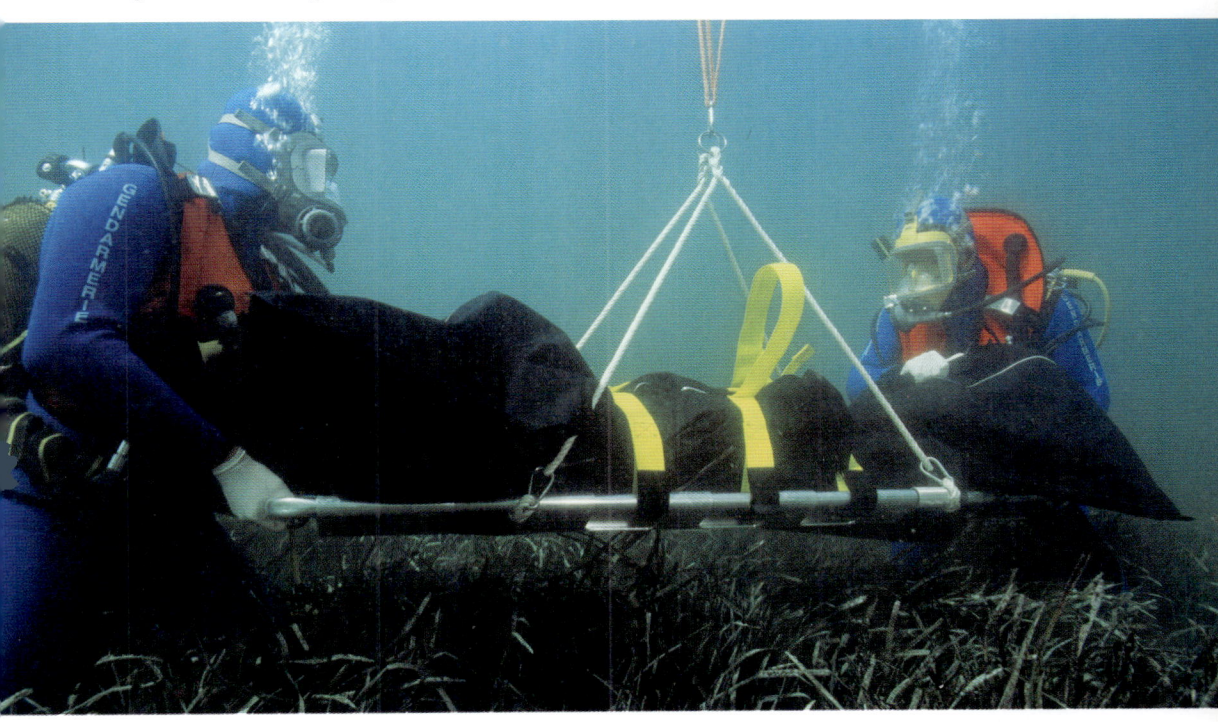

Oben Bergung einer Leiche vom Grund eines Gewässers. Wie bei jedem potenziellen Tatort muss man große Sorgfalt auf die Sicherung, Dokumentation und Aufnahme der Beweismittel legen.

prüfung seiner Lage und seines Zustandes. Wichtige Faktoren, die in Wort und Bild festgehalten werden, betreffen die Frage, ob der Körper auf dem Rücken, auf dem Bauch oder auf der Seite liegt und ob die Totenstarre bereits eingesetzt hat. Rigor mortis und livor mortis erlauben eine ungefähre Bestimmung des Todeszeitpunkts und eine Einschätzung, ob der Leichnam bewegt worden ist.

Umgang mit Beweismitteln

Beim Sammeln von Beweismitteln am Tatort haben die Beamten mehrere Ziele im Auge zu behalten. Sie müssen das Verbrechen rekonstruieren, den Täter identifizieren und die Beweismittel der Analyse zuführen, wobei sie diese bei der Sammlung nicht kontaminieren dürfen. Ein Untersuchungsbeamter arbeitet zum Beispiel mit Kämmen, Pinzetten, Behältern und einem kleinen Staubsauger mit Filter, mit dem er Haare oder Fasern am Tatort sammelt und die er anschließend in unterschiedlichen Behältern versiegelt und dem Labor zukommen lässt.

Persönliche Gegenstände

Danach wendet er seine Aufmerksamkeit der Kleidung und anderen Gegenständen direkt am oder um den Leichnam herum zu. Die Überreste werden in Gegenwart der Polizisten gründlich durchsucht. Alles, was dabei zum Vorschein kommt, wird inventarisiert, festgehalten und falls nötig fotografiert. Manches, was auf diese Weise am Tatort oder am Toten gefunden wird, kann wertvolle Informationen liefern: Am Handy wird die letzte angerufene Nummer überprüft, ebenso der letzte angenommene Anruf und die gesamte Anrufliste. Dass ein

Pager oder ein Handy eines Opfers während der Untersuchung der Leiche angerufen wird, ist nicht ungewöhnlich. Die Nummer des Anrufers wird notiert und an die Mordkommission weitergereicht. Persönliche Gegenstände wie Adressbücher, PDAs und Computerdateien sind oft hilfreich bei der Ermittlung, was das Opfer vor seinem Tod wo mit wem unternommen hat. Die Untersuchung dieser Gegenstände kann auch Informationen bezüglich der Verwandten und des Gesundheitszustandes zutage bringen. Eine Untersuchung des Opfers kann zum Fund eines Notfall-Armbandes führen, auf dem wichtige medizinische Daten vermerkt sind. Die Gegenstände werden vom Untersuchungsbeamten gesichert und als Beweismittel an das forensische Labor weitergeleitet oder aber den Angehörigen übergeben.

Verbotene Substanzen

Ein weiterer wichtiger Faktor, der am Tatort überprüft werden muss, ist die Anwesenheit von Drogen, Geräten zu ihrer Einnahme und möglichen Einstichen am Körper. In vielen Fällen sind diese Punkte offenkundig, manchmal aber wurde hier manipuliert. Äußerste Vorsicht ist beim Umgang mit Nadeln, Rasierklingen und derlei geboten, da Infektionsgefahr besteht. Jegliche verbotene Substanzen müssen in einem entsprechend beschrifteten Gefahrengutbehälter als Beweismittel in das Labor gehen. Auch etwaige Spuren einer Medikamenteneinnahme müssen ausfindig gemacht und inventarisiert werden; ohne Kenntnis dieser Medikamente kann die toxikologische Untersuchung schwierig, zeitaufwändig und teuer ausfallen. In komplizierten Fällen kann der Untersuchungsbeamte einen Pathologen

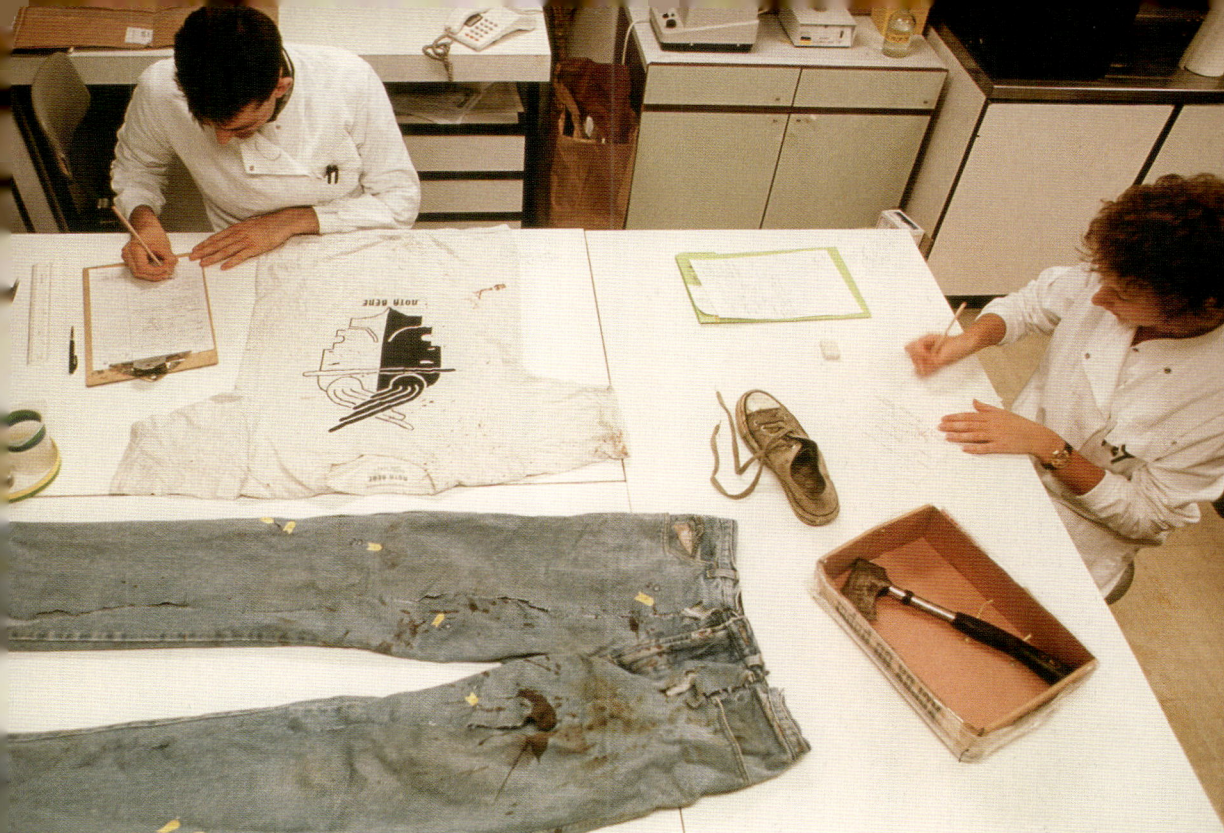

Oben Forensische Wissenschaftler bei der Vorbereitung von Blutuntersuchungen. Jeans, T-Shirt und Schuh stammen vom Opfer, die kleine Axt wurde am Tatort vorgefunden. All diese Dinge tragen Blutspuren, die für den Ausgang der Untersuchung von größter Wichtigkeit sein können.

zum Tatort rufen, der eine vorläufige medizinische Untersuchung durchführt.

Während all diese physischen Beweismittel gesammelt werden, schießt der Tatortfotograf entsprechende Aufnahmen der Leiche. Eine exakte Rekonstruktion des Tatorts ist unmöglich, daher bietet sich in diesem Augenblick die einzige Möglichkeit einer akkuraten fotografischen Dokumentation.

Der Todeszeitpunkt

Eine der wichtigsten Fragen betrifft den Zeitpunkt des Todes. Wie oben erwähnt berechnen die Untersuchungsbeamten den Todeszeitpunkt anhand der Totenstarre und der Totenflecken (die auch bei der Klärung der Frage helfen, ob das Opfer später bewegt wurde) und eines weiteren Faktors, des *algor mortis*. Damit sind die Änderungen der Körpertemperatur nach Eintritt des Todes bezeichnet. Der menschliche Körper erfährt im Allgemeinen direkt nach dem Tod eine leichte Temperaturerhöhung, gefolgt von einer linearen Temperatursenkung, bis die Körpertemperatur gleich der Umgebungstemperatur ist. Die innere Körpertemperatur wird zu diesem Zeitpunkt mit einem speziellen Thermometer in der Leber des Opfers gemessen. Auch die umgebende Luft-

KÖRPERTEMPERATUR (ALGOR MORTIS)

Die normale Körpertemperatur liegt zwischen 35,7 und 37,2 Grad Celsius. Nach dem Tod kommt der Stoffwechsel zum Erliegen, und das Gewebe beginnt zu zerfallen. Dieser Zerfall wird durch Bakterien verursacht, die in den ersten Stunden auch die Körpertemperatur ansteigen lassen. Üblicherweise sinkt die Körpertemperatur danach um durchschnittlich 0,8 Grad pro Stunde in den ersten acht Stunden und um 0,6 Grad pro Stunde in den folgenden Stunden, bis ein Gleichstand mit der Umgebungstemperatur erreicht ist. Viele Faktoren nehmen auf diese Abkühlung Einfluss, etwa Art und Stärke der Kleidung, die Oberfläche, auf der der Körper liegt, und die Frage, ob der Körper der Sonne ausgesetzt ist, im Schatten liegt oder sich unter Wasser befindet. Auch das Körpergewicht sowie die Lufttemperatur wirken sich aus.

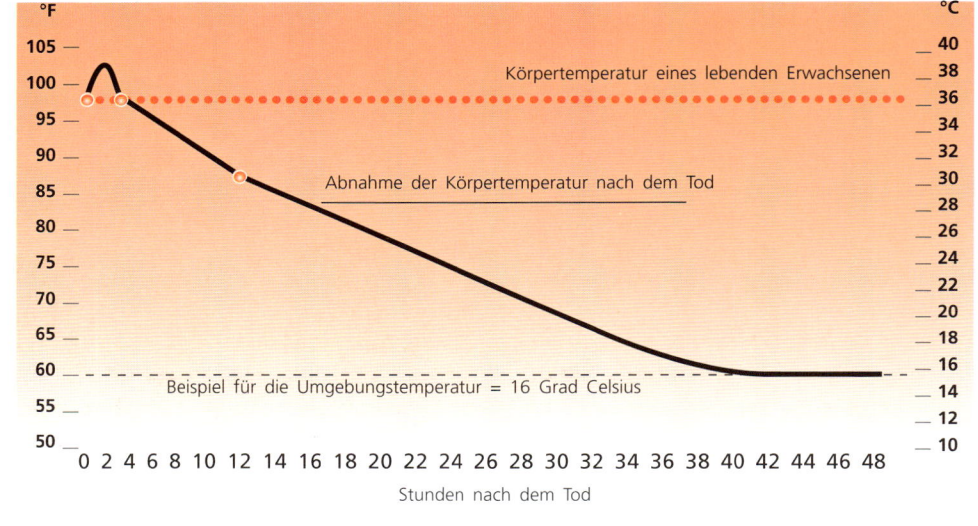

oder Raumtemperatur am Tatort wird gemessen und vermerkt.

Das Opfer wird auf die Aktivitäten sogenannter anthropophager Insekten und Tiere untersucht. So widerwärtig die Anwesenheit von Magen und/oder Schmeißfliegen dem Laien auch erscheint, ist sie für den Untersuchungsbeamten doch ein äußerst wichtiger Faktor und hilft bei der Ermittlung des Todeszeitpunkts. Sind Maden oder andere Insekten nahe oder unter dem Körper, müssen sie eingesammelt und in das Leichenschauhaus gebracht werden.

Andere Aufgaben

Ehe der Leichnam zur Autopsie in das Leichenschauhaus gebracht wird, fallen noch einige Aufgaben am Tatort an. Auch wenn bereits vor der Ankunft des Untersuchungsbeamten versucht wurde, die Identität des Toten zu bestimmen, sollte sie noch am Tatort bestätigt werden. Dafür kommen in erster Linie amtliche Dokumente mit Foto wie ein Führerschein oder Personalausweis in Betracht, vielleicht ist aber auch jemand am Tatort, der den Toten persönlich kennt und ihn identifizieren kann.

Ist keine Identifikation möglich, müssen die Überreste als unbekannt gelten, bis eine sorgfältigere Methode der Identifikation anhand der Fingerabdrücke oder zahnärztlicher Unterlagen erfolgen kann.

Trat der Tod infolge eines Kampfes oder des Gebrauchs einer Waffe ein, müssen die Hände des Toten in frische, saubere Papiertüten gehüllt werden, die man an den Handgelenken mit Klebeband verschließt. Dadurch werden eventuell an den Händen vorhandene Beweisspuren gesichert; hierzu gehören zum Beispiel Schießpulverreste, Blut oder Spuren unter den Fingernägeln. Es ist wichtig, dass hierbei Papier und nicht Plastik zum Einsatz kommt, denn Papier erlaubt es den Händen, zu „atmen", und unterbindet die Kondensation, die andernfalls die Beweise zerstören würde.

Am Tatort vorgefundene Waffen werden von den Mitgliedern der Mordkommission üblicherweise in Verwahrung genommen und dem forensischen Labor zur Untersuchung auf Fingerabdrücke und zu ballistischen Analysen wie Entfernungs- und Kaliberbestimmung übergeben. Die Untersuchungsbeamten am Tatort sollten niemals Kugeln oder Kleidungsstücke vom Toten entfernen oder auf andere Weise die Beziehung zwischen Leichnam und Umgebung verändern. Damit würde man die Zerstörung oder den Verlust von wichtigen Beweisen riskieren. Stattdessen geschieht dies im Rahmen der Autopsie, bei der die Umgebung kontrolliert werden kann.

Nach der Entfernung des Opfers vom Tatort untersuchen die Polizei und das Laborpersonal die weitere Umgebung auf zusätzliche Beweismittel hin, die noch auffindbar sein könnten.

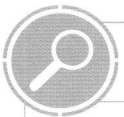

RIGOR MORTIS

Rigor mortis (Totenstarre) ist ein Zustand, in dem sich die Muskeln nach dem Tod verhärten oder versteifen. Ursache dafür sind chemische Veränderungen in den Muskelfasern, wenn die produzierten Laktatsäuren sich ansammeln. Die angesammelte Säure lässt das Protoplasma in den Muskelzellen gelieren und sich verhärten. Dieser Vorgang beginnt üblicherweise in den ersten vier Stunden nach dem Tod und ist innerhalb von zwölf Stunden abgeschlossen. Die Verhärtung hält danach weitere 12 bis 18 Stunden an, ehe sie nachlässt und die Muskeln wieder weich werden.

Misslungene Tatortsicherung

Was zu Beginn einer Untersuchung unternommen oder unterlassen wird, kann große Auswirkungen auf einen späteren Prozess haben. Wenn zum Beispiel die Polizei in eine Wohnung gerufen wird und keine exakte Durchsuchung aller Räumlichkeiten vornimmt, können Opfer oder wichtige Beweisstücke übersehen werden. Die Untersuchung eines Todesfalls kann misslingen, wenn der Tatort nicht richtig abgesichert wird und Familienmitglieder, Nachbarn, neugierige Passanten oder sogar Pressevertreter Zugang zum Tatort haben. Das kann zur Kontamination von Beweismitteln oder zur Entfernung beziehungsweise Hinzufügung von Gegenständen führen und die Chancen der Zulassung von Beweismitteln im Gerichtsverfahren stark beeinträchtigen.

Transport in das Leichenschauhaus

Nachdem die Untersuchungsbeamten ihre Untersuchungen am Leichnam (Fotografie-

LIVOR MORTIS

Livor mortis (Totenflecken) äußert sich in der violetten Verfärbung der „unteren" Körperteile (je nach Lage des Körpers). Bei diesen Verfärbungen handelt es sich um Blut, das aus den Kapillaren austritt und sich durch die Schwerkraft an den untersten Punkten des Körpers ansammelt; die violette Färbung geht auf desoxydierte Blutpigmente zurück.

Die Totenflecken bilden sich unmittelbar nach dem Eintritt des Todes, werden aber in der Regel erst nach zwei bis vier Stunden sichtbar. Vier bis acht Stunden nach dem Tod ist das Fleckenmuster noch „beweglich" und ändert sich, wenn der Körper bewegt wird, zum Beispiel vom Bauch auf den Rücken gedreht wird. Acht bis zwölf Stunden nach dem Tod werden die Flecken fix und ändern sich nicht mehr.

Totenflecken   Totenflecken

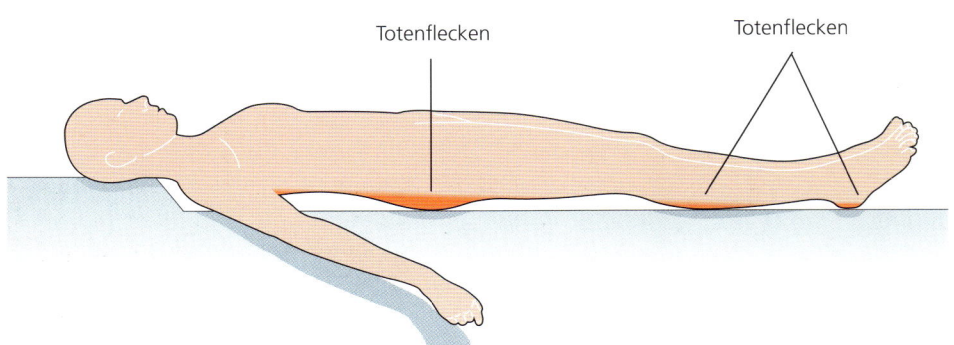

Durch die Untersuchung des livor mortis, postmortal gebildeter Flecken, können Experten feststellen, wie lange der Leichnam sich in einer bestimmten Lage befunden hat, woraus sie den Todeszeitpunkt ableiten können.

ren der Leiche, Eintüten der Hände, Messung der Körpertemperatur usw.) abgeschlossen haben, wird dieser für den Transport zur Leichenhalle vorbereitet, wo an ihm weitere Untersuchungen durch einen forensischen Pathologen vorgenommen werden. Man versucht so gut wie möglich, die Haltung des Körpers zu bewahren, um physische Beweismittel zu schützen Daher legt man ihn auf ein frisches, weißes Laken und steckt ihn in einen Leichensack. Der Sack wird mit den entsprechenden Identifikationsinformationen versehen und verschlossen, sodass auf dem Weg zum Leichenschauhaus keine Manipulationen möglich sind. Der umhüllte Leichnam wird dann auf eine Trage gelegt und mit dem Transporter des Coroners weggefahren.

Die Untersuchung des Todesfalls verlagert sich nun vom Tatort- zum Untersuchungsteam, nämlich den forensischen Pathologen und den verschiedenen spezialisierten Kriminalisten. Wenn die Untersuchungsbeamten am Tatort ihre Aufgabe korrekt erledigt haben, gibt es in der Folge zahlreiche zu sichernde Beweise.

Dem Postboten fiel auf, dass der Briefkasten seit zwei Tagen nicht mehr geleert worden war. Er machte sich Sorgen, weil die junge Frau sonst täglich nach ihrer Post sah, und verständigte die Polizei. Diese betrat die Wohnung, die an eine 26-jährige Frau vermietet war. Im Bad wurde eine Tote gefunden. Die Polizei versiegelte die Wohnung und verständigte den Coroner sowie die Mordkommission.

Die Untersuchung

Untersuchungsbeamte erschienen am Tatort, betraten die Wohnung und hielten deren Zustand fest. Die Eingangstür schien nicht aufgebrochen worden zu sein, im Inneren waren mehrere kleine Tische umgestoßen und das Opfer lag bäuchlings im Bad. Es trug weiße Shorts und ein schwarzes Jogging-Top; um den Hals war ein Stromkabel gewunden. Die Untersuchungsbeamten stellten fest, dass der Tod unter verdächtigen Umständen eingetreten war, und riefen einen Tatortfotografen sowie einen Spurenexperten an den Tatort. Inzwischen befragte die Mordkommission Nachbarn, Arbeitskollegen und die Familie der jungen Frau. Der Vermieter identifizierte den Leichnam. Die Kommissare erfuhren, dass die Frau vor Kurzem eine hässliche Scheidung hinter sich gebracht hatte; gegen ihren Exmann war eine Verfügung erwirkt worden, der zufolge er sich seiner Exfrau bis auf höchstens 450 Meter nähern durfte. Die Kommissare begaben sich zum Arbeitsplatz des Mannes, informierten ihn vom Tod seiner früheren Frau und befragten ihn, wo er sich in den letzten Tagen aufgehalten habe. Er sagte, er habe seine Ex seit über zwei Monaten nicht mehr gesehen.

Entscheidende Spurenbeweise

In der Wohnung dokumentierte der Fotograf die Szene und dann das Opfer. Der Leichnam wurde vorsichtig umgedreht. Einer der Beamten bemerkte auf dem schwarzen Top weiße Haare oder Fasern und bat den Spurenexperten, sie zu sichern. Das geschah am Tatort, weil derartige Beweise beim Transport verlorengehen können.

Die Untersuchung des Leichnams offenbarte, dass die Frau erdrosselt und dementsprechend ermordet worden war. Das weiße Material auf dem Top wurde vom Spurenexperten untersucht, der zu bestimmen hatte, ob es sich um (menschliches oder tierisches) Haar oder (natürliche oder künstliche) Fasern handelte. Unter dem Mikroskop stellte er fest, dass es sich um Haare einer weißen Katze handelte. Niemand, also weder das Opfer noch Freunde oder Familienangehörige, hielten eine Katze. Die Kommissare besorgten sich einen Durchsuchungsbefehl für die Wohnung des Exmannes und stießen dort auf eine weiße Katze. Man nahm eine Probe ihres Fells und verglich es später mit den am Tatort aufgefundenen Haaren. Das Haar hatte sich auf der Kleidung des Exmannes befunden und war beim Kampf mit seiner ehemaligen Frau auf deren Kleidung gelangt. Dadurch konnte ihm der Aufenthalt am Tatort nachgewiesen werden.

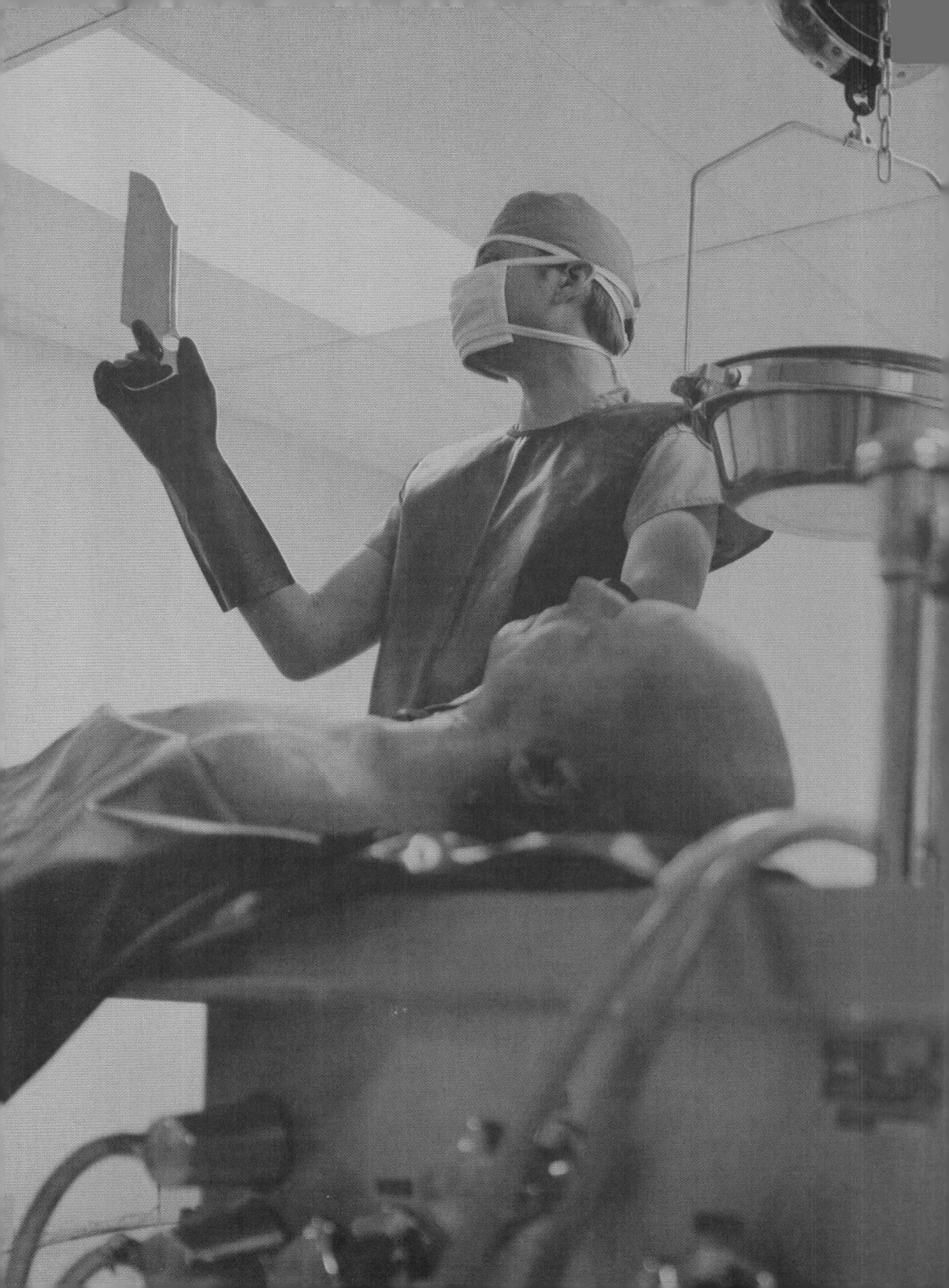

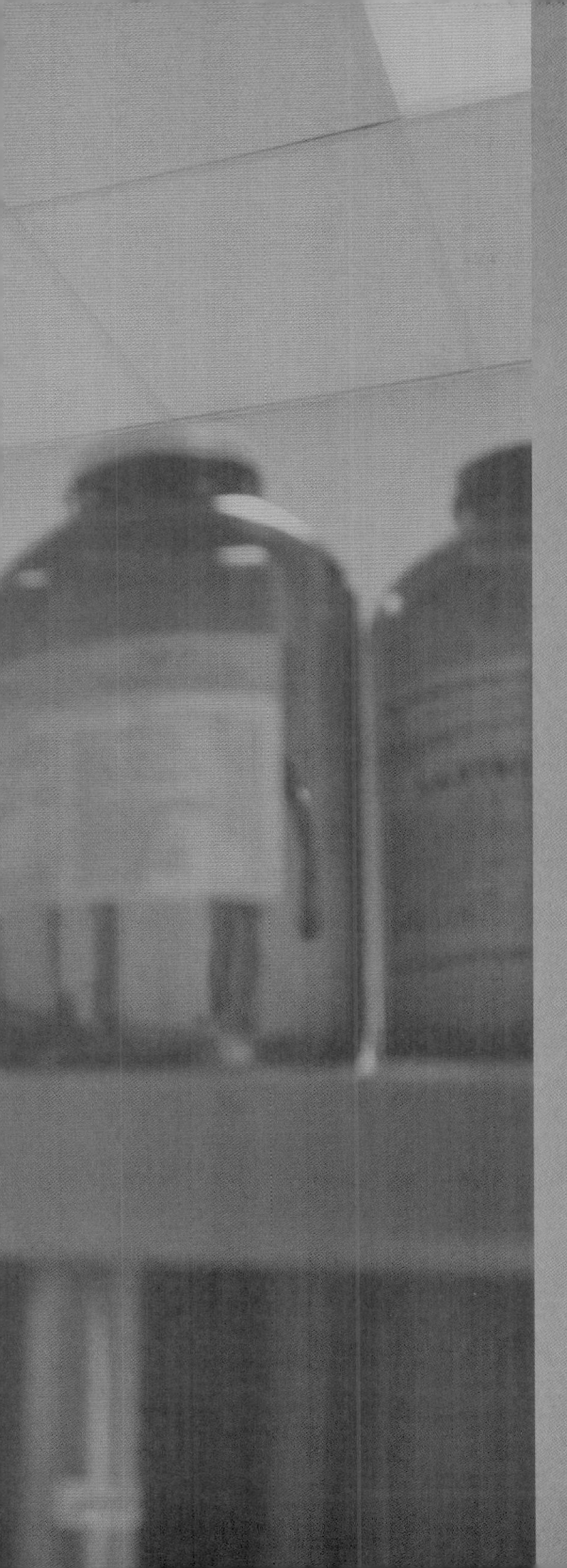

Kapitel 2
Das Autopsie-
protokoll

Wie lebende Patienten ihren Ärzten sagen,
wo es wehtut, so sprechen die Toten durch
die Autopsie zu den forensischen Pathologen. Die forensische Autopsie stellt die
letzte Untersuchung des Leichnams vor der
Beerdigung oder Einäscherung dar und
umfasst eine wissenschaftliche, äußere wie
innere Untersuchung zur Bestimmung von
Todesursache und Todesart. Die Autopsie
dient der Ermittlung der Todesumstände,
aber auch der Identifizierung des Toten.

Die Untersuchung des Toten

Die Praxis, Tote zu untersuchen, ist nicht neu. Im 17. Jahrhundert v. Chr. besaßen die Ägypter eine umfassende Kenntnis von Giften, wussten Stichwunden von anderen Wunden zu unterscheiden und zogen Schlüsse hinsichtlich Todesursache und Todesart. Noch früher, um das Jahr 3000 v.

Chr., schrieben die Chinesen Abhandlungen zum Thema Gift. Der Arzt Antistius untersuchte 44 v. Chr. den ermordeten Julius Caesar und kam zu dem Schluss, dass nur einer der 23 Dolchstöße zum Tode geführt hatte.

Im Jahr 1236 kam das „Hsi Yuan Lu" in Umlauf, ein Handbuch, das die Methoden der Autopsie schilderte. Dem Buch zufolge sollte der Arzt bei jedem unter seltsamen Umständen Verstorbenen eine gründliche und systematische Untersuchung durchführen, und es beschrieb die wichtigsten Methoden der Analyse, etwa wie man zwischen einem Ertrunkenen und einem Toten unterscheidet, der nach seinem Tod ins Wasser geworfen worden ist, oder wie man feststellen kann, ob Verbrennungen vor oder nach dem Tod eingetreten sind.

Aufkommen der modernen Autopsie

Die forensischen Methoden, die heute üblich sind, unterscheiden sich prinzipiell nicht allzu sehr von denen der alten Chinesen, Römer und Ägypter. Allerdings helfen uns die überlegenen wissenschaftlichen Technologien, die in den letzten Jahrhunderten entwickelt wurden und die uns bei der Untersuchung eine unglaub-

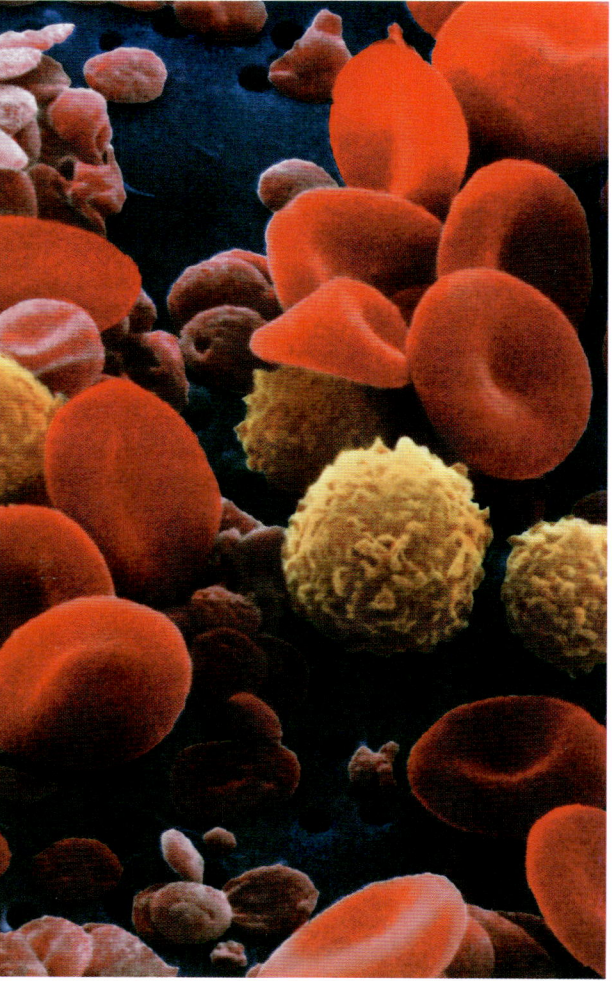

Links Aufnahme von Blutzellen, durch ein Elektronenmikroskop gesehen. Solche Bilder entstehen durch das Abprallen von Elektronen an Objekten in einem Vakuum, was einen grauen, dreidimensionalen Effekt ergibt. Die Kolorierung erfolgt nachträglich.

DIE TECHNOLOGISCHE ENTWICKLUNG DER FORENSIK

1591 Hans Janssen und sein Sohn Zacharias erfinden das erste taugliche Mikroskop.

1813 Mathieu Orfila, der „Vater der Toxikologie", veröffentlicht sein Werk zur Klassifizierung von Giften, „Traité de toxicologie générale".

1826 Erstes permanentes fotografisches Bild durch Joseph Nicéphore Niépce.

1836 James Marsh entwickelt einen Test zur Entdeckung geringer Arsenspuren im menschlichen Gewebe.

1858 Sir William Herschel führt das Konzept der Fingerabdrücke ein.

1882 Alphonse Bertillon entwickelt die „Anthropometrie", mit der sich Kriminelle anhand von Körpermaßen entdecken lassen sollen.

1893 Hans Gross veröffentlicht sein einflussreiches „Handbuch für Untersuchungsrichter", die erste moderne Einführung in die Forensik.

1895 Wilhelm Conrad Röntgen entdeckt die Röntgenstrahlen und beginnt, ihre besonderen Eigenschaften zu erforschen.

1901 Das AB0-Blutgruppensystem wird eingeführt.

1901 Serologische Tests ermöglichen die Unterscheidung zwischen menschlichem und tierischem Blut.

1912 Erstmaliger Vergleich von Kugeln vom Tatort mit Kugeln aus der vermutlichen Tatwaffe anhand von vergrößerten Fotos.

1925 Das Vergleichsmikroskop revolutioniert die Analyse von Spuren, indem es die gleichzeitige Beschau zweier Objekte ermöglicht.

1932 Einführung einer Methode, den Alkoholspiegel im Blut zu messen.

1965 Entwicklung des Elektronenrastermikroskops, bis zu 150.000-fache Vergrößerung.

1984 Erster DNA-„Fingerabdruck" eines Menschen.

DER WAHRE SHERLOCK HOLMES

Dr. Joseph Bell war Professor an der medizinischen Abteilung der Universität Edinburgh und die Vorlage für den von Arthur Conan Doyle erfundenen Detektiv Sherlock Holmes. Dr. Bell war Doyles Lehrer in dessen ärztlicher Ausbildung; im zweiten Studienjahr wurde er Bells Assistent bei der Arbeit im Krankenhaus. Bell besaß eine erstaunliche Begabung, über seine Patienten deduktive Schlüsse zu ziehen, und er betonte stets, wie wichtig die genaue Beobachtung des Patienten für die Diagnose sei. Berühmt war er für seine Fähigkeit, den Beruf eines Patienten durch die Betrachtung seiner Hände erschließen zu können. Diese Begabungen (die der fiktive Holmes zur Verbrechensbekämpfung einsetzte) brachten Bell den Ruf ein, ein Pionier der Forensik zu sein, und das zu einer Zeit, als die Wissenschaft im Zuge der Aufklärung von Verbrechen selten eingesetzt wurde. Bells Vorliebe für winzige Spuren war ein Vorläufer der im 20. Jahrhundert entwickelten forensischen Verfahren.

Rechts Dr. Joseph Bell, der „wahre Sherlock Holmes".

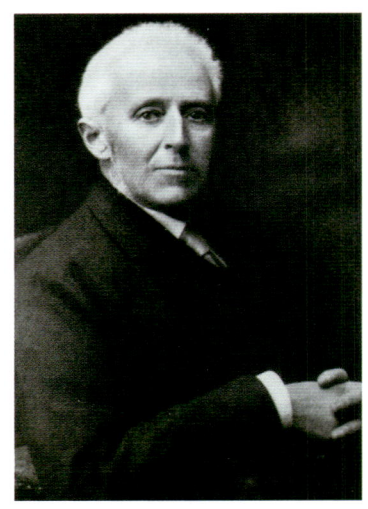

liche Präzision ermöglichen. Zu den frühesten grundlegenden Errungenschaften zählten die Technologien, die uns eine verbesserte optische Wahrnehmung erlauben. Linsen, Mikroskope und Lupen gaben demjenigen, der Tote untersuchte, ein Hilfsmittel an die Hand, mit dem sich winzigste Beweise entdecken ließen. Mit der Entwicklung lichtbrechender und elektronischer Mikroskope hat sich unsere Sicht noch erheblich weiter verfeinert. Auch fotografische Technologien haben es uns ermöglicht, tiefere Einblicke zu gewinnen und diese permanent als forensische Aufzeichnungen zu speichern.

Ein anderes Gebiet, das eine Schlüsselrolle bei der Ausprägung der modernen Autopsie spielte, ist die Verbesserung unserer anatomischen Kenntnisse. Die wissenschaftliche Revolution im Europa des 17. und 18. Jahrhunderts brachte neue Einsichten in die Funktionsweise des menschlichen Körpers. Die Organe und die Kreislauf-, Atem-, Verdauungs- und Nervensysteme wurden als voneinander unabhängige, aber miteinander verbundene Einheiten studiert, was unser Wissen um das Leben, aber auch um den Tod, vertiefte.

Im späten 19. Jahrhundert begann die moderne Medizin bei der Untersuchung Toter regelmäßig Anwendung zu finden. Juristisch verbindliche Protokolle wurden eingeführt, um eine zuverlässige und von Wissen geprägte Feststellung der Identität eines Toten, der Ursache und der Art des Todes zu fördern.

Ein Leichnam trifft im Leichenschauhaus ein

Wenn eine Leiche im Leichenschauhaus eintrifft, wird sie aus dem Transporter des Coroners ausgeladen, auf eine Bodenwaage gerollt und für den Eintrag im Autopsiebericht gewogen. Dann wird die Leiche gefilmt und im Zugangsbuch vermerkt. Der Vermerk umfasst die Kennnummer des Coroners, Alter, Geschlecht, Rasse und Name (falls bekannt) des Opfers und Datum und Uhrzeit der Ankunft. Dann wird die Leiche vom Rollwagen gehoben und auf eine Trage gelegt. Am Zeh der Leiche wird ein Zettel mit einer Nummer befestigt, ein Gegenstück am Leichensack. Wenn die Leiche auf der Trage liegt, wird ihr ein Block unter den Kopf gelegt, damit das Blut nach unten fließen kann; danach kommt sie in die 4 Grad Celsius kalte Kühlkammer.

Der Untersuchungsbericht

Der Untersuchungsbeamte kehrt nun ins Coroner-Büro zurück, um seinen Untersuchungsbericht zu verfassen. Dieser Bericht dokumentiert die am Tatort gewonnenen Erkenntnisse, die Interviews und die aus externen Quellen gewonnenen Daten, etwa aus den Unterlagen der Ersthelfer, den Polizeiberichten und den medizinischen Unterlagen, und fasst sie zusammen. Jeder Untersuchungsbericht besteht aus vier grundlegenden Teilen: demografische Informationen (Alter, Geschlecht, ethnische Zugehörigkeit, zum Beispiel „25-jährige, weiße Frau"); Angaben zu Personen, die dem Toten nahestehen (Wer steht der Person durch Blutsverwandtschaft, Ehe oder Vormundschaft am nächsten und muss als Erster von dem Todesfall unterrichtet werden?); Krankengeschichte (insbesondere Hinweise auf frühere Erkrankungen, die den Tod bewirkt oder zu ihm beigetragen haben können); die Umstände, die zum Tode geführt haben.

Der Abschnitt „Umstände des Todes" ist der inhaltlich anpassungsfähigste Teil des Untersuchungsberichts, denn die Todesart diktiert die Art der gewonnenen Erkenntnisse. Bei einem Tod infolge eines Autounfalls zum Beispiel wird der Typ des beteiligten Fahrzeugs (oder der Fahrzeuge) erwähnt, ferner die Lage der Insassen, der Straßenzustand und der Weg, den das Fahrzeug genommen hat, sowie die Geschwindigkeit und das Verhalten der Fahrzeuge. Zudem muss geklärt werden, ob die Gurte angelegt waren oder nicht und ob erkennbar Trunkenheit im Spiel war. In einem Bericht zu einem Tod durch einen gewalttätigen Angriff werden am Tatort gefundene Waffen und Kampfspuren erwähnt. Bei jeder Todesart gibt es detaillierte, relevante Informationen, die aufgeführt werden müssen.

WARUM DER ZEH?

Der Identifikationszettel wird aus zwei Gründen am Zeh befestigt:
1. An dieser Stelle befinden sich normalerweise keine forensisch verwertbaren Spuren.
2. An die Stelle kommt man auch heran, wenn die Leiche im Leichensack liegt.

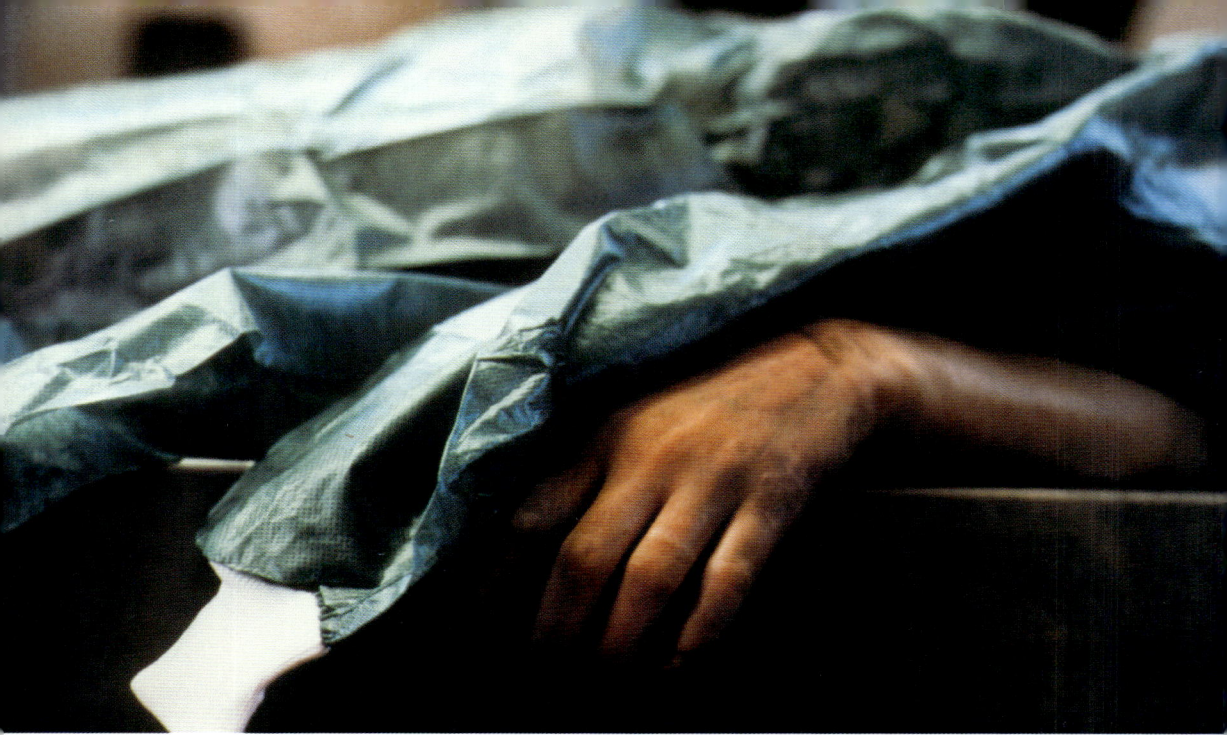

Oben Leichnam einer 20-jährigen, weißen Frau, die seit zwei Tagen tot ist. In diesem Fall ergab die Obduktion, dass sie an einem Virus gestorben war.

Fallstudie — ERMITTLUNG DER IDENTITÄT EINES TOTEN

Ein Trupp der Stadtwerke reinigte einen Abwasserkanal und entdeckte dabei eine Leiche in einem fortgeschrittenen Verwesungszustand. Die Überreste wurden in das Leichenschauhaus gebracht und von einem forensischen Anthropologen untersucht, der zu dem Schluss kam, es handle sich um einen 25 bis 30 Jahre alten, farbigen Mann. Das Büro des Coroners trat mit dem Polizeidezernat für vermisste Personen in Verbindung und wurde darüber in Kenntnis gesetzt, dass die gegebene Beschreibung auf über 100 Vermisste zutreffe und ein DNA-Vergleich für zu unpraktisch und teuer erachtet werde, um die Identität des Toten zu ermitteln. Man benötigte weitere Informationen, um den Kreis einzuengen.

Der entscheidende Hinweis ergab sich aus einer Untersuchung der Kleidung; die Beschriftung des T-Shirts brachte den Toten mit einem bestimmten Softball-Team in Verbindung. Eine Recherche bei den Teammitgliedern brachte Erkenntnisse darüber, wann diese T-Shirts verkauft worden waren, und dieses Datum schränkte den Kreis der Vermissten auf unter 20 Personen ein. Die Polizei trat mit den Familien in Verbindung, und in einem Fall hieß es, der Onkel sei ein Softball-Fan gewesen und drei Tage nach einem Spiel verschwunden. Zahnärztliche Unterlagen ermöglichten eine Identifikation des Toten.

Der Kühlraum

Nach dem Zugang und der Registrierung der Leiche muss sie bei niedrigen Temperaturen bis zur Identifizierung und Autopsie verwahrt werden, damit die Verwesung hinausgezögert wird. Es gibt zwei Arten von Kühlräumen:

Kurzzeit-Kühlräume, in denen eine Temperatur von 4 Grad Celsius herrscht, eignen sich für die Aufbewahrung über Tage oder Wochen. In einem solchen Raum verwest der Körper zwar, aber überaus langsam.

In Langzeit-Kühlräumen ist es mit -18 bis -25 Grad Celsius wesentlich kälter. In diesen Räumen gefrieren die Leichen vollständig, was die Verwesung komplett unterbindet. Langzeiträume werden in aller Regel für Leichen verwendet, deren Identifizierung noch nicht erfolgt ist.

Die Kühlräume variieren in ihrer Größe: von begehbaren Räumlichkeiten bis hin zu Wandschränken mit ausziehbaren Schubladen. Die großen Räume fassen zumeist 40 bis 50 Leichen; sie lassen sich dort auf Autopsiewagen liegend oder auf drei oder vier Regalreihen an den Wänden unterbringen. In den Regalen liegen meistens Leichen, die länger gelagert werden müssen, vor allem Leichname, die noch nicht identifiziert sind. Neben dem Hauptkühlraum besitzen große Einrichtungen häufig zusätzlich einen kleineren Kühlraum im Keller, in dem bereits zum Teil verweste Leichen oder Leichen, die durch Insektenbefall kontaminiert sind, gelagert werden.

Im Falle eines Stromausfalls verfügen die Kühlräume über eine Notversorgung, damit die Temperatur konstant niedrig bleibt und die Leichen ununterbrochen gekühlt werden. Bei voraussichtlich längeren Strom-

KRYOGENISCHE AUFBEWAHRUNG

Die moderne Technologie der Kryogenik ermöglicht es uns heute, menschliche Leichname extrem lange in stabilem Zustand aufzubewahren, indem die Temperatur unter den Gefrierpunkt abgesenkt wird. In den USA werden einige Menschen, aber auch Lieblingskatzen und -hunde in diesem „Kälteschlaf" verwahrt, in der Hoffnung, dass man sie eines Tages wieder „zum Leben erwecken" kann, wenn die Wissenschaft Möglichkeiten entdeckt haben wird, den Prozess umzukehren.

Bei der kryogenischen Aufbewahrung wird die Körpertemperatur unmittelbar nach dem Tod sehr schnell abgesenkt, noch ehe die Zellen sich zersetzen können. Der Leichnam wird zuerst bei -40, später bei -35 Grad in flüssigem Stickstoff gelagert. Der Einfrierungsprozess muss sehr exakt verlaufen, damit sich keine Eiskristalle ausbilden und die Organe beschädigen können.

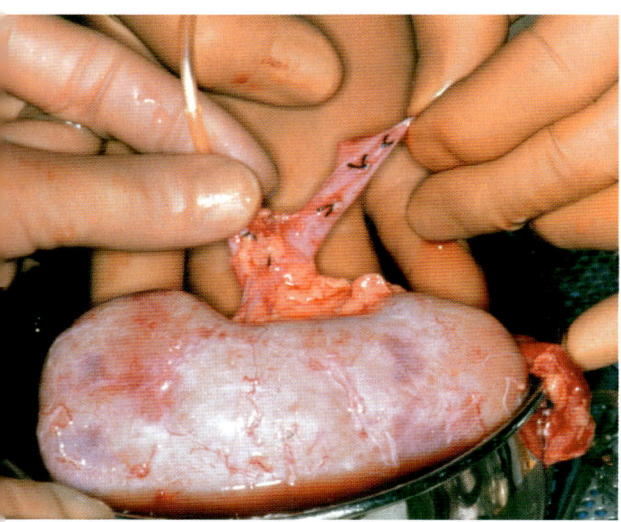

Oben Eine Spenderniere wird für die Transplantation vorbereitet. In die Niere wird eine Salzlösung gegeben, um die Filterwirkung der Niere aufrechzuerhalten.

ausfällen mietet der Coroner Kühllastwagen, in die die Leichen zur Not umgeladen werden.

Nicht identifizierte Leichen

Nicht alle Leichen, die im Leichenschauhaus landen, sind bereits identifiziert. Brandopfer, stark verweste Leichen und skelettierte Überreste können als „Feueropfer 1", „Feueropfer 2" oder nach dem Fundort benannt werden, etwa „Brown Street 1". Die erste Aufgabe des Büros des Coroners ist nun, die Identität aller Opfer zu ermitteln.

Nicht identifizierte Leichen können praktisch unbegrenzt lange in den Kühlräumen lagern, da in diesen Fällen keine Angehörigen verständigt werden können, was ein juristisches Hindernis für die Beerdigung der Überreste darstellt. Viele Coroner-Büros sitzen ständig auf einer oder zwei nicht identifizierten Leichen. Die unterschiedlichen Methoden zur Feststellung der Identität sind in Kapitel 6 näher beschrieben.

Organtransplantationen

Manchmal wurden einer Leiche bereits vor dem Eintreffen im Leichenschauhaus Organe zu Transplantationszwecken entnommen. Wenn ein Mensch bereits am Tatort oder im Krankenhaus für tot oder hirntot erklärt wird, sieht die moderne Medizin dies als Gelegenheit an, eine Organspende zu erhalten. Wenn der Tote über transplantationstaugliche Organe verfügt, da der Tod erst kürzlich eingetreten und die Leiche in gutem Zustand ist, tritt das Büro des Coroners mit den zuständigen Behörden in Verbindung und verständigt sie über den Todesfall. Allerdings muss das Einverständnis des Verstorbenen vorliegen, entweder in Form eines entsprechenden Vermerks im Führerschein oder durch die Anfrage beim nächsten Verwandten und dessen Erlaubnis.

Wenn die Erlaubnis für eine oder mehrere Organtransplantationen vorliegt, teilt die Behörde dies dem Coroner mit und bittet sowohl um sein Einverständnis, die Organe zu entnehmen, als auch darum, die Leiche auf eine eventuelle Untauglichkeit aufgrund ihres Zustandes oder weiterer Belange seitens des Coroners hin zu untersuchen. Wenn der Tote beispielsweise durch einen Schuss in die Brust getötet wurde, dürfte das Transplantationsteam keinen Wert auf die in der Brust befindlichen Organe legen, jedoch an Unterleibsorganen wie Leber und Nieren oder an den Hornhäuten der Augen interessiert sein.

ORGANTRANSPLANTATIONEN VON LEBENDEN UND TOTEN

Organ	Spender	1. erfolgreiche Transplantation
Hornhaut	Toter	1905
Haut	Lebender und Toter	1937
Herz	Toter	1954
Niere	Lebender und Toter	1954
Bauchspeicheldrüse	Lebender und Toter (selten)	1966
Knochenmark	Lebender und Toter	1967
Leber	Lebender und Toter	1967
Herz und Lunge	Toter	1981 (Teil einer Lunge)
Lunge	Lebender und Toter	1987 (vollständige Lunge)
Hand	Toter	1998

Wenn alle nötigen Genehmigungen vorliegen, holt das Transplantationsteam die Leiche ab und bringt sie in den Operationssaal, wo die Organe in einer Operation, die unter den gleichen Bedingungen abläuft wie an einem lebenden Menschen, entnommen werden. Dabei werden zahlreiche Aufnahmen gemacht, die später dem Coroner mitgegeben werden, damit sie ihm für eventuelle spätere Zwecke zur Verfügung stehen.

Die häufigste Transplantation

Die häufigste und im Schnitt erfolgreichste Transplantation ist die der Niere, die die Ärzte seit dem Jahr 1954 beherrschen. Nieren können außerhalb des Körpers mehrere Tage lang am Leben bleiben, wenn sie kühl und in steriler Umgebung gelagert werden. Ferner kann der Mensch auch nur mit einer Niere überleben, sodass ein lebender Mensch als Nierenspender auftreten kann.

Selbst bei Nieren besteht jedoch die Gefahr, dass das Organ vom Immunsystem des neuen Trägers abgestoßen wird, da sein Körper sie als „Fremdkörper" erkennt. Um diesem Effekt entgegenzuwirken, müssen alle Empfänger von Nieren und anderen Spendeorganen Medikamente einnehmen, welche die Aktivität ihres Immunsystems ihr weiteres Leben lang hemmen.

Das Personal im Autopsieraum

Der Autopsieraum wird von drei Personal-Hauptgruppen bevölkert: den Autopsietechnikern, den Autopsiefotografen und den forensischen Pathologen. Diese drei Gruppen haben spezifische Aufgaben und Pflichten, die bei der Autopsie ineinandergreifen.

Die Autopsietechniker
In den frühen Morgenstunden erwacht der Autopsieraum zum Leben; am frühesten sind die Autopsietechniker vor Ort. Der Autopsieraum wird von einem Autopsie-Cheftechniker geleitet, der über eine wechselnde Zahl von Autopsietechnikern verfügt, je nach Größe der Behörde. Die Techniker erhalten Kopien des Untersuchungsberichts, bereiten die Unterlagen für den Pathologen vor und präparieren die Seziertische. Jede Akte enthält eine Kopie des Untersuchungsberichts, einen Prüfbogen und ein Totenscheinformular. Auf jedem Seziertisch befinden sich ein mit einem roten Bio-Gefahrengutsack ausgelegter Or-

Unten Schematische Darstellung des Untersuchungsbereichs im Autopsiesaal.

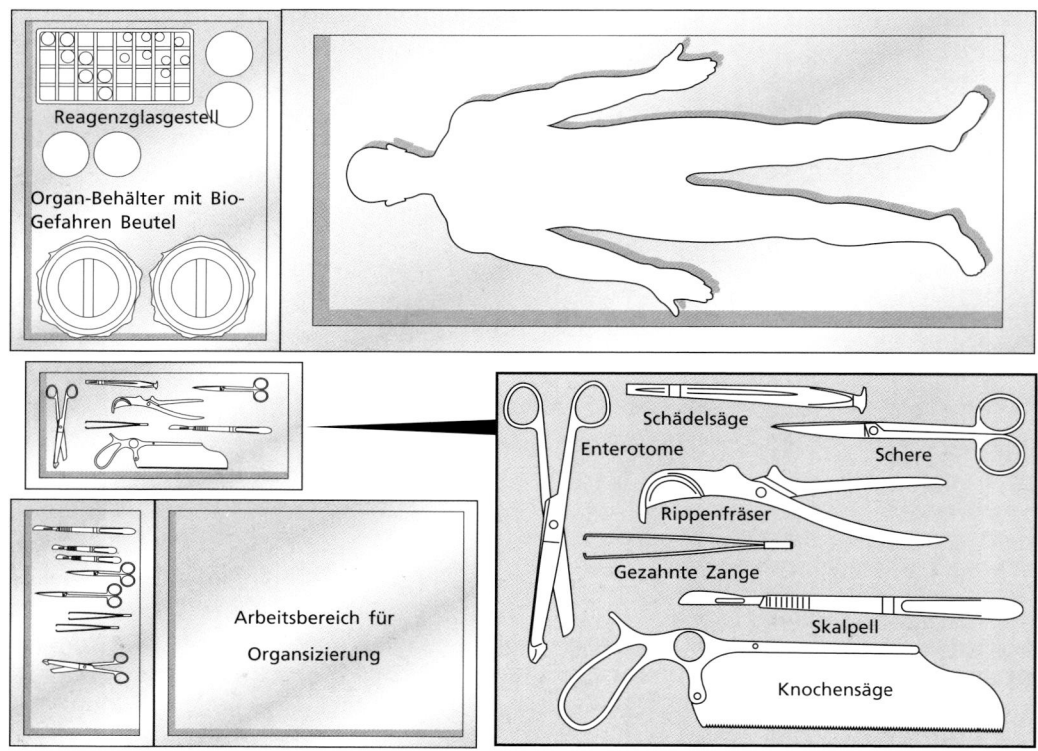

Reagenzglasgestell

Organ-Behälter mit Bio-Gefahren Beutel

Schädelsäge

Enterotome

Schere

Rippenfräser

Gezahnte Zange

Skalpell

Arbeitsbereich für Organsizierung

Knochensäge

ganeimer, zwei mit Formaldehyd gefüllte Gefäße, ein Ablagegefäß, ein Histologie-Gefäß und ein Gestell mit unterschiedlich großen Glasröhrchen, die mit Blut, Gallensaft, Urin und Augenflüssigkeit gefüllt werden. Am Kopfende des Tisches liegen zwei Skalpelle, eine Schere, eine Zange, ein Lineal und eine Schädelsäge parat.

Seitlich neben dem Seziertisch steht ein kleinerer Untersuchungstisch, auf dem der Pathologe die einzelnen Organe untersucht und Schnitte herstellt, die in den Formaldehyd-Gefäßen aufbewahrt werden. Hier platziert der Techniker mehrere lange Messer, Skalpelle, Scheren, ein Lineal und eine Zange. Wenn alles vorbereitet ist, heißt es, auf die Entscheidung des Pathologen zu warten, welche Leichen untersucht und welche Untersuchungen genau vorgenommen werden.

Bei Schichtantritt tauschen die Autopsietechniker ihre Kleidung gegen eine spezielle Schutzkleidung. Sie hüllen sich in einen blauen oder grünen Arztkittel, ein Schürze, zwei Paar Latexhandschuhe, Schuhschützer,

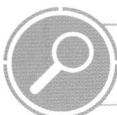

WIE MAN AUTOPSIE-TECHNIKER WIRD

Anders als Pathologen und Autopsiefotografen, die eine formelle Ausbildung durchlaufen müssen, ehe sie ihren Beruf ausüben, benötigt der Autopsietechniker in vielen Ämtern keine besondere Ausbildung. Erst seit Kurzem gibt es einen speziellen Ausbildungsgang für diesen Beruf. Die meisten Autopsietechniker fangen als Ferien- oder Saisonhelfer an, manche besitzen aber auch medizinische oder anatomische Kenntnisse, da sie bereits als Sanitäter, Arzthelfer oder Krankenschwester gearbeitet haben.

eine Maske und einen Gesichtsschutz. Zu Beginn der Untersuchung holt der Techniker die Leiche aus dem 4 Grad kalten Kühlraum, hebt sie unter Mithilfe seiner Kollegen aus dem Leichensack und legt sie auf den aus Edelstahl bestehenden Untersuchungstisch. Wenn die Fotos gemacht, die Kleidung beschrieben und die forensischen Spuren gesichert sind, wird die Kleidung entfernt und auf große, weiße Papiertücher gelegt. Diese Tücher werden später derart zusammengefaltet, dass keine beweiskräftigen Spuren verlorengehen können, und dann zur Analyse ins forensische Labor gebracht. Nach der Anfertigung weiterer Fotos wird der Leichnam gewaschen.

Die Autopsie

Unter der Aufsicht des Pathologen schneidet der Autopsietechniker den Körper auf, entnimmt Körperflüssigkeiten und entfernt und wiegt die inneren Organe. Der Techniker bedient auch die Röntgenkamera. Wenn der Pathologe die Untersuchung abgeschlossen hat, fügt der Techniker dem roten Bio-Gefahrengutsack, in dem sich die Organe befinden, etwas Formaldehyd zu, bindet ihn zu und platziert ihn in den Hohlraum der Brust. Dann wird der Leichnam zugenäht. Die Leiche wird mit kaltem Wasser gewaschen, abgetrocknet, wieder im Leichensack verstaut und in den Kühlraum zurücktransportiert.

Nach der Durchführung der Autopsie müssen die Techniker grundlegende Informationen in den Computer eingeben, etwa das Gewicht der Organe und die Menge der entnommenen Körperflüssigkeiten. Die gesammelten Beweisstücke werden an das forensische Labor weitergeleitet und die Tische, der Boden sowie die Wände mit

AUTOPSIEFOTOS IM DIGITALEN ZEITALTER

Die meisten Coroner-Büros haben sich mittlerweile ganz auf die Digitalfotografie umgestellt. Die Bilder werden auf den Hauptserver der Behörde geladen, sodass der Pathologe jedes gewünschte Bild betrachten, vergrößern oder ausdrucken kann.

Desinfektionsmitteln gereinigt. Bei Schichtende landen die Schürzen, Handschuhe, Masken und Schuhschützer in einem Sondermüllbehälter, die Arztkittel gehen in die Reinigung.

Der Autopsiefotograf

Alle Leichen, die beim Coroner landen, werden von den Autopsiefotografen fotografiert. In ihrer Verantwortung liegt es, den Zustand der Leiche, die Verletzungen und die inneren Organe fotografisch zu dokumentieren. Autopsiefotografen sind in Anatomie und Physiologie, in der Ausrichtung der Kamera an den anatomischen Gegebenheiten und im Umgang mit herkömmlichen und Digitalkameras geschult. Der Autopsiefotograf macht zuerst Aufnahmen, die den Zustand der Leiche bei der Ankunft im Leichenschauhaus dokumentieren. Er fertigt vollständige Bilder der Leiche von vorne und von hinten an, die unter Umständen später zur Identifizierung benötigt werden. Wenn das Opfer EKG-Elektroden, intravenöse Schläuche oder einen endotrachealen Luftschlauch aufweist, werden diese dokumentiert. Weitere Vollbilder der Leiche entstehen nach der Entfernung der Kleidung.

Dann wird die Leiche mit kaltem Wasser gewaschen, abgetrocknet und erneut fotografiert. Nahaufnahmen zeigen die Wunden, Einschusslöcher, Knochenbrüche, Operationsnarben und weitere unveränderliche Merkmale, zum Beispiel Tätowierungen. Die Dokumentation von Narben und Tätowierungen kann für die Identifikation wichtig sein und erfolgt zum gleichen Zeitpunkt wie die fotografische Aufzeichnung aller Faktoren, die mit der Todesursache zusammenhängen könnten. Im Laufe der Autopsie entstehen dann Aufnahmen der Organe, sowohl in situ, um ihre Lage im Körper und ihren Zustand festzuhalten, als auch nach der Entnahme und Säuberung.

Der Fotograf bekommt häufig vom Pathologen gesagt, was er fotografieren soll. Im Laufe der Zeit können manche Verletzungen, etwa Prellungen, verschwinden oder ihr Aussehen verändern, und das menschliche Gedächtnis ist schwach. Ein Pathologe führt ohne Weiteres 300 Autopsien pro Jahr durch und kann sich unmöglich an die Details jeder einzelnen erinnern. Aus diesem Grund ist die Arbeit des Autopsiefotografen so wichtig.

Die während der Tatortuntersuchung und der Autopsie entstandenen Aufnahmen können auch als Beweismittel bei Kriminal- und Zivilprozessen dienen. Wenn forensische Pathologen als Experten hinsichtlich Todesursache und Todesart vor Gericht aussagen, greifen sie oft auf Fotos zurück, um die Art und Weise, wie

Gegenüberliegende Seite Ein Leichnam auf dem Seziertisch, im Vordergrund die mit Formaldehyd gefüllten Aufbewahrungsgefäße, im Hintergrund die Organwaage.

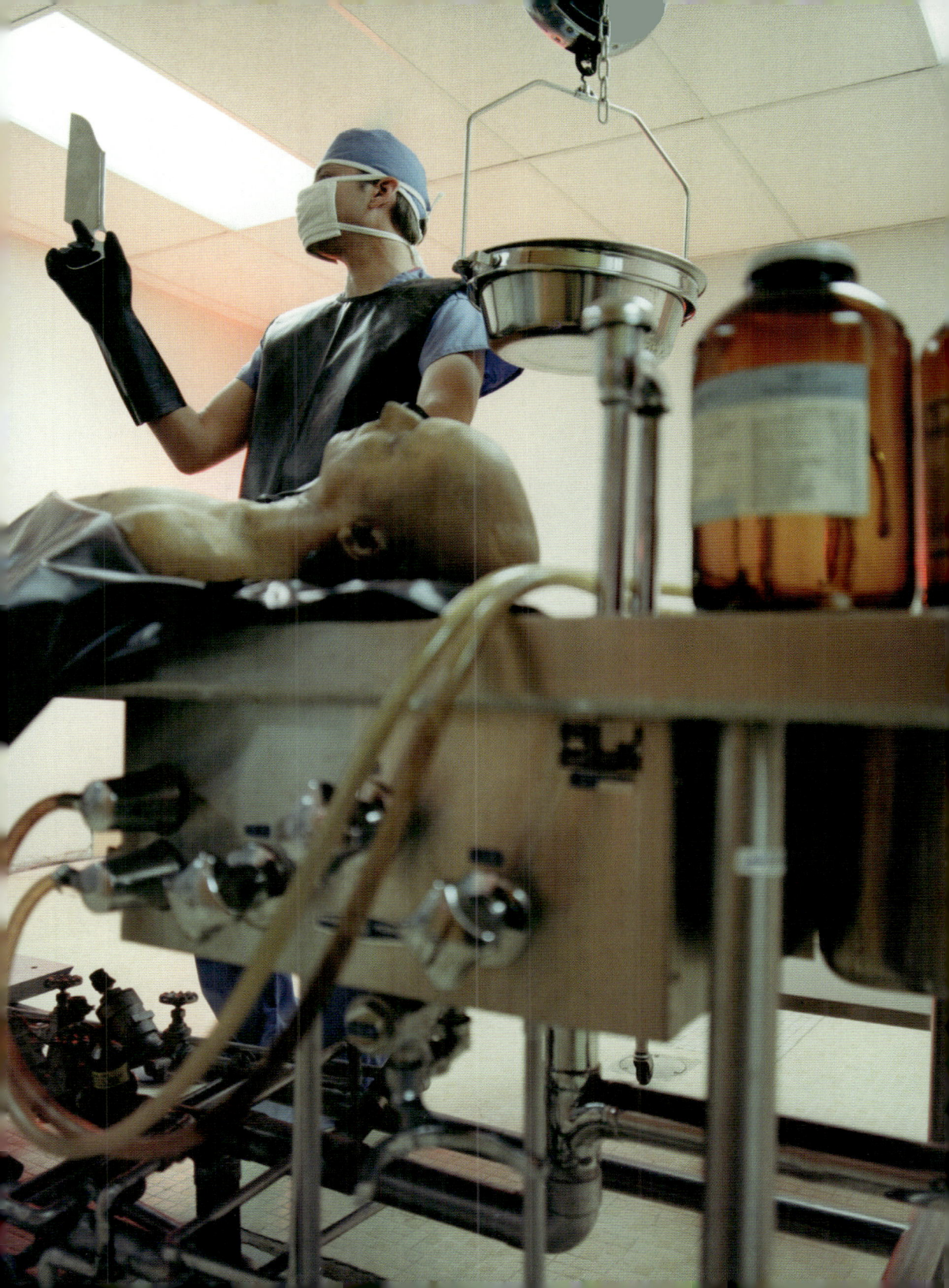

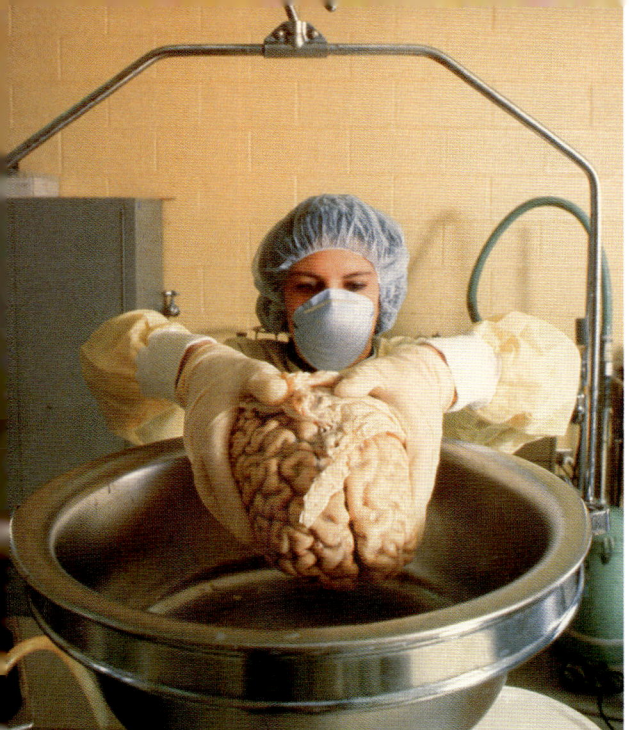

Oben Eine Autopsietechnikerin wiegt im Rahmen einer Obduktion das Gehirn.

Der forensische Pathologe

Die zentrale Figur des Autopsieraumes ist der forensische Pathologe. Dem Pathologen obliegt die Entscheidung, ob eine vollständige Autopsie vonnöten ist (innerlich wie äußerlich) oder ob eine äußere Untersuchung ausreicht; er führt beides aus, um Todesursache und Todesart zu bestimmen. Die „Todesursache" bezeichnet die physische Tatsache, die den Körper zur Einstellung seiner Funktionen veranlasst hat und die Art und Weise, wie es dazu kam, etwa mehrfache Schläge mit einem stumpfen Gegenstand. Die „Todesursache" kennzeichnet auch die Klassifikation der Vorgänge, die letztlich zum Ableben des Menschen führen, zum Beispiel „schweres Schädeltrauma". Die „Todesart" hingegen beschreibt, wie diese Vorgänge zustandegekommen sind – auf natürliche Weise, durch Selbstmord, Unfall, Mord oder auf nicht bestimmbare Weise.

Ein forensischer Pathologe ist ein Arzt mit spezieller Ausbildung in anatomischer und klinischer Pathologie. Die anatomische Pathologie befasst sich mit der Krankheitsdiagnose anhand einer makro- und mikroskopischen Untersuchung der Zellen und des Gewebes. Die klinische Pathologie ist die mikroskopische Untersuchung von Blut, Urin und anderen Körperflüssigkeiten zur Bestimmung der im Körper vorhandenen Stoffe. Die klinische Pathologie beschäftigt sich auch mit den biochemischen Vorgängen im Körper wie beispielsweise der Hormon- und Enzymproduktion. Um ein forensischer Pathologe zu werden, muss der Arzt eine einjährige Pathologenausbildung durchlaufen, die in einem großen Coro-

der Mensch gestorben ist, zu illustrieren. Die Fotoabteilung der Behörde hilft dem Pathologen bei der Auswahl der aussagekräftigsten Bilder, versieht sie vielleicht mit Hinweispfeilen und stellt Abzüge in der gewünschten Größe her.

Fotos zeigen häufig Details, die zu klein sind, um mit bloßem, ungeübtem Auge bemerkt zu werden, zum Beispiel die Krebszellen eines Tumors oder Objekte, die zu weit entfernt oder sonst wie dem menschlichen Blick entzogen sind, etwa im Falle von Luftaufnahmen eines Tatorts. Infrarot- und Ultraviolettaufnahmen können Dinge darstellen, die ansonsten unsichtbar bleiben würden, weil das menschliche Auge Licht bestimmter Wellenlängen nicht wahrnehmen kann.

ner-Büro stattfindet, und dann eine landesweit genormte Prüfung bestehen, mit der er zum offiziell zugelassenen forensischen Pathologen wird. Derzeit gibt es etwa 700 zugelassene forensische Pathologen in den USA.

Arten von Pathologen

Es gibt grundsätzlich drei Arten von Pathologen: anatomische, klinische und forensische Pathologen. Ein anatomischer Pathologe betreibt *pathologische Anatomie* und betrachtet die Anatomie von Zellen, Gewebe und Organen auf der Suche nach Spuren von Krankheiten *(Pathologie)*. Er untersucht Zellen *(Zytologie)* – in Form von Gewebsschnitten oder als Feinnadelproben – und durch Operation gewonnene Muster und Gewebebiopsien *(Histologie)*. Gelegentlich führt er auch außerrechtsmedizinische Autopsien im Krankenhaus durch. Das wichtigste Arbeitsmittel des anatomischen Pathologen ist das Mikroskop; ein Pathologe kann aber auch durch einfachen Augenschein Aussagen treffen – alle Untersuchungen beginnen mit dieser *grobpathologischen Inspektion*.

Ein klinischer Pathologe untersucht in Labortests Zellen, Gewebe und Körperflüssigkeiten. Klinische Pathologen haben zumeist Führungspositionen in Krankenhauslabors, mikrobiologischen Labors, hämatologischen Labors oder Blutbank- und genetischen Labors inne.

Die forensische Pathologie schließlich ist die Anwendung der Pathologie im gerichtsmedizinischen Bereich. Das wichtigste Werkzeug des forensischen Pathologen ist die Autopsie. Die anatomischen Pathologen haben den Umfang, in dem sie Autopsien durchführen, mittlerweile stark reduziert; die Hauptlast der Autopsien tragen heute die forensischen Pathologen. Üblicherweise üben forensische Pathologen ihren Beruf als Medical Examiner aus, doch können sie sich auch als freie Berater für Anklagevertreter und Strafverteidiger oder als anatomische Pathologen verdingen, die sich mit gelegentlichen gerichtsmedizinischen Autopsien ein Zubrot verdienen.

VERGLEICH FORENSISCHER PATHOLOGE UND CORONER

- Der forensische Pathologe ist dazu ausgebildet, einen Leichnam zu untersuchen, um die Todesursache sowie die Todesart festzustellen.

- Ein forensischer Pathologe kann auch für Privatautopsien und für die Arbeit vor Gericht engagiert werden.

- Der Coroner ist üblicherweise ein Laie, der ernannt oder ins Amt gewählt wird, um die Coroner-Behörde zu leiten.

- Die Coroner engagieren forensische Pathologen für die Durchführung der Autopsien.

Die Vorbereitung der Autopsie

Vor dem Beginn der Autopsie erhält der forensische Pathologe vom Autopsietechniker Kopien aller nötigen Berichte und Aufzeichnungen. Für die Untersuchung sind ferner ein Autopsiedatenblatt notwendig (auf dem alle grundlegenden Informationen über den Toten vermerkt sind), eine Arbeitskopie des Autopsieberichts, die der Pathologe während der Durchführung der Untersuchung benutzt, und eine Entwurfsfassung des Totenscheins.

Der Pathologe kann auch, vor oder nach der Obduktion, den Tatort besichtigen, um sich ein besseres Bild von den Ereignissen, die zum Tode führten, machen zu können. Der Besuch des Tatorts kann für die Entdeckung von Widersprüchen, die später während der Untersuchung und der Autopsie vielleicht auftreten, von Bedeutung sein.

Äußere oder innere Untersuchung?

Wenn eine Leiche in das Leichenschauhaus gelangt, wird sie einer von zwei Autopsiearten unterzogen: entweder einer rein äußeren Beschau oder einer vollständigen Untersuchung, die das Äußere und das Innere der Leiche umfasst (beides wird in den Kapiteln 3 und 4 näher beschrieben).

Der Pathologe muss bei der Entscheidung, welche Art von Beschau durchzuführen ist, verschiedene Faktoren berücksichtigen:

1. Am wichtigsten ist die Art des Falles. Der forensische Pathologe studiert die Informationen im Untersuchungsbericht, in den Polizeiberichten und in den medizinischen Unterlagen. Die Vorschriften verlangen zumeist, dass in bestimmten Fällen, etwa bei einem Mord, einem Verkehrsunfall, einer Überdosis, einem Arbeitsunfall und einem ärztlichen Kunstfehler, automatisch eine vollständige Autopsie angesetzt wird. Bei einem Selbstmord oder einem natürlichen Tod muss der Pathologe durchaus selbstständig entscheiden, welche Art von Autopsie angemessen ist. Bei einem Selbstmord durch Erhängen oder Erschießen gibt es üblicherweise nur eine äußere Beschau. Bei Todesfällen, die auf eine natürliche, gut dokumentierte Krankheit zurückzugehen scheinen, genügt in der Regel ebenfalls eine äußere Beschau.

2. Die Familie kann sich vehement gegen eine Obduktion aussprechen. Die Angehörigen weisen vielleicht darauf hin, dass sich der Verstorbene zu Lebzeiten gegen eine Autopsie ausgesprochen hat, oder sie selbst sind dagegen. Der Pathologe muss allerdings den Wunsch der Familie und die juristischen Folgen, die sich durch den Verzicht auf eine Autopsie ergeben, gegeneinander abwägen.

3. Gegen die Obduktion bestehen religiös begründete Einwände. Wenn das Opfer zum Beispiel ein orthodoxer Jude ist, muss während der Autopsie ein Rabbiner anwesend sein. Muslime sind grundsätzlich gegen Autopsien. Auch wenn

EXTERNAL EXAMINATION

OFFICE OF THE CORONER

□ CITY   □ COUNTY
DATE _____
TIME _____ HRS.
□ A.M.   □ P.M.

□ NATURAL □ ACCIDENT
□ SUICIDE □ PENDING
COMMENT _____
□ DICTATED

NAME: _____   AGE _____
LAST   FIRST   M.I.

HEIGHT_____ in.

WEIGHT _____ pounds

□ WHITE   □ BLACK   □ INDIAN □ OTHER □ CLOTHED □ PARTLY CLOTHED □ NAKED
□ SCARS   □ TATTOO □ OTHER IDENTIFYING MARKS_____

PROBABLE CAUSE OF DEATH_____ □

PRESERVATION
□ good
□ early decomposition
□ putrid
□ skeletonized

TEMPERATURE
□ warm   □ cool
□ cold   □ frozen

RIGOR
□ absent □ moderate
□ marked □ lysed

LIVOR
□ absent
□ purple □ pink
□ ventral □ dorsal
□ fixed   □ non-fixed

NUTRITION
□ adequate □ obese
□ cachetic □ jaundice
□ ascites □ edema
□ cyanosis

EYES
□ brown   □ blue
□ hazel   □ other
□ arcus senilis
□ cataract □ OD   □ OS

PUPILS
LEFT_____ cm
RIGHT ____ cm

HAIR
□ black   □ brown
□ red   □ blond
□ bald   □ dyed
□ gray   □ other
□ moustache
□ beard
□ upper teeth   □ EXTERNAL SIGNS OF TRAUMA
□ lower teeth   □ contusions (C)
                □ abrasions (A)
                □ lacerations (L)
                □ punctures (P)
                □ incisions (I)
                □ amputations (---)
                □ fractures (xx)
                □ gunshot wounds

HEART _____
L-LUNG _____
R-LUNG _____
LIVER _____
R-KIDNEY_____
L-KIDNEY_____
SPLEEN _____
PANCREAS _____
BRAIN _____
STOMACH _____
GENITALIA _____

TOXICOLOGY
□ heart blood urine   □ CSF   □ other _____
OTHER TRACE EVIDENCE_____
PROSECUTOR _____

Beispiel eines Untersuchungsblattes für die äußere Beschau eines weiblichen Leichnams.

forensische Pathologen solchen Bedenken gegenüber aufgeschlossen sind, müssen sie doch auch hier ihre rechtliche Pflicht bedenken, Ursache und Art des Todes zu bestimmen.

Nach der Autopsie

Nach Beendigung der Autopsie muss der Pathologe das Autopsieformular ausfüllen, ferner den Totenschein und das Autopsieprotokoll. Die Arbeitskopie des Totenscheins geht dann an den Untersuchungsbeamten, der daraufhin den offiziellen behördlichen Totenschein erstellt.

FRAGEN, DIE DURCH DIE AUTOPSIE BEANTWORTET WERDEN MÜSSEN

- WER ist der Tote?

- WO wurde er verletzt und starb in der Folge?

- WANN trat der Tod ein?

- WELCHE ARTEN von Verletzungen sind vorhanden (Art, Verteilung, Muster, Ursache, Richtung)?

- WELCHE Verletzungen sind besonders wichtig (große/kleine Verletzungen, vor/nach dem Tod zugefügte Verletzungen)?

- WARUM und WIE kamen die Verletzungen zustande? Auf welche Weise wurden sie zugefügt und im Einzelnen verursacht?

- WAS hat letztendlich zum Tod geführt?

Die meisten US-Bundesstaaten verlangen, dass der Totenschein innerhalb von 72 Stunden nach Entdeckung der Leiche erstellt wird, auch wenn dann unter „Todesursache" nur „unklar" zu lesen ist.

Der forensische Pathologe erstellt zudem einen abschließenden Autopsiebericht, ein detailliertes Dokument mit exakten Angaben zu allen Aspekten der Autopsie bis hin zu den einzelnen Organen, Organsystemen und Körperteilen. Die letzten Seiten des Berichts beschreiben die Ergebnisse der mikroskopischen und chemischen Laboranalysen.

Die Informationen im abschließenden Autopsiebericht sind die Grundlage für die offiziellen Angaben zu Todesursache und Todesart auf dem Totenschein. Diese juristische Schlussfolgerung des forensischen Pathologen bestimmt, ob jemand eines Verbrechens oder wegen Fahrlässigkeit angeklagt wird oder ob Versicherungsgelder ausbezahlt werden können.

Der Pathologe vor Gericht

Die Arbeit des forensischen Pathologen ist nicht zwangsläufig beendet, wenn er den Totenschein und einen abschließenden Autopsiebericht erstellt und unterzeichnet hat. Wenn es sich um ein Verbrechen handelt, findet Monate oder Jahre später unter Umständen ein Prozess statt. Der forensische Pathologe tritt dort als Experte auf und sagt dann zu dem Fall, insbesondere zu Todesursache und Todesart, aus. Er darf auch auf hypothetische Fragen antworten.

EXTERNAL EXAMINATION

OFFICE OF THE CORONER

☐ CITY   ☐ COUNTY
DATE _____
TIME _____ HRS.
☐ A.M.   ☐ P.M.

☐ NATURAL ☐ ACCIDENT
☐ SUICIDE ☐ PENDING
COMMENT _____
☐ DICTATED

NAME: _____   AGE _____
LAST   FIRST   M.I.

HEIGHT_____ in.

WEIGHT _____ pounds

☐ WHITE   ☐ BLACK   ☐ INDIAN ☐ OTHER ☐ CLOTHED ☐ PARTLY CLOTHED ☐ NAKED
☐ SCARS   ☐ TATTOO ☐ OTHER IDENTIFYING MARKS_____

PROBABLE CAUSE OF DEATH_____ ☐

PRESERVATION
☐ good
☐ early decomposition
☐ putrid
☐ skeletonized

TEMPERATURE
☐ warm   ☐ cool
☐ cold   ☐ frozen

RIGOR
☐ absent   ☐ moderate
☐ marked   ☐ lysed

LIVOR
☐ absent
☐ purple   ☐ pink
☐ ventral   ☐ dorsal
☐ fixed   ☐ non-fixed

NUTRITION
☐ adequate   ☐ obese
☐ cachetic   ☐ jaundice
☐ ascites   ☐ edema
☐ cyanosis

EYES
☐ brown   ☐ blue
☐ hazel   ☐ other
☐ arcus senilis
☐ cataract ☐ OD   ☐ OS

PUPILS
LEFT_____cm
RIGHT _____cm

HAIR
☐ black   ☐ brown
☐ red   ☐ blond
☐ bald   ☐ dyed
☐ gray   ☐ other
☐ moustache
☐ beard
☐ upper teeth
☐ lower teeth

EXTERNAL SIGNS OF TRAUMA
☐ contusions (C)
☐ abrasions (A)
☐ lacerations (L)
☐ punctures (P)
☐ incisions (I)
☐ amputations (---)
☐ fractures (xx)
☐ gunshot wounds

TOXICOLOGY
☐ heart blood   urine   ☐ CSF   ☐ other _____
OTHER TRACE EVIDENCE_____
PROSECUTOR

HEART _____
L-LUNG _____
R-LUNG _____
LIVER _____
R-KIDNEY_____
L-KIDNEY_____
SPLEEN _____
PANCREAS _____
BRAIN_____
STOMACH _____
GENITALIA _____

Beispiel eines Untersuchungsblattes für die äußere Beschau eines männlichen Leichnams.

Forensik im wirklichen Leben: Misslungene Fälle

Leider kommt es vor, dass ein verdächtiger oder unerklärlicher Todesfall nicht korrekt untersucht wird. Manchmal unterbleibt eine Autopsie, obwohl sie angebracht wäre, oder sie wird unvollständig beziehungsweise ungenau durchgeführt – oder von jemandem, der nicht über die nötige Ausbildung und das nötige Fachwissen verfügt. Auf den folgenden Seiten schildern wir derartige Fälle und die Folgen, die eintreten, wenn versäumt wird, die Ursache und die Art des Todes wissenschaftlich korrekt zu klären.

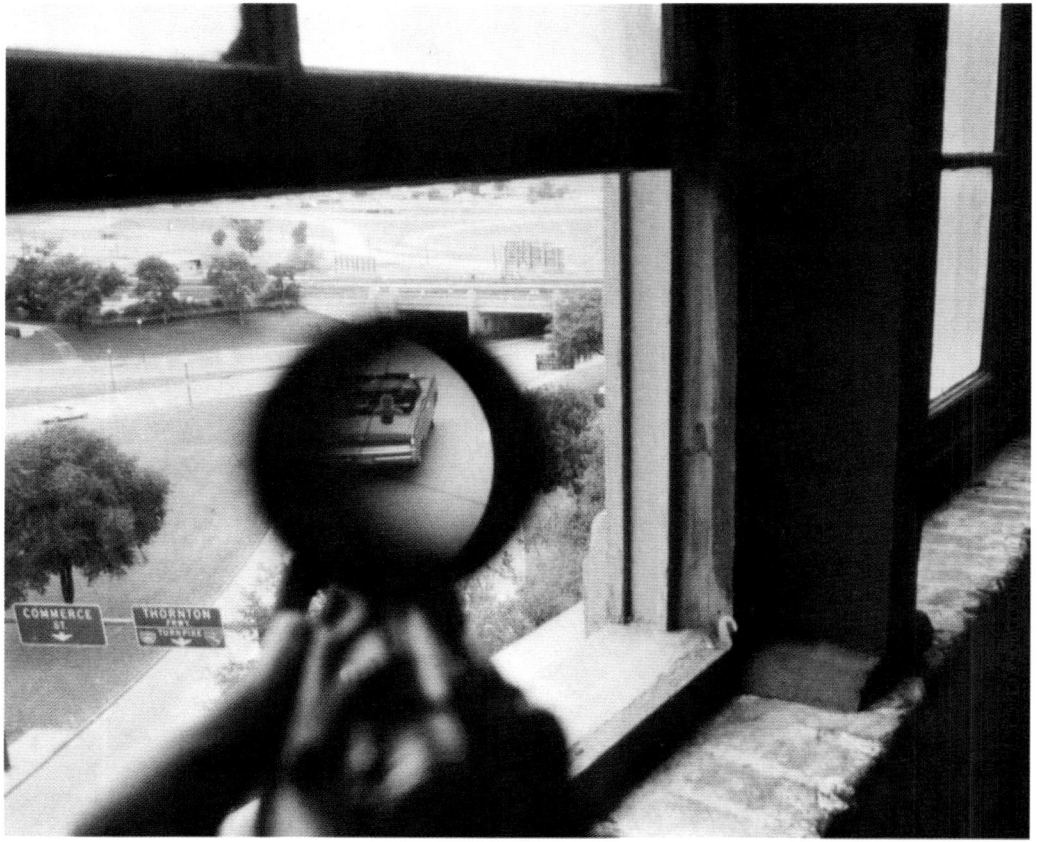

Oben Die Beauftragten der Warren-Kommission gingen in den Raum des Schulbuchlagerhauses, von dem aus Lee Harvey Oswald geschossen haben soll. Versuche mit einem Gewehr samt Zielfernrohr zeigten, dass er den Präsidenten im offenen Wagen getroffen haben kann.

> Der Todesfall

Am 22. November 1963 wurde Präsident John F. Kennedy in Dallas/Texas ermordet. Er wurde im dortigen Parkland Memorial Hospital für tot erklärt. Der Bericht der Warren-Kommission zog den Schluss, dass der Präsident von einem Einzeltäter erschossen worden sei, der den Präsidenten zweimal von hinten traf. Selbst 45 Jahre später herrscht jedoch noch immer ein großer Streit um die anatomisch exakte Lage der Schusswunden.

> Die Ursache der Kontroverse

Der erste Streit entstand, als der Leichnam des toten Präsidenten aus Dallas entfernt wurde. Entgegen der Gesetzeslage in Texas wurde der Leichnam in das Bethesda Navy Hospital in Maryland, nahe der Bundeshauptstadt Washington, geflogen. Dort wurde die Autopsie von anatomischen Pathologen durchgeführt, die keine Ausbildung oder Erfahrung in forensischer Pathologie besaßen.

Die Anzahl der abgegebenen Schüsse und die Position des oder der Schützen blieb zweifelhaft. Nach Augenzeugenberichten schien ein Schütze rechts vor dem Autokonvoi platziert gewesen zu sein, doch diese Zweifel wurden nie zerstreut, weil die Lage und die Kanäle der Schusswunden nicht ordentlich dokumentiert wurden. Das Gehirn wurde nicht seziert und nach gängiger Praxis untersucht, brauchbare und angemessene Fotos sowie Röntgenbilder der Wunden wurden nicht hergestellt. Die Dias und Fotos, die aufgenommen wurden – von Kennedys Brust- und äußeren Wunden –, verschwanden später. Schließlich weigerte sich die Regierung, die Untersuchungsberichte, Fotos, Röntgenbilder und mikroskopischen Dias, die mit dem Attentat zusammenhingen, zu veröffentlichen. Die Aussagen des 1964 publizierten Reports der Warren-Kommission, denen zufolge Lee Harvey Oswald der alleinige Täter war, konnte den weitverbreiteten Eindruck einer Vertuschung nicht zerstreuen.

> Die Folgen

- Nach über 40 Jahren weiter anhaltende Kontroversen hinsichtlich des Attentats, Zurückweisung des offiziellen Reports der Regierung durch drei Viertel der US-amerikanischen Bevölkerung.
- Misstrauen und Argwohn gegenüber der Bundesregierung.

> Der Todesfall

Am 18. Juli 1969 besuchten Senator Ted Kennedy, Mary Jo Kopechne, Freunde Kennedys und Mitglieder von Robert Kennedys Wahlkampfteam eine Party in Chappaquiddick auf der Insel Martha's Vineyard in Massachusetts. Etwa um 23:15 Uhr bot Ted Kennedy Mary Jo Kopechne an, sie zur Fähre zu bringen. Später behauptete er, er kenne die Strecke nicht und sei deshalb mit dem Wagen von einer engen, einspurigen Holzbrücke abgekommen und ins Wasser gestürzt. Das Auto landete auf dem Dach. Kennedy konnte entkommen, seine Beifahrerin hingegen nicht.

> Die Ursache der Kontroverse

Kennedy meldete den Unfall nicht sofort, sondern holte Freunde zu Hilfe, um Kopechne aus dem Wagen zu befreien, was nicht gelang. Dann kehrte er in sein Hotel zurück und meldete den Unfall erst am nächsten Morgen, als die Polizei bereits die Leiche in dem Wagen entdeckt hatte. Dafür wurde Kennedy später wegen Unfallflucht zu zwei Monaten auf Bewährung verurteilt.

Der Medical Examiner des Bundesstaates untersuchte Kopechnes Leichnam am Unfallort, nachdem man sie geborgen hatte, und konnte keine äußeren Verletzungen entdecken. Daher gab er als Todesursache Ertrinken an und führte keine Autopsie durch. Beim Einbalsamieren wurde aber offenbar, dass sich in der Lunge kein Wasser befand, was auf einen Tod durch Ersticken, nicht durch Ertrinken hinwies. Dennoch wurde der Leichnam aus dem Zuständigkeitsbereich des Medical Examiner entfernt und bestattet, da die Eltern mittlerweile einer Obduktion widersprochen hatten. Rechtsmittel mit dem Ziel, die Leiche exhumieren und obduzieren zu lassen, wurden später wiederholt abgewiesen.

> Die Folgen

- Die genaue Todesursache wurde nie ermittelt.
- Persönliche und berufliche Probleme für Senator Kennedy.
- Seelisches Leid für die Familie der Verstorbenen.
- Vertrauensverlust gegenüber dem Rechtswesen.

> Der Todesfall

Vincent Foster jr. war ein Rechtsberater des Weißen Hauses und eng mit Präsident Bill Clinton und Hillary Clinton befreundet. Am 20. Juli 1993 wurde seine Leiche im Fort Marcy Park nahe Washington gefunden, am Kopf eine offensichtliche Schusswunde. Laut der Parkaufsicht wurde in seiner rechten Hand ein Revolver Kaliber 0,38 gefunden. Es wurde offiziell auf Selbstmord erkannt. Der Autopsiereport besagte, dass Foster an einer Kugel gestorben war, die durch den Gaumen in den Kopf eingedrungen und am Hinterkopf wieder ausgetreten war. 36 Stunden nach der Auffindung der Leiche wurde ein Abschiedsbrief entdeckt.

> Die Ursache der Kontroverse

Eine umfassende, gründliche und sofortige Untersuchung des Fundortes durch ausgebildete Kriminalisten und erfahrene Mitglieder der Mordkommission fand nicht statt. Die Parkaufsicht, die den Leichnam untersuchte, war dafür weder ausgebildet noch ausgerüstet. Der Fundort der Waffe war umstritten, und ein Zeuge sagte aus, es sei überhaupt keine Waffe am Tatort vorhanden gewesen. Die Lage des Leichnams sprach gegen einen Selbstmord. Die Kugel wurde nie gefunden, und es fehlten Blut- und Hirnmassespuren am Tatort. Im Kopf fand man keine Metallspuren, und Teppichfasern, die man am Körper fand, wurden nicht untersucht. Die FBI-Analyse der Waffe konnte an ihr keinerlei Blutspuren nachweisen, was nicht erklärt werden konnte.

Die Obduktion wurde mit schadhaften Röntgenkameras durchgeführt, die Tatortfotos gingen offenbar verloren. Dazu wurde es am Fundort versäumt, die Leiche zur Bestimmung von Todeszeitpunkt und Todesort umgehend zu untersuchen.

> Die Folgen

- Zahllose Spekulationen, Vermutungen und Gerüchte bis zum gegen Präsident Clinton gerichteten Vorwurf der Vertuschung.
- Seelische Belastungen für die Frau und die Kinder des Verstorbenen.
- Der Ruf vieler Behördenmitarbeiter und Spezialisten litt.
- Beschädigter Ruf der Justiz.

> **Der Todesfall**

Am 3. April 1996 starb Ron Brown, der US-amerikanische Handelsminister und ein prominenter afroamerikanischer Politiker sowie enger Freund der Clintons, beim Absturz eines Flugzeugs mit über 30 Insassen während einer Dienstreise in Bosnien-Herzegowina. Sein Leichnam wurde auf die Dover Air Force Base in Delaware gebracht und am dortigen Armed Forces Institute of Pathology, der pathologischen Abteilung der amerikanischen Armee, untersucht. Diese kamen zu dem Schluss, dass Brown an Verletzungen infolge des Absturzes gestorben war, ignorierten ein verdächtiges Loch im Schädel und sprachen von einem Unfalltod. Eine Obduktion fand nicht statt.

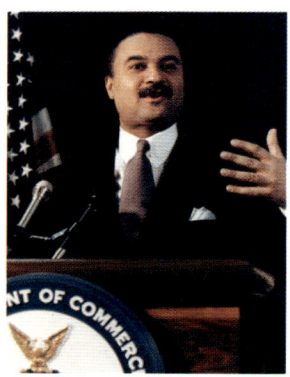

> **Die Ursache der Kontroverse**

Trotz der flüchtigen Feststellung eines erfahrenen Militärforensikers, dass eine Beschädigung an Browns Schädeldach alle äußeren Merkmale einer Einschusswunde aufwies, wurde offiziell auf eine vollständige Obduktion verzichtet. Der genannte Pathologe wurde später einem Disziplinarverfahren unterzogen, weil er seinen Bedenken öffentlich Ausdruck verliehen und dargelegt hatte, dass er der Entscheidung, nicht zu obduzieren, nicht zugestimmt habe. Eine Austrittswunde wurde nicht entdeckt, möglicherweise steckte eine Kugel noch im Unterleib. Manche Forensiker waren der Ansicht, dass Browns Verletzungen, die durch den Absturz versucht worden waren,

Oben Ron Brown am Rednerpult. Er war Mitarbeiter des Handelsministeriums.

nicht zum Tode geführt hatten und dass er den Absturz zunächst überlebt haben könnte.

> **Die Folgen**

- Bis heute andauernde Kontroverse darüber, ob Browns Tod auf eine Verschwörung zurückzuführen war.
- Stark beschädigter Ruf des forensischen Personals der beteiligten Militärbehörden.
- Misstrauen in der afroamerikanischen Bevölkerung der USA, Vertrauensverlust gegenüber der Regierung.
- Beschädigung des juristisch-forensischen Wesens.

> Der Todesfall

Am 28. Dezember 1997 wurde Anthony Proviano, ein Medizinstudent, der in den Weihnachtsferien auf dem Weg von Cincinnati in das heimatliche Pittsburgh war, auf einem Hügel hinter dem Hotel, in dem er am Abend zuvor eingecheckt hatte, tot aufgefunden. Während seines Aufenthalts im Hotel hatte er sich mit einer Prostituierten angefreundet, die nach eigener Aussage heroinsüchtig war. Proviano wurde auf einem Weg nahe dem Hotel mit einer Schusswunde in der Brust entdeckt; etwa 30 Meter von der Leiche entfernt lag eine Pistole Kaliber 0,25.

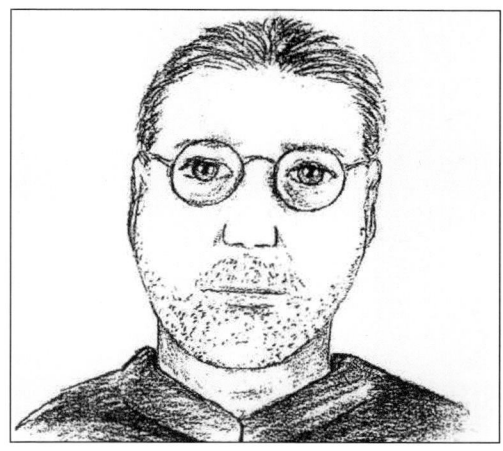

Oben Polizeiskizze von Doug Main, der zuletzt gemeinsam mit Proviano gesehen wurde. Main wurde später die Verwicklung in den Mord an Proviano angelastet.

> Die Ursache der Kontroverse

Der zuständige Coroner des Ohio County erkannte auf Selbstmord und ordnete keine Obduktion an. Die Familie ließ auf eigene Kosten eine Autopsie durchführen; der forensische Pathologe erkannte auf wahrscheinlichen Mord. Die Untersuchung der Hände, die ursprünglich ausgeblieben war, ergab keine Schmauchspuren. Nach jahrelangem Drängen wurde der Fall offiziell von Selbstmord auf „unklare Ursache" hochgestuft. Ein neu ins Amt gewählter Coroner machte daraus „Mord", und die Prostituierte sowie deren Ehemann wurden schließlich des Mordes angeklagt. Sie wurde von einer Jury verurteilt, die Klage gegen ihren Mann wurde fallen lassen.

> Die Folgen

- Lange andauerndes seelisches Leid für die Familie des Opfers.
- Hohe finanzielle Kosten für die Familie und verschiedene Behörden.
- Vertrauensverlust gegenüber dem Rechtssystem.

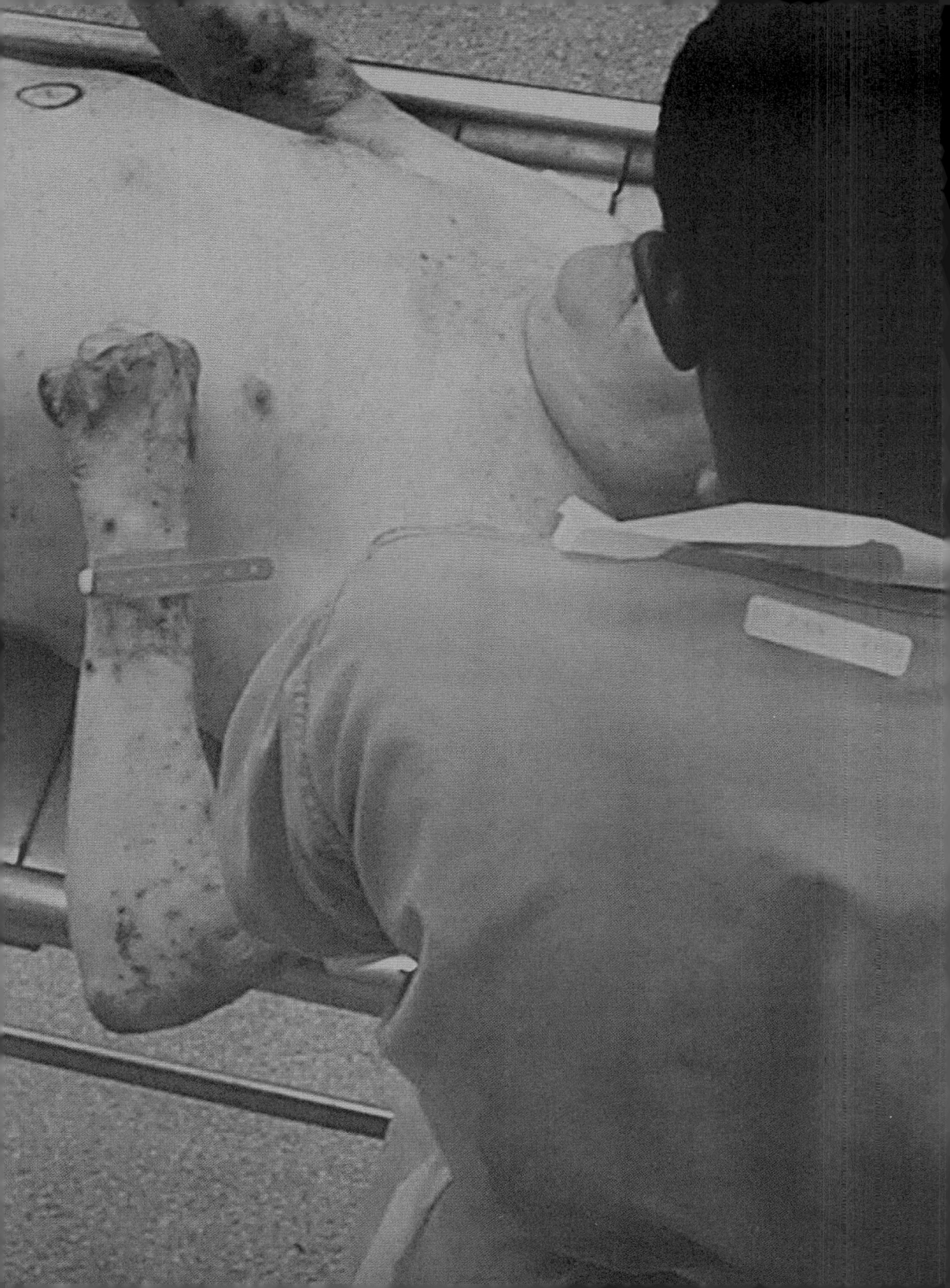

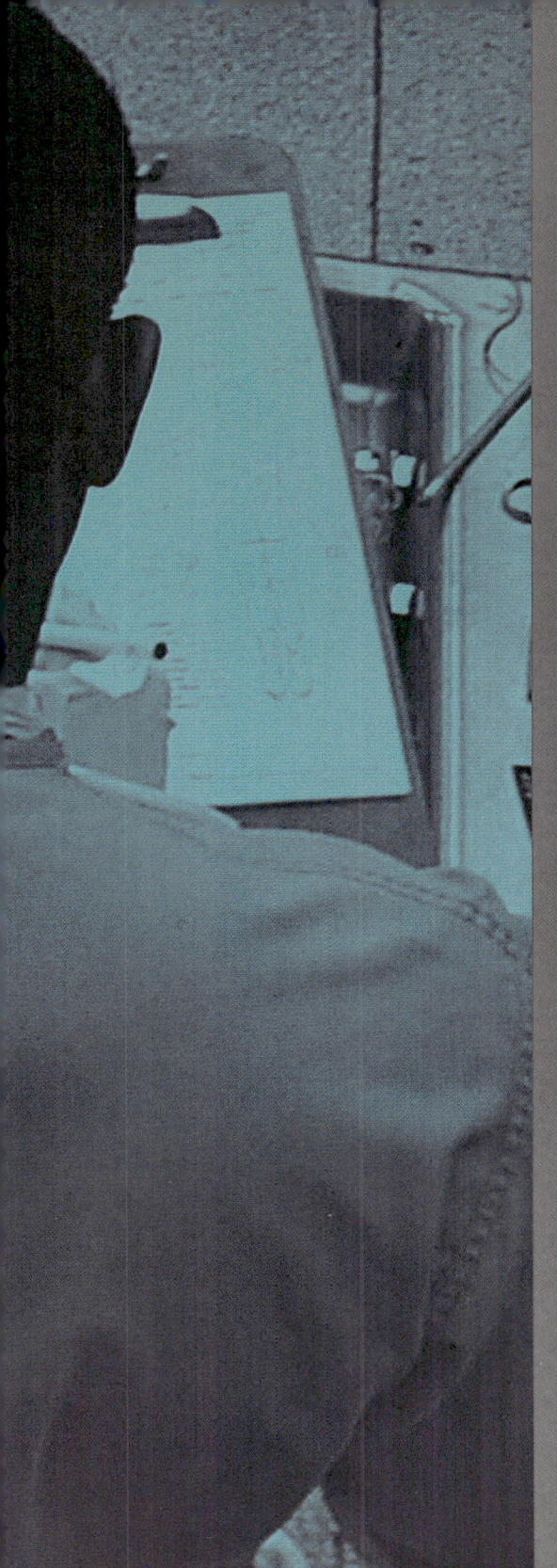

Kapitel 3
Die äußere Beschau

Die äußere Beschau ist ein exakter Vorgang, eine optische Detektivarbeit, bei der man von den äußerlich am Leichnam sichtbaren Spuren ausgehend Rückschlüsse auf das Schicksal des Opfers zieht. Oft genügt die äußere Beschau, um Todesursache und Todesart exakt zu bestimmen, manchmal aber tauchen dabei verdächtige Spuren auf, die eine vollständige Obduktion notwendig erscheinen lassen.

Die äußere Beschau

Das Ziel der äußeren Beschau besteht darin, den Zustand des Leichnams zum Zeitpunkt der Autopsie so genau wie möglich festzuhalten. Vor der eigentlichen Untersuchung hält sich das forensische Team an genau festgelegte Regeln zur fotografischen Dokumentation der Leiche und Kleidung. Im Anschluss folgen die exakte Beschreibung des Leichnams von Kopf bis Fuß und schließlich weitere spezielle forensische Prozeduren, je nach Notwendigkeit. Alle Leichen werden äußerlich beschaut, unabhängig davon, ob später noch eine Vollautopsie angeordnet wird oder nicht.

Fotos und Dokumentation der Kleidung vor der Autopsie

Die Untersuchung beginnt damit, dass der Leichnam aus dem Kühlraum herbeigeschafft und auf den Untersuchungstisch gelegt wird. Dann wird er, genauen Vorschriften folgend, fotografiert, wie in Kapitel 2 erwähnt. Zunächst wird die Leiche von vorne in dem Zustand, in dem sie im Leichenschauhaus eingetroffen ist, im Ganzbildformat abgelichtet. Auch folgende Aufnahmen werden gemacht: ein Gesamtbild der jeweils auf dem Bauch und Rücken liegenden Leiche und eine Nahaufnahme des Kopfes. Dann wird der Leichnam auf die Seite gerollt und die Rückenpartie wird untersucht und fotografiert.

Wenn sich auf dem Leichnam oder der Kleidung forensisch verwertbare Spuren befinden, werden diese vor dem Entfernen der Kleidung gesichert und entfernt. Die einzelnen Punkte bei der Untersuchung und Beschreibung der Kleidung umfassen deren Zustand (nass, trocken, schmutzig), das Vorhandensein irgendwelcher Gerüche und die Anwesenheit von Löchern oder Rissen. Die Kleidung wird schichtweise entfernt, jede Schicht nach Art, Farbe und Zustand beschrieben. Hosen- und Hemdtaschen werden von den Autopsietechnikern nach Beweismitteln untersucht. Bei Morden wird die Kleidung in weiße Papiertücher gehüllt und zur Untersuchung an das Labor übermittelt. Bei unverdächtigen Todesfällen kommt die Kleidung in eine braune Papiertüte, die dann dem Bestatter gemeinsam mit der Leiche zur Erteilung der Sterbesakramente übergeben wird. Nach der Entfernung sowie der Dokumentation der Kleidung wird der Leichnam erneut fotografiert.

DER FREUDIGE TOD

Nach alter Tradition befindet sich an der Eingangstür zum Autopsieraum in westlichen Ländern häufig ein Schild, auf dem der lateinische Hexameter zu lesen ist: „Hic locus est ubi mors gaudet succurrere vitae" („Dies ist der Ort, an dem der Tod dem Leben freudig zu Hilfe kommt"), ein Verweis auf die zahllosen medizinischen Erkenntnisse, die wir der Untersuchung der Toten verdanken.

Gegenüberliegende Seite Der Autopsiefotograf benutzt eine Trittleiter, um einen guten Blick von oben auf den gesamten Leichnam zu haben.

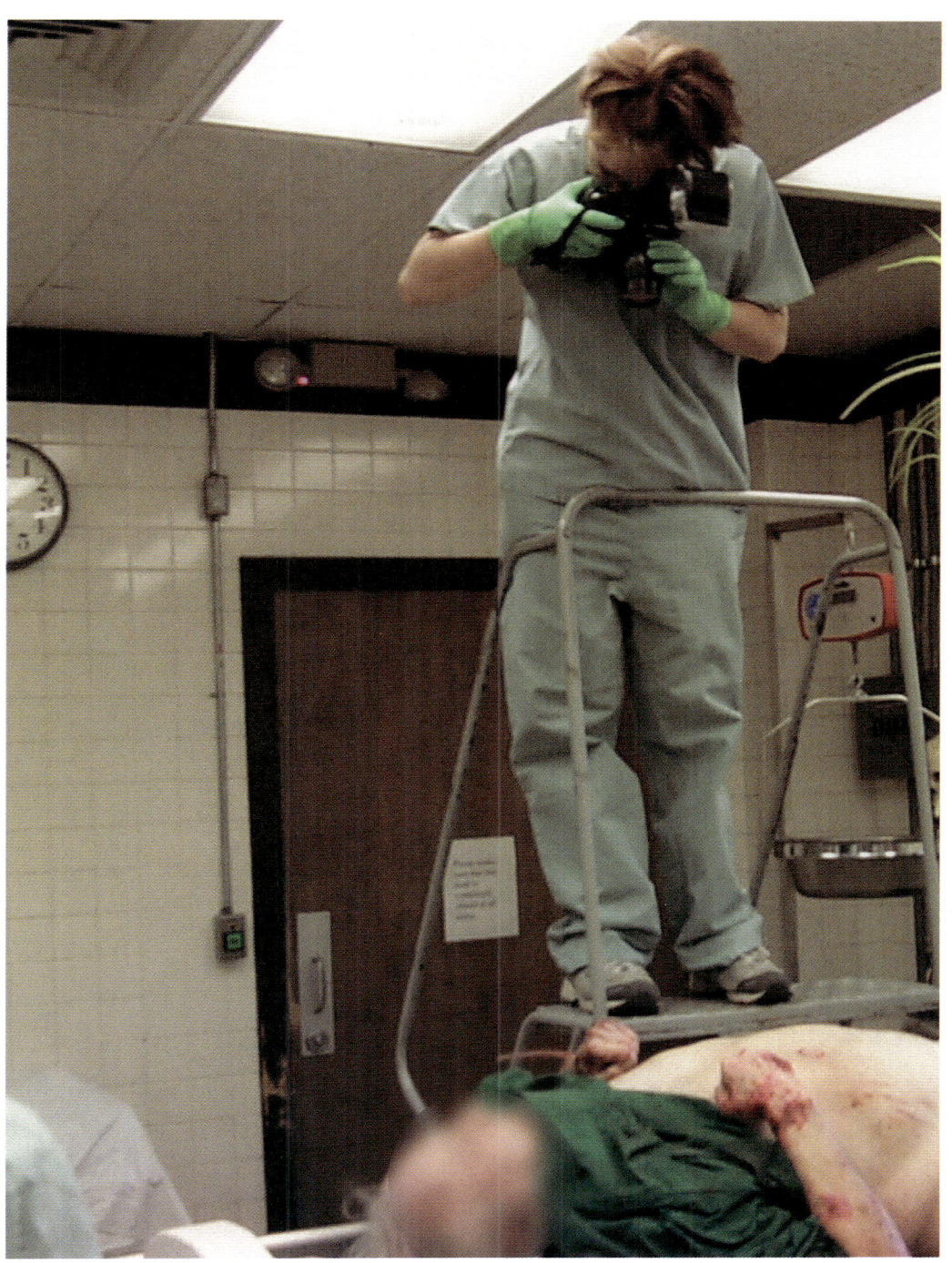

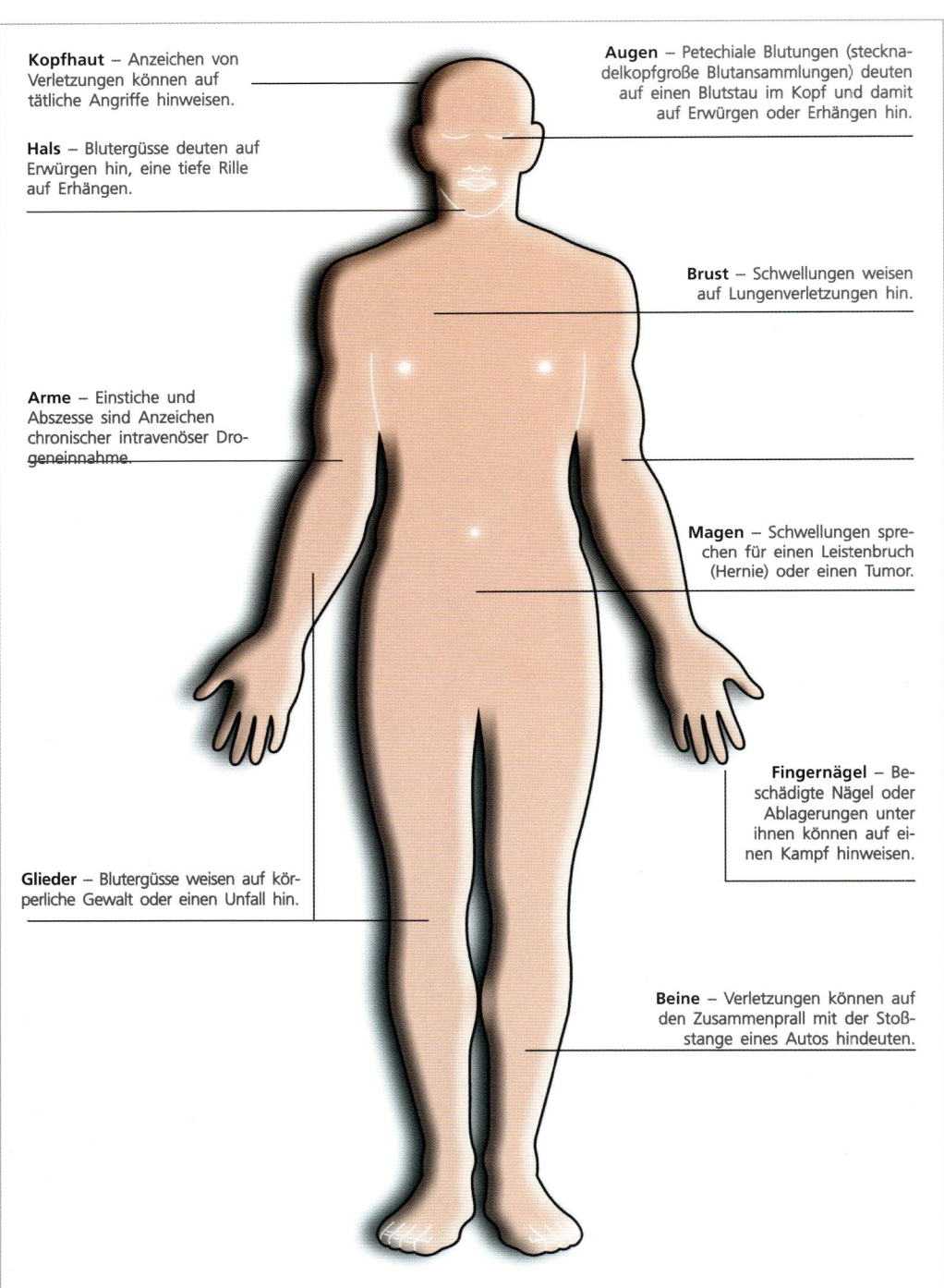

Kopfhaut – Anzeichen von Verletzungen können auf tätliche Angriffe hinweisen.

Hals – Blutergüsse deuten auf Erwürgen hin, eine tiefe Rille auf Erhängen.

Arme – Einstiche und Abszesse sind Anzeichen chronischer intravenöser Drogeneinnahme.

Glieder – Blutergüsse weisen auf körperliche Gewalt oder einen Unfall hin.

Augen – Petechiale Blutungen (stecknadelkopfgroße Blutansammlungen) deuten auf einen Blutstau im Kopf und damit auf Erwürgen oder Erhängen hin.

Brust – Schwellungen weisen auf Lungenverletzungen hin.

Magen – Schwellungen sprechen für einen Leistenbruch (Hernie) oder einen Tumor.

Fingernägel – Beschädigte Nägel oder Ablagerungen unter ihnen können auf einen Kampf hinweisen.

Beine – Verletzungen können auf den Zusammenprall mit der Stoßstange eines Autos hindeuten.

Die Untersuchung des Leichnams

Der nunmehr entblößte Leichnam wird vom forensischen Pathologen in puncto Entwicklungszustand, Erhaltungszustand, Körpertemperatur und Ernährungszustand beschrieben.

Entwicklungszustand

Der Entwicklungszustand bezieht sich auf die physische Entwicklung des Körpers und verwendet Begriffe wie „schlank", „muskulös" und „übergewichtig".

Erhaltungszustand

Der Erhaltungszustand der Leiche wird mit „gut", „beginnende Verwesung", „verwesend" oder „skelettiert" angegeben; Stellen, an denen sich die Haut verschoben hat, werden ausgewiesen.

Körpertemperatur

Die Körpertemperatur wird in generellen Stufen wie „warm", „kühl", „gefroren" oder „kalt" angegeben.

Ernährungszustand

Der Ernährungszustand wird mit „unterernährt", „mager", „normal", „wohlgenährt", „übergewichtig" oder „stark übergewichtig" angegeben.

Der Pathologe notiert zudem eventuell vorhandene Spuren von rigor, livor und algor mortis (siehe Kapitel 1). Dann beginnt die eigentliche äußere Beschau; man fängt am Kopf an, arbeitet sich an Hals und Brust hinunter bis zu den Lenden und untersucht dann die Glieder, von Schulter und Hüfte bis hinab zu Fingern und Zehen.

Kopf

Zunächst wird das Haar nach Farbe, Länge und Frisur beschrieben. Ist ein Bart vorhanden, werden auch dessen Gestalt, Farbe und Länge festgehalten. Der Pathologe öffnet die Augenlider und beschreibt Farbe und Größe der Pupillen. An Augen und Gesicht sucht er auch nach Spuren von petechialen Blutungen. Dabei handelt es sich um kleine, stecknadelkopfgroße Blutansammlungen, die auf einen erhöhten Blutdruck in den Venen zurückgehen, der wiederum die dünnwandigen Venolen platzen lässt. Die Anwesenheit von petechialen Blutungen ist ein klassisches Indiz für den Tod durch Ersticken oder Erdrosseln – wobei der Blutdruck im Kopf jeweils enorm ansteigt. Die Blutungen treten aber auch zuweilen bei natürlichen Todesfällen auf, daher muss der forensische Pathologe bemüht sein, in deren Anwesenheit nicht zu viel hineinzulesen.

Dann untersucht der Pathologe die Nase auf Brüche und Fremdkörper hin, danach werden die Lippen auf Spuren von Verletzungen überprüft und zurückgezogen, um den Blick auf die Zähne und deren Untersuchung zu ermöglichen. Das obere und das untere Gebiss werden beschrieben: Sind die Zähne natürlich oder künstlich, wie ist ihr Zustand, weisen sie besondere Behandlungsspuren auf? Die Mundhöhle wird auf Fremdkörper, die Zunge auf Verletzungen überprüft. Schließlich betastet der Pathologe den Schädel vorsichtig auf der Suche nach Beulen, Verformungen und Verletzungen, die dem

DER KALIUMSPIEGEL DER AUGENFLÜSSIGKEIT

Das Auge enthält eine klare Flüssigkeit, die Augenflüssigkeit. Bei lebenden Personen enthält diese Flüssigkeit einen geringen Kaliumanteil. Nach dem Tod steigt der Kaliumspiegel an, daher kann eine forensische Untersuchung der Augenflüssigkeit bei der Bestimmung des Todeszeitpunkts behilflich sein.

Die Augenflüssigkeit besitzt gegenüber anderen Körperflüssigkeiten Vorzüge, denn sie ist von den übrigen Körpersystemen isoliert und daher weniger anfällig gegenüber raschen chemischen Veränderungen und Kontamination.

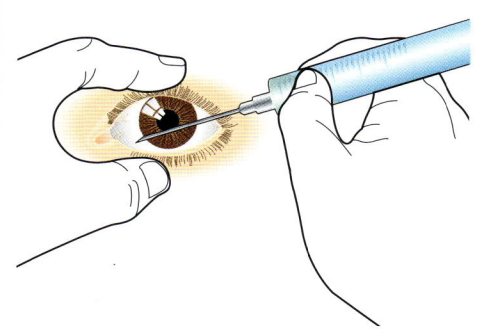

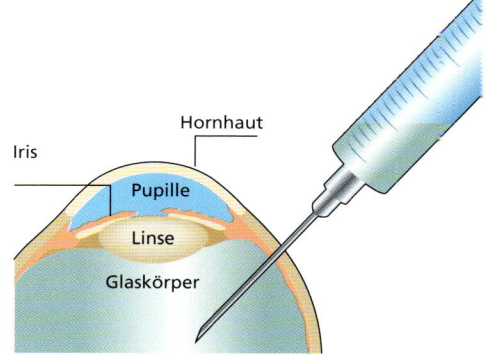

Hornhaut

Iris

Pupille

Linse

Glaskörper

Oben Mit einer dünnen Spritze wird dem Glaskörper Flüssigkeit entnommen.

Blick durch die Haare möglicherweise entzogen sind. Derlei zu übersehen kann die Ergebnisse der gesamten Autopsie gefährden.

Hals und Brust

Nach der vollständigen Untersuchung des Kopfes werden der Nacken und der Hals auf Symmetrie, Verformungen, Brüche und andere Spuren einer Verletzung überprüft. Dann untersucht der Pathologe den Brustbereich nach Auffälligkeiten. Manchmal ist eine Seite der Brust angeschwollen; das kann auf einen Pneumothorax hindeuten, eine Lungenverletzung, die mit jedem Atemzug Luft in den Brustraum eindringen, aber nicht wieder austreten lässt. Auch bei der Untersuchung des Bauches hält der Pathologe nach Schwellungen oder Beulen

Ausschau, ebenso tastet er den Bauch nach festen Massen ab. Ein geschwollener Bauch kann auf die Anwesenheit von Körpergasen hinweisen, eine feste Verdickung auf einen möglichen Tumor oder einen Leistenbruch (Hernie). Nun werden Becken und Genitalien einer Überprüfung unterzogen; eventuell vorhandene Verletzungen werden detailliert beschrieben. Während der äußeren Beschau festgestellte Blutergüsse können auf den weiteren Ablauf der Untersuchung großen Einfluss nehmen, denn sie deuten üblicherweise darauf hin, dass das Opfer mit einer stumpfen Waffe verletzt wurde.

Gegenüberliegende Seite Der forensische Pathologe dokumentiert alle Vorgänge der äußeren Beschau.

Anzeichen von Erdrosseln

Tiefe Blutergüsse am Genick sind das wichtigste äußere Anzeichen einer Erdrosselung. Das innere Hauptmerkmal ist der Bruch des Zungenbeins. Das Zungenbein ist ein U-förmiger Knochen über dem Schildknorpel im Hals. Bei starkem Druck auf den Hals bricht dieser Knochen zumeist, vor allem beim Erwürgen mithilfe der Hände.

Anzeichen von Erhängen

Eine detaillierte äußere Beschau von erhängten Personen (wobei es sich üblicherweise um Fälle von Selbstmord handelt) enthüllt mehrere wichtige Anzeichen. Am Hals ist in der Regel der Abdruck des verwendeten Seiles sichtbar; der Winkel des Abdrucks dient dazu, die Position des Leichnams zu bestimmen. Die Anwesenheit und auch die Lage von petechialen Blutungen helfen bei der Feststellung, ob der Tote ganz

DIAGNOSE KOHLEN-MONOXYDVERGIFTUNG

Menschen, die sich mit Kohlenmonoxyd umbringen, zeigen eine klassische kirschrote Verfärbung der Haut. Kohlenmonoxyd bindet die Hämoglobinmoleküle im Blut in sehr viel stärkerem Maße als Sauerstoffmoleküle. Der Sauerstoff kann sich daher nicht mit dem Hämoglobin verbinden, was zum Tod durch Sauerstoffmangel führt.

oder nur teilweise aufgehängt war. In Fällen, in denen der gesamte Körper aufgehängt war, war der Blutfluss zum Gehirn vollständig unterbrochen, sodass sich oberhalb der Schlinge weder petechiale Blutungen noch Schwellungen finden ließen. War der Körper nur teilweise aufgehängt (d. h. berührten die Füße den Boden), hat der

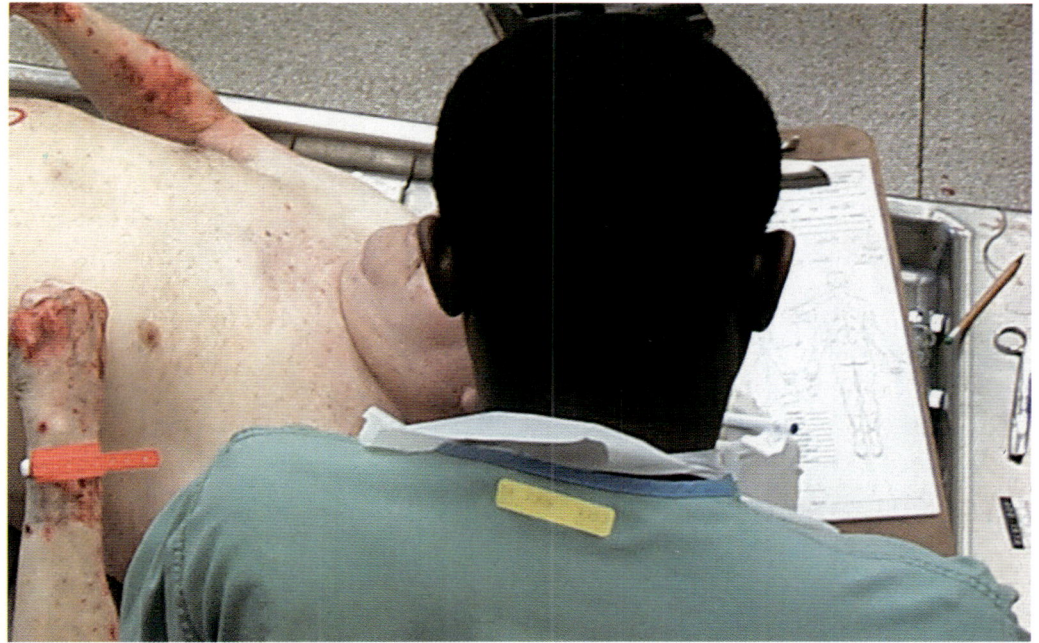

ERHALTUNGSZUSTAND DES LEICHNAMS

- **Unmittelbar nach dem Tod**

  Das Leben ist entwichen, die Muskeln sind aber noch warm und biegbar; das Blut ist noch gleichmäßig im Körper verteilt, der chemische Zerfall hat noch nicht begonnen.

- **Kalt und steif**

  Die Glieder werden steif, die Körpertemperatur beginnt in Richtung Umgebungstemperatur zu sinken, ist aber noch recht hoch.

- **Frühe Verwesung**

  Die Haut zieht sich zusammen, was den Anschein erweckt, als würden Haare und Nägel noch wachsen.

- **Befall**

  Die Leichenstarre breitet sich aus; Insekten beginnen damit, im Körper Eier abzulegen.

- **Fortgeschrittene Verwesung**

  Das körperinnere Gewebe zerfällt; Maden breiten sich aus und wachsen.

- **Anschwellen**

  Der Bauch schwillt, durch Gase aufgebläht, an; aus Nase und Mund des Leichnams kann eine dunkle Flüssigkeit quellen; der Körper verströmt einen intensiven und unangenehmen Geruch.

- **Extreme Verwesung**

  Der Körper gerät völlig aus der Form; das Gesicht wird dunkelviolett oder grün, die Zunge quillt hervor.

- **Auflösung**

  Jegliches Gewebe verliert seine Form und verwandelt sich in Flüssigkeit und Gase.

- **Skelett**

  Das gesamte Gewebe ist verschwunden; auch die Insekten sind verschwunden, es bleiben nur Knochen und Zähne.

Druck die Arterien nicht völlig verschlossen, sodass sich am Kopf Blutstauungen, Ödeme, hervorquellende Augen und petechiale Blutungen zeigen konnten.

Glieder

Nun werden die Gliedmaßen untersucht, von den Schultern abwärts zu den Fingern. Die Fingernägel werden genau betrachtet und hinsichtlich ihrer Länge und der Anwesenheit von Schmutzrändern oder Nagelpolitur beschrieben. Schmutz unter den Fingernägeln kann auf einen Kampf vor dem Tod hinweisen; wo sich im Zuge eines Kampfes Schmutz, der biologisches Material enthält, angesammelt hat, kann er unter Umständen wichtige DNA-Spuren bereithalten. Außerdem werden eingerissene oder fehlende Fingernägel vermerkt. Danach werden Beine und Zehen ähnlich wie Arme und Finger (zuvor) untersucht. In ganz seltenen Fällen hat der Biss einer giftigen Schlange oder Spinne den Tod herbeigeführt. Diese Bisse lassen sich nicht nur in der späteren toxikologischen Analyse und der mikroskopischen Untersuchung der inneren Organe nachweisen, sondern auch im Zuge der äußeren Beschau der Gliedmaßen entdecken, an denen sie als winzige Löcher zu sehen sind. Auch die intravenöse Drogeneinnahme, die sich ebenfalls bei der toxikologischen Analyse offenbart, zeigt sich üblicherweise durch Einstichspuren an Armen oder Beinen. Die chronische intravenöse Drogeneinnahme verrät sich häufig durch Abszesse und andere krankhafte Hautveränderungen.

Bei Fällen von Mord und Gewaltanwendung kann die äußere Beschau zuweilen auch die schrecklichsten Symptome zeigen: die Anwendung von Folter. Durch Zi-

NACHGEBENDE HAUT

Unter nachgebender Haut versteht man das Sichlösen der Haut vom Körper. Dieser Effekt tritt häufig an Leichnamen auf, die sich im fortgeschrittenen Verwesungszustand befinden, normalerweise zwei bis drei Wochen nach dem Tod. Allerdings taugt das Vorhandensein von nachgebender Haut nicht zur Bestimmung des Todeszeitpunkts, da ihr Auftreten sehr stark von der Umgebungstemperatur und der Luftfeuchtigkeit abhängt.

garetten hervorgerufene Brandmale und durch Verbrühungen mit heißem Wasser oder durch Strom erzeugte Brandwunden zählen zu den Folterspuren, mit denen der Pathologe zu tun haben kann.

Ärztliche Behandlung

Im Anschluss sucht man nach Spuren ärztlicher Behandlung, etwa nach Operationsnarben, aber auch nach Endotrachealschläuchen, die der Lunge Luft zuführen, Elektrokardiogramm-Elektroden und intravenösen Kathetern. Manchmal hat der forensische Pathologe der Entnahme von Organen oder Gewebe zu Transplantationszwecken bereits vor der Einlieferung des Leichnams in das Leichenschauhaus zugestimmt. Das Transplantationsteam muss den Zustand des Organs (z. B. Augen, Herzklappen) oder des Gewebes (etwa Knochen oder Haut), das sie entnehmen, festhalten und diese Unterlagen dem forensischen Pathologen zukommen lassen.

Untersuchung auf Schusswunden

Wenn Schusswunden vorhanden sind, dann sind zur Rekonstruktion der Tatumstände besondere Methoden vonnöten. Bei einer eigenhändig zugefügten Schusswunde zum Beispiel arbeitet man häufig mit Röntgenbildern. Mit ihnen lässt sich dokumentieren, wie das Projektil (die Kugel) durch den Körper gedrungen ist, wo und welche Knochen Brüche aufweisen und ob und an welcher Stelle Fremdkörperspuren vorhanden sind.

Wenn am Tatort eine Schusswaffe abgefeuert wurde, überprüft man das Opfer auf Schmauchspuren. Wenn ein Mensch eine Schusswaffe betätigt, lagert sich verbranntes und unverbranntes Schießpulver auf der Schusshand, der Kleidung und unter Umständen (bei genügender Nähe) auch auf dem Opfer ab. Der Test zur Anwesenheit dieser Partikel wird mit einem Atom-Absorptionsanalysegerät durchgeführt, das auf der Schusshand Bestand-

teile des Schießpulvers wie Barium und Antimon nachweisen kann. Die Rückstände werden durch Abstreichen von Handfläche und -rücken mit einem kleinen Tupfer entfernt, der mit fünfprozentiger Salpetersäurelösung gesättigt ist. Diese Baumwolltupfer werden dann auf die An- oder Abwesenheit der fraglichen Substanzen hin untersucht.

Einschuss- und Ausschusswunden

Einschusswunden

Eintrittswunden werden nach der Entfernung zwischen der Mündung der Waffe und dem Körper des Opfers zum Zeitpunkt des Schusses klassifiziert. Es gibt drei Grundarten: Aufsetzwunde, Nahbereichswunde und Fernbereichswunde.

Aufsetzwunde

Beim aufgesetzten Schuss wird die Mündung der Waffe beim Schuss gegen die Haut des Opfers gedrückt. Die umgebende Haut zeigt in der Regel keine Rußspuren, kann aber eine durch die Mündung der Schusswaffe verursachte Schürfwunde aufweisen. Die Größe der Wunde richtet sich nach der Struktur des Körperteiles, in das sie eindringt: Wird die Mündung gegen einen Knochen, etwa den Schädel, gedrückt, ergeben sich große, sternförmige Wunden. Gegen den Magen gehalten erzeugt dieselbe Waffe eine kleine, kreisförmige Einschusswunde.

Nahbereichswunde

In diesem Fall berührt die Mündung die Haut nicht, ist aber beim Schuss maximal 60 Zentimeter vom Körper des Opfers entfernt. Die Haut um eine solche Wunde herum zeigt zumeist Verbrennungen

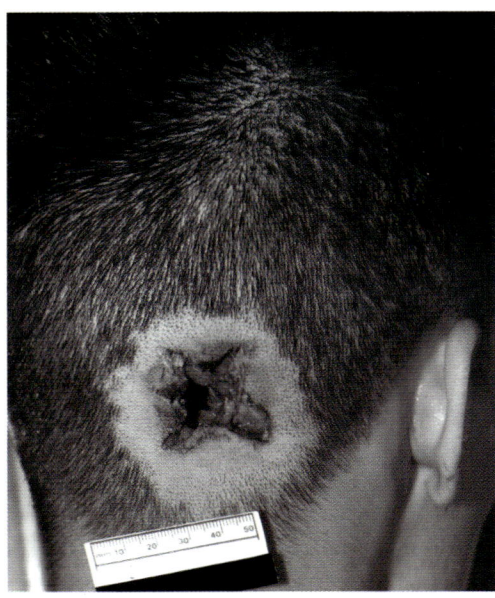

Oben Eine sternförmige Einschusswunde.

Ein junger Kühlschrankmechaniker erschien nicht zur Arbeit, und sein Chef begann, sich Sorgen zu machen. Er fuhr zur Wohnung seines Mitarbeiters, entdeckte, dass die Tür verschlossen war und rief die Polizei. In der Garage des jungen Mannes fand die Polizei einen Truck, auf dessen Sitzbank ein weißer Mann lag. Es wurde untersucht, ob er noch lebte, dem war jedoch nicht so. Um 17:45 Uhr wurde er für tot erklärt.

Die Untersuchung

Der Polizist schoss mehrere Aufnahmen von der Leiche sowie der Umgebung, während die Untersuchungsbeamten herbeigerufen wurden. Diese untersuchten den Tatort und bemerkten, dass der Leichnam sich sehr kalt anfühlte. Ein Führerschein ermöglichte die Identifizierung des Opfers, auf dem Armaturenbrett liegende Gerätschaften zur Einnahme von Drogen (ein Löffel, ein kleines Aluminiumteil und ein Beutel mit einem weißen Pulver) deuteten auf die Todesursache hin. Auch zwei Freonkanister waren vorhanden, in denen das Opfer Kühlmittel aus alten Kühlschränken aufbewahrte. Der Leichnam und weitere Beweisstücke wurden in das Büro des Coroners gebracht. Der erste Eindruck des Pathologen war, dass der Tod auf eine Überdosis zurückging, daher beschränkte er sich auf eine äußere Beschau. Diese Autopsie ergab keine Anhaltspunkte für eine von außen herbeigeführte Verletzung oder auf Fremdeinwirkung.

Mehrere Wochen später änderte sich dies, als die Ergebnisse der Toxikologie über die Einnahme legaler oder illegaler Drogen negativ ausfielen. Jetzt hatte der Pathologe ein Problem: ein junges Opfer ohne besondere Krankengeschichte, ohne sichtbare Verletzungen und ohne Drogen im Kreislauf. Der Leichnam war bereits freigegeben und bestattet worden.

Der Pathologe untersuchte die Tatortbilder des Polizisten auf der Suche nach weiteren möglichen Todesursachen. Er bemerkte auf dem Seitenfenster der Fahrerseite kleine Tropfen kondensierten Wassers. Der Bericht der Untersuchungsbeamten machte deutlich, dass sich der Leichnam kalt angefühlt hatte und sich im Inneren des Fahrzeugs zwei geöffnete Freonbehälter befunden hatten. Daraufhin prüfte ein forensischer Epidemiologe, ob Freon mit dem Tod des Mannes in Zusammenhang stehen könnte, und er stellte fest, dass Freon als Todesursache bekannt war, wenn Menschen in geschlossenen Räumen mit dem Kältemittel in Kontakt kamen. Der Toxikologe wiederholte die Blutuntersuchung, diesmal auf Freonspuren achtend, und es stellte sich heraus, dass das Blut in der Tat einen hohen Gehalt dieser giftigen Substanz enthielt.

Die Ergebnisse

Der Pathologe konnte nun die Todesursache als Ersticken infolge von Kontakt mit Freon bestimmen. Die Todesart betreffend gab es zwei Möglichkeiten: Unfall oder Selbstmord. Wenn das Leck in dem Behälter zufällig entstanden und das Opfer in dem Fahrzeug eingeschlafen war, konnte man von einem Unfalltod ausgehen. Es gab aber Hinweise auf einen Selbstmord, etwa die Tatsache, dass das Opfer an einem nicht ohne Weiteres zugänglichen Ort aufgefunden worden war und dass sich die Freonbehälter im Fahrzeug befanden, ebenso, dass das Opfer um die Gefährlichkeit von Freon wissen musste. Ein Abschiedsbrief wurde jedoch nicht gefunden. Der Pathologe erkannte auf Unfalltod.

Gegen 9 Uhr an einem Sonntagabend im Juli wurde die Polizei gerufen, um ein lautes Geräusch zu untersuchen, das aus dem Haus eines älteren Mannes gedrungen war. Die Polizei klopfte mehrmals an die Haustür, niemand öffnete. Die Beamten traten daraufhin die Tür ein und durchsuchten das zweistöckige Haus; rasch fanden sie einen älteren, weißen Mann mit einer offensichtlichen Schusswunde in der rechten Schläfenregion. Nach einer raschen Untersuchung wurde er um 21:22 Uhr für tot erklärt. Die Polizei verständigte das Büro des Coroners, verließ und bewachte das Haus und wartete auf die Untersuchungsbeamten.

Die Untersuchung

Um 21:50 Uhr erschienen zwei Untersuchungsbeamte vor Ort, fotografierten das Haus und befragten den Nachbarn. Der Nachbar erklärte, der Verstorbene sei ein 79-jähriger, pensionierter Feuerwehrmann und alleinstehend. Er habe über starke Rückenschmerzen geklagt, die sich in den letzten beiden Jahren verschlimmert hätten.

Im Haus des Toten fanden die Untersuchungsbeamten den Leichnam sitzend auf einem Stuhl im Schlafzimmer vor. Der Tote trug ein weißes T-Shirt und blaue Pyjamahosen. Auf dem Nachttisch stand eine mit „Oxycodone" beschriftete Medikamentenflasche, die dementsprechend ein starkes Schlafmittel enthielt. Auf dem Fußboden lagen eine 9-mm-Automatikpistole und eine Geschosshülse. Die Untersuchung des Toten ergab eine Schusswunde an der rechten Schläfe. Der Untersuchungsbeamte machte mehrere Aufnahmen vom Opfer und von der Waffe. Die Hände wurden für die Schmauchspurenanalyse eingetütet. Der Leichnam wurde in ein weißes Laken gehüllt, in einen Leichensack gesteckt und in das Leichenschauhaus gebracht.

Die Beschau

Die mikroskopische Untersuchung der Kopfwunde zeigte am Rand der Wunde kleine, schwärzliche Partikel. Röntgenbilder zeigten viele kleine Metallfragmente im Kopf und mehrfache Schädelbrüche. Aus deren Anordnung schloss man, dass die Kugel an der rechten Schläfe eingedrungen war, das Gehirn durchdrungen hatte und an der linken Schläfe wieder ausgetreten war. Ein Beamter kehrte in das Haus zurück, um Wände und Möbel nach dem Geschoss abzusuchen.

Die Ergebnisse

Noch am selben Tag erhielt der forensische Pathologe einen Anruf vom Untersuchungsbeamten vor Ort. Er hatte eine Kugel in der Wand links vom Opfer gefunden. Mehrere Wochen später ergab die toxikologische Analyse des Blutes einen Oxycodone-Gehalt im Rahmen des Erwarteten.

Auf der Basis der äußeren Beschau, der Krankengeschichte und der Röntgenbilder konnte der Pathologe problemlos den Totenschein ausfüllen; die Todesursache war eine Schusswunde am Kopf, die Todesart Selbstmord. Hier genügte also die äußere Beschau, um den Fall zu lösen.

(geschwärzte Haut), Rußspuren (Schieß-pulver) oder Schmauchspuren. Verbrennungen entstehen durch die Stichflamme des explodierenden Schießpulvers, die gemeinsam mit der Kugel aus dem Lauf dringt; das gilt auch für Rußspuren, die sich aber leicht von der Haut wischen lassen. Die Schmauchspuren gehen auf unverbrannte oder zum Teil verbrannte Schießpulverreste zurück, die in die Haut eindringen und sich nicht abwischen lassen. Nahbereichs-Einschusswunden sind zumeist klein und kreisförmig.

Fernbereichswunde

Wenn die Mündung der Waffe mehr als 60 Zentimeter vom Opfer entfernt ist, treten keine Verbrennungen, Ruß- oder Schmauchspuren auf. Auch Fernbereichs-Einschusswunden sind in der Regel klein und kreisförmig.

NEUE UNTERSUCH-UNGEN AM TATORT

Zu den jüngsten Errungenschaften der Gesetzeshüter zählt ein neuer Schmauchtest, mit dem sich die Hände eines Menschen innerhalb von fünf Minuten auf Schießpulverrückstände testen lassen, auch direkt am Tatort. Die Hände des Verdächtigen werden abgetupft, die Tupfer mit mehreren Reagenzien gesättigt, dann wartet man fünf Minuten. Die Tupfer werden dann auf blaue oder braune Verfärbungen untersucht, die Schießpulverrückstände anzeigen.

Ausschusswunden

Ausschusswunden sind frei von Verbrennungs-, Ruß- oder Schmauchspuren. Sie sind von unregelmäßiger Gestalt und größer als die Einschusswunden, da sich die Wucht des Geschosses beim Durchdringen des Körpers ausbreitet.

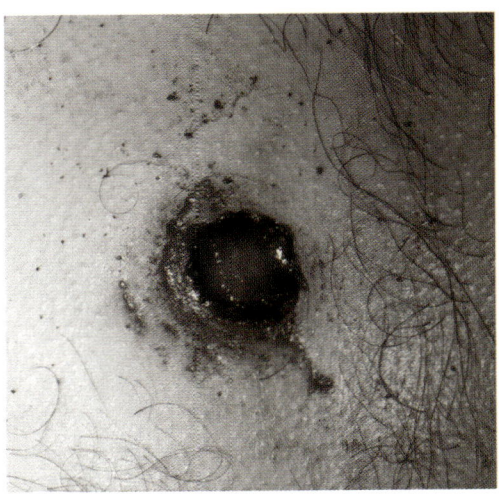

Oben Eine Naheinschusswunde mit Schmauchspuren von un- oder teilverbranntem Schießpulver in der Haut.

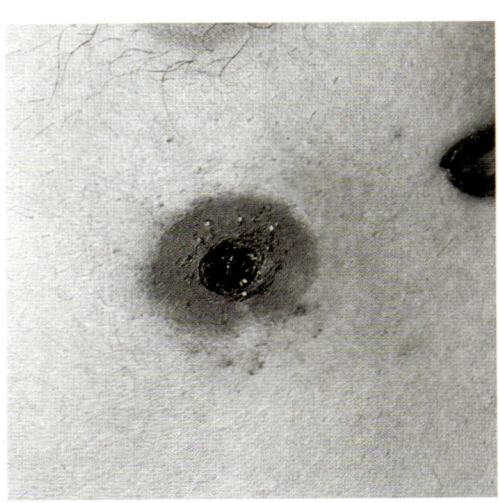

Oben Eine Einschusswunde aus größerer Entfernung, aber nahe genug, um leichte Rußspuren am Wundrand zu hinterlassen

Blutergüsse

Ein Bluterguss, auch Kontusion oder Quetschung genannt, ist eine Blutung unter einer unverletzten Hautpartie, die sich nach außen hin durch ein farbiges, deutlich sichtbares Muster zeigt. Zumeist ist der Erguss die Folge eines Schlages mit einem stumpfen Gegenstand. Ein Bluterguss kann unabsichtlich infolge eines Unfalls oder Sturzes oder auch beim Anlegen eines intravenösen Schlauches erfolgen, oder er kann absichtlich im Rahmen von körperlichen Auseinandersetzungen, Kindesmisshandlungen, sexuellem Missbrauch oder in selbstverletzender Absicht zugefügt worden sein. Forensische Experten können häufig aus der gründlichen Analyse von Blutergüssen weitreichende Schlüsse zum Tathergang ziehen. Die beiden wichtigsten Fragen, die sich forensische Pathologen stellten sollten, wenn sie Blutergüsse sehen, lauten: „Wie alt sind die einzelnen Blutergüsse?" und „Steht das Erscheinungsbild der Blutergüsse im Einklang mit den Ereignissen, die sie hervorgebracht haben sollen?".

Wenn an einem Leichnam ein Bluterguss konstatiert wird, hat das in der Regel eine polizeiliche Untersuchung zu den Begebenheiten und eine Untersuchung des Coroners hinsichtlich des Todes zur Folge. Diese Untersuchungen können zahlreiche Informationen zur Frage des zeitlichen Abstandes zwischen dem Entstehen des Blutergusses und dem Todeszeitpunkt zutage fördern.

Wenn zum Beispiel Eltern mit einem verstorbenen Kleinkind in einer Notaufnahme auftauchen, sagen sie vielleicht, dass das Kind aus dem Bettchen gefallen sei und sie es vier Stunden später reglos entdeckt hätten. Wenn dann die Untersuchung des Kindes durch den Pathologen mehrere Blutergüsse von jeweils verschiedener Farbe ergibt, würde das darauf hinweisen, dass die Ergüsse unterschiedlich alt sind. Dieser Befund könnte ausreichen, um eine auf Kindesmisshandlung basierende Morduntersuchung auf den Weg zu bringen.

Die Methode, einen Bluterguss zu datieren, besteht einfach darin, dessen Farbe zu überprüfen: Ist der Bluterguss rot, purpurrot, magentarot, orange oder grünlich gelb? Die Farbe des Ergusses wird mit einer Farbtabelle abgeglichen, auf der die Farbänderungen im Laufe der Zeit verzeichnet sind.

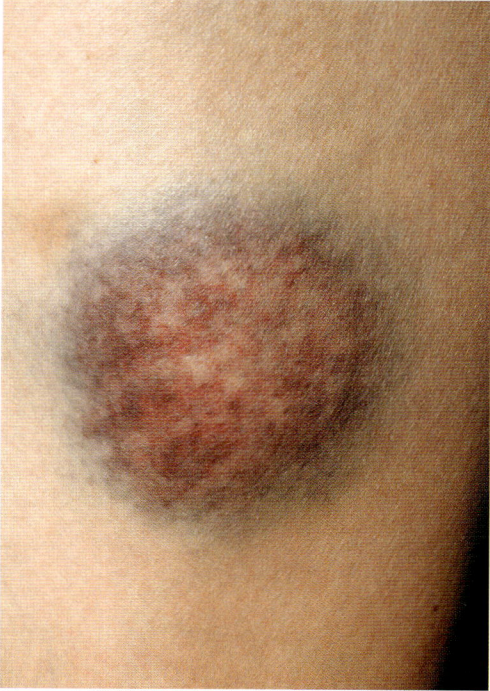

Oben Ein größerer Bluterguss am Oberschenkel eines Lebenden, verursacht durch einen Schlag. Die rotviolette Farbgebung zeigt an, dass der Erguss etwa zwei Tage alt ist.

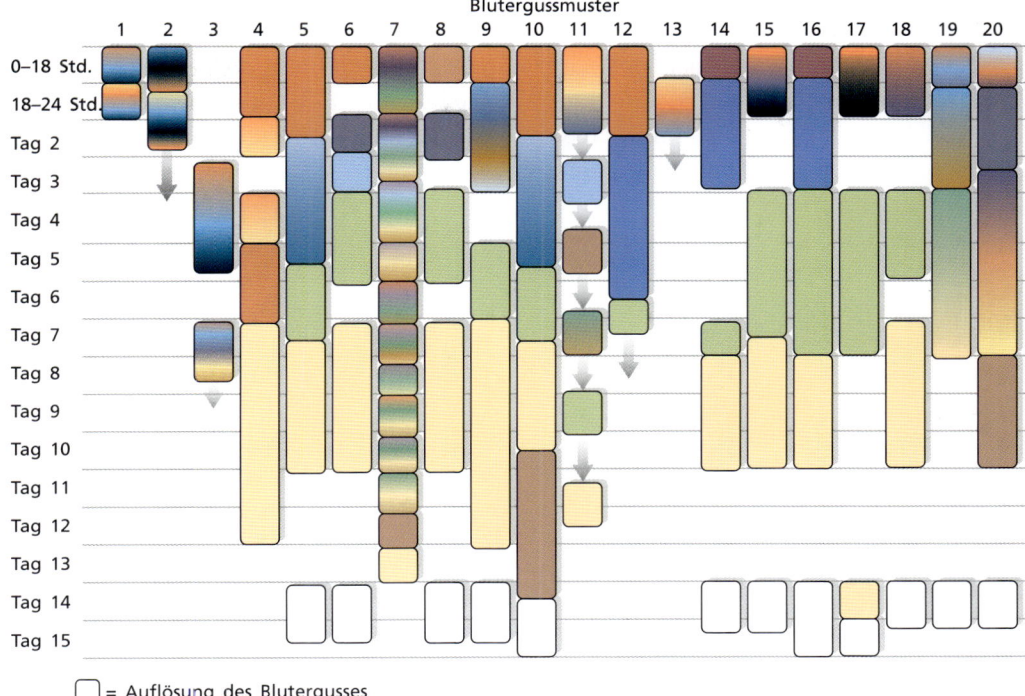

Blutergussmuster

	1	2	3	4	5	6	7	8	9	10	11	12	13	14	15	16	17	18	19	20
0–18 Std.																				
18–24 Std.																				
Tag 2																				
Tag 3																				
Tag 4																				
Tag 5																				
Tag 6																				
Tag 7																				
Tag 8																				
Tag 9																				
Tag 10																				
Tag 11																				
Tag 12																				
Tag 13																				
Tag 14																				
Tag 15																				

☐ = Auflösung des Blutergusses

Oben Die Übersicht zeigt die zeitliche Farbentwicklung von 20 verschiedenen Blutergüssen. Die Farbänderungen gehen auf den Hämoglobinzerfall im Blut zurück.

Verbrennungen

Verbrennungen zählen zu den wichtigsten potenziell tödlichen Verletzungen, die bei einer äußeren Beschau des Leichnams zutage treten. Es lassen sich recht verschiedene Arten von Verbrennungen unterscheiden, je nach ihrem Entstehungsgrund: Hitze, Strom, chemische Ursachen und zu starke Bestrahlung durch ultraviolettes Licht (Sonnenschein) oder Röntgenstrahlen (ärztlicher Behandlungsfehler).

Hitzebrandwunden

Hitzebrandwunden sind Verletzungen des Gewebes, die entstehen, wenn die Haut mit Hitze in Berührung kommt. Die Hit-

zequelle kann trocken oder nass sein, in letzterem Falle spricht man von Verbrühungen. Flammen strahlen Hitze aus, die die Haut zunächst weiß werden lassen, dann Brandblasen erzeugen und bei fortgesetztem Kontakt mit der Haut das Fleisch rösten und verkohlen. Verbrühungen erscheinen als weißliche Verfärbungen der Haut. Über 55 Grad Celsius heiße Flüssigkeiten können Verletzungen der Haut hervorrufen.

Strombrandwunden

Wenn ein Mensch eine unter Strom stehende Leitung oder Hochspannungsleitung direkt berührt oder von einem Blitz getroffen wird, durchläuft seinen Körper Elektrizität. Das kann schwere Gewebeschäden zur Folge haben oder auch zum Tode führen, wenn die Elektrizität durch das Herz läuft und dabei das Schlagen des Herzmuskels stört. Eine Niederspannung führt erst nach mehreren Sekunden zu einer Brandwunde, eine Hochspannung hingegen bewirkt dies bereits in Sekundenbruchteilen.

Die Natur der Strombrandwunden kann auch darüber aufklären, ob sie auf Gleich- oder Wechselstrom zurückzuführen sind. Der Kontakt mit Wechselstrom führt zu einer andauernden Muskelkontraktion (Tetanie), wodurch zum Beispiel eine Hand, die ein Stromkabel umfasst, in dieser Position fixiert wird, was wiederum die Verletzung verstärkt. Der Kontakt mit Gleichstrom dagegen führt zu einer einmaligen Muskelkontraktion, die den Körper meistens von der Stromquelle

wegschleudert. Der Kontakt mit Hochspannungs-Wechselstrom kann eine Kontraktion des Herzmuskels ergeben; dadurch bleibt das Herz in zusammengezogener Position und kann kein Blut mehr befördern, sodass die Körperzellen nicht mehr mit Sauerstoff versorgt werden.

Der Hauptunterschied zwischen Strom- und anderen Brandwunden ist die Anwesenheit von Eintritts- und Austrittswunden. Die Eintrittswunde sieht gräulich oder weiß und geschwürartig aus, die Haut ist aufgerissen und von gezackten Rändern sowie totem Gewebe umgeben. Wo der Strom aus dem Körper austritt, ist das Gewebe aufgerissen; das Erscheinungsbild ähnelt einer Einstichwunde. Austrittswunden befinden sich häufig an den Fußsohlen, wo die Elektrizität den Körper verlässt, weil sie vom Erdreich angezogen wird.

Chemische Brandwunden und Röntgenbrandwunden

Typisch für chemische Brandwunden sind eine gerötete Haut, geschwürartige Stellen und Verfärbungen sowie Flecken auf

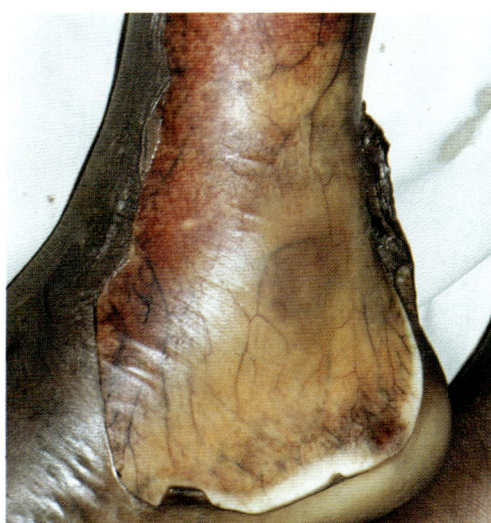

Oben Intensive Verbrennungen dritten Grades am Bein eines Opfers.

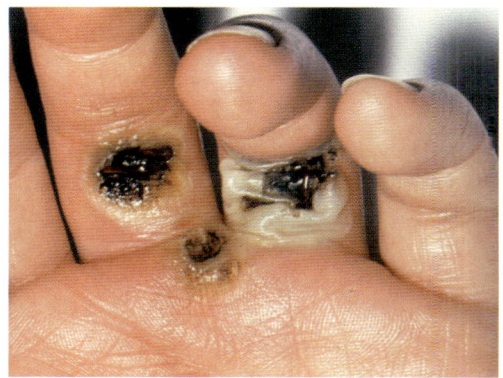

Oben Leichte Verbrennungen durch Strom an der Hand eines Lebenden.

der Haut. Wunden, die auf äußerst basische Chemikalien (etwa Bleichmittel) zurückgehen, lassen die Haut meistens weiß und feucht und bei Berührung weich werden. Bei Wunden, die von stark säurehaltigen Chemikalien erzeugt werden, wird das Gewebe rasch weggefressen und zersetzt.

Brandwunden infolge von Röntgenstrahlen variieren stark je nach der Strahlenintensität und der Dauer der Bestrahlung. Die Haut kann sich entzünden und rot werden, und nach einiger Zeit flaut die Entzündung ab und die Haut nimmt einen Bronzeton an. Bei stärkerer Bestrahlung können das Oberflächengewebe atrophieren (absterben), die Blutgefäße sich verschließen und die Haare ausfallen.

Verkehrsunfälle

Es gibt gewisse typische Verletzungen, denen der Pathologe bei der Untersuchung von Verkehrsunfallopfern begegnet, obwohl die Art und die Lage der Verletzungen in hohem Maße von der Lage des Opfers im Fahrzeug, dem Vorhandensein von Sicherheitseinrichtungen im Wagen und vom Verhalten des Fahrzeugs während des Unfalls abhängen. Wenn der Fahrer keinen Sicherheitsgurt getragen hat, sind im Brustbereich in der Regel die Folgen des Zusammenpralls mit dem Lenkrad sichtbar. Die innere Beschau wird dann auch zahlreiche Rippenbrüche, Risse und Kontusionen der Lunge und oft auch Risse in der Aorta, der vom Herzen ausgehenden Hauptarterie, ergeben. Eine Untersuchung des Gesichtes des Fahrers zeigt dann gerne zahlreiche, durch den Aufprall an der Windschutzscheibe verursachte Schnitt-

wunden. Wenn der Fahrer angeschnallt war, fallen diese Verletzungen sehr viel geringer aus, doch kann der Sicherheitsgurt Blutergüsse an der Brust, Rippenbrüche und Verletzungen an der Leber hervorrufen. Nicht angeschnallte Beifahrer weisen üblicherweise Kniewunden auf, da sie gegen das Armaturenbrett geschleudert werden. Zudem prallen auch sie in der Regel gegen die Windschutzscheibe.

Passagiere auf der Rücksitzbank haben bei einem Verkehrsunfall größere Über-

ABSTUFUNGEN VON VERBRENNUNGEN

- Ersten Grades – Oberflächlich, nur die obere Hautschicht betreffend. Die verbrannten Stellen wirken anfangs rot und angeschwollen, im Laufe der Zeit schält sich die Haut ab.

- Zweiten Grades – Zerstörung der oberen Hautschichten. An den betroffenen Stellen zeigen sich Brandblasen.

- Dritten Grades – Zerstörung der Epidermis und der Dermis. Es treten Narben auf, was normalerweise Hauttransplantationen nötig macht.

- Vierten Grades – Vollständiges Verkohlen sowie Zerstörung der Haut und des Gewebes, welches sich unmittelbar darunter befindet.

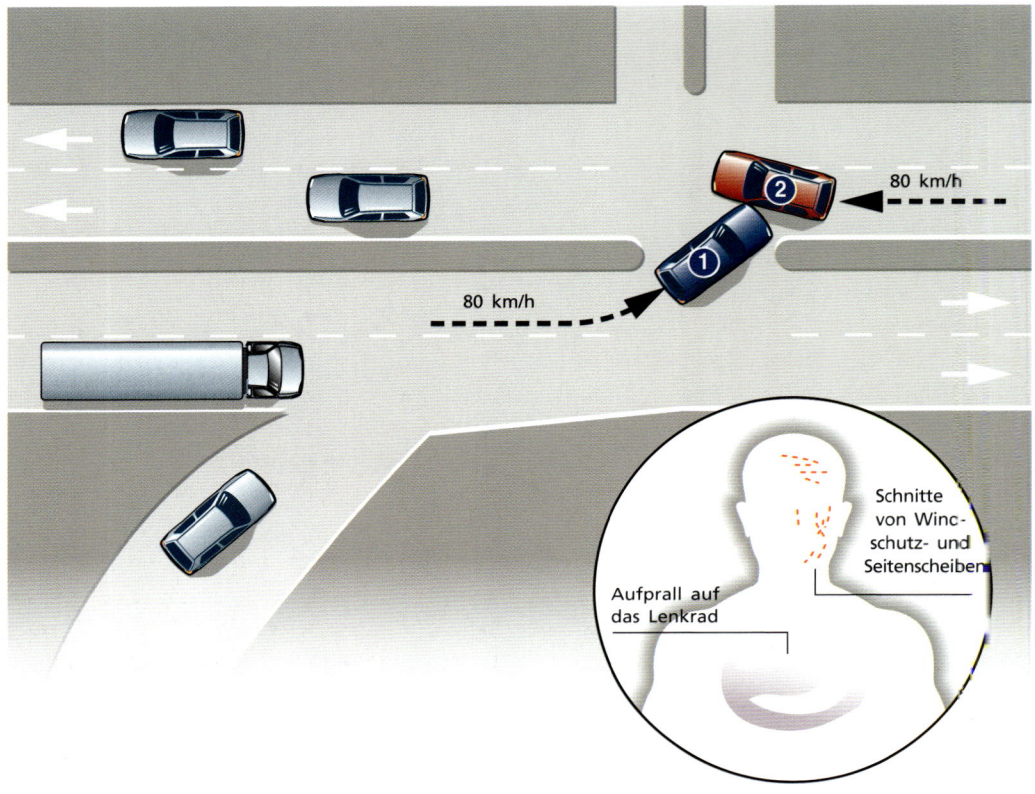

80 km/h

80 km/h

Schnitte
von Wind-
schutz- und
Seitenscheiben

Aufprall auf
das Lenkrad

Oben Beispiel für einen Verkehrsunfall und die resultierenden Verletzungen. Der Fahrer von Wagen 1 dürfte Verletzungen im Brustbereich aufweisen, der Fahrer von Wagen 2 Verletzungen an Brust und Armen sowie Schnittwunden am Kopf.

lebenschancen, können aber, wenn sie nicht angeschnallt sind, potenziell tödliche Kopfverletzungen erleiden, wenn sie gegen den Vordersitz prallen. Ein nicht angeschnallter Passagier auf dem mittleren hinteren Sitzplatz läuft Gefahr, zwischen den Vordersitzen hindurch und durch die Windschutzscheibe aus dem Fahrzeug geschleudert zu werden und sich dabei tödliche Verletzungen zuzuziehen.

Fahrer oder Beifahrer?

Für die Untersuchung ist es grundlegend wichtig, Fahrer und Beifahrer voneinander zu unterscheiden. Das kann eine große Rolle spielen, wenn es um die juristische Schuldfrage geht, denn der Fahrer lenkt das Fahrzeug und trägt bei einem Unfall möglicherweise die Schuld. Wenn die Insassen des Fahrzeugs aber nicht angeschnallt sind, fällt die Beantwortung dieser Frage wesentlich komplizierter aus, da sie vielleicht beim Aufprall aus dem Wagen geschleudert worden sind. In einem solchen Fall findet man sie auf der Straße liegend vor, entweder tot oder zumindest schwer verletzt.

Wenn die Insassen aus dem Auto geschleudert worden sind, geben Verletzungsmuster, die durch die Seitenscheiben entstehen, wichtige Hinweise. Die Seitenscheiben bestehen aus Hartglas, das bei einem Aufprall in kleine, eckige Fragmente zersplittert. Diese Fragmente führen in aller Regel zu kleinen, oberflächlichen Schnittwunden seitlich am Kopf. Die Lage dieser Schnittwunden kann also bei der Bestimmung helfen, wer Fahrer und wer Beifahrer war. In Ländern mit Rechtsverkehr weist dann der Fahrer (der auf der linken Fahrzeugseite sitzt) Schnittwunden links am Kopf und der Beifahrer rechts am Kopf auf. Wo links gefahren wird (und der Fahrer also rechts sitzt), ist es genau umgekehrt.

Untersuchung der beteiligten Fahrzeuge

Wenn die Insassen aus dem Fahrzeug geborgen wurden und der Unfallort fotografiert ist, werden die beteiligten Fahrzeuge per Pritschen-LKW zur detaillierten Untersuchung in eine Werkstatt gebracht. Spezialisten prüfen alle Teile der Fahrzeuge wie Reifen, Bremsen, Getriebe, Elektrik und anderes, um festzustellen, ob die Funktionstüchtigkeit uneingeschränkt gegeben war. Die Ergebnisse dieser Untersuchung sind für eine Voruntersuchung von Belang, bei der festgestellt wird, ob der Unfall auf menschliches oder technisches Versagen zurückzuführen ist. Manchmal wird die Unfallstelle zu einem späteren Zeitpunkt vorübergehend für den Verkehr gesperrt,

damit der Unfall nachgestellt und sein Hergang genauer rekonstruiert werden kann. Diese Unfallrekonstruktionen finden zumeist statt, wenn ein Mord oder grobe Fahrlässigkeit vorliegt.

Die Risiken der äußeren Beschau

Die äußere Beschau stellt eine effektive Art und Weise dar, die Arbeitsbelastung des Coroners zu vermindern, sofern Todesursache und Todesart eindeutig sind oder es sich ganz klar um einen natürlichen Tod handelt und die Familie sich einer Obduktion widersetzt.

Manchmal aber rächt sich der Verzicht auf eine volle Autopsie. Zuweilen erweisen sich Fälle, bei denen man von einem eindeutig natürlichen Ursprung ausging und bei denen man sich daher auf eine äußere Beschau beschränkte, später nach weiterführenden Ermittlungen (oder wenn sich neue Zeugen melden) als Verbrechen. In manchen Fällen muss der Tote dann exhumiert werden.

Exhumierungen sind etwas sehr Ungewöhnliches, und für die Durchführung einer Exhumierung ist sowohl das Einverständnis der zuständigen staatlichen Stellen als auch, wenn der Tote in geweihter Erde bestattet wurde, der religiösen Instanzen notwendig. Gelegentlich erfolgt die Genehmigung einer Exhumierung aus kulturellen Gründen oder auf Betreiben der Familie, wenn der Verdacht besteht, dass der Tote an einem falschen Ort bestattet wurde. In noch selteneren Fällen wird einer Exhumierung zugestimmt, da sich Fragen zur Todesursache ergeben haben.

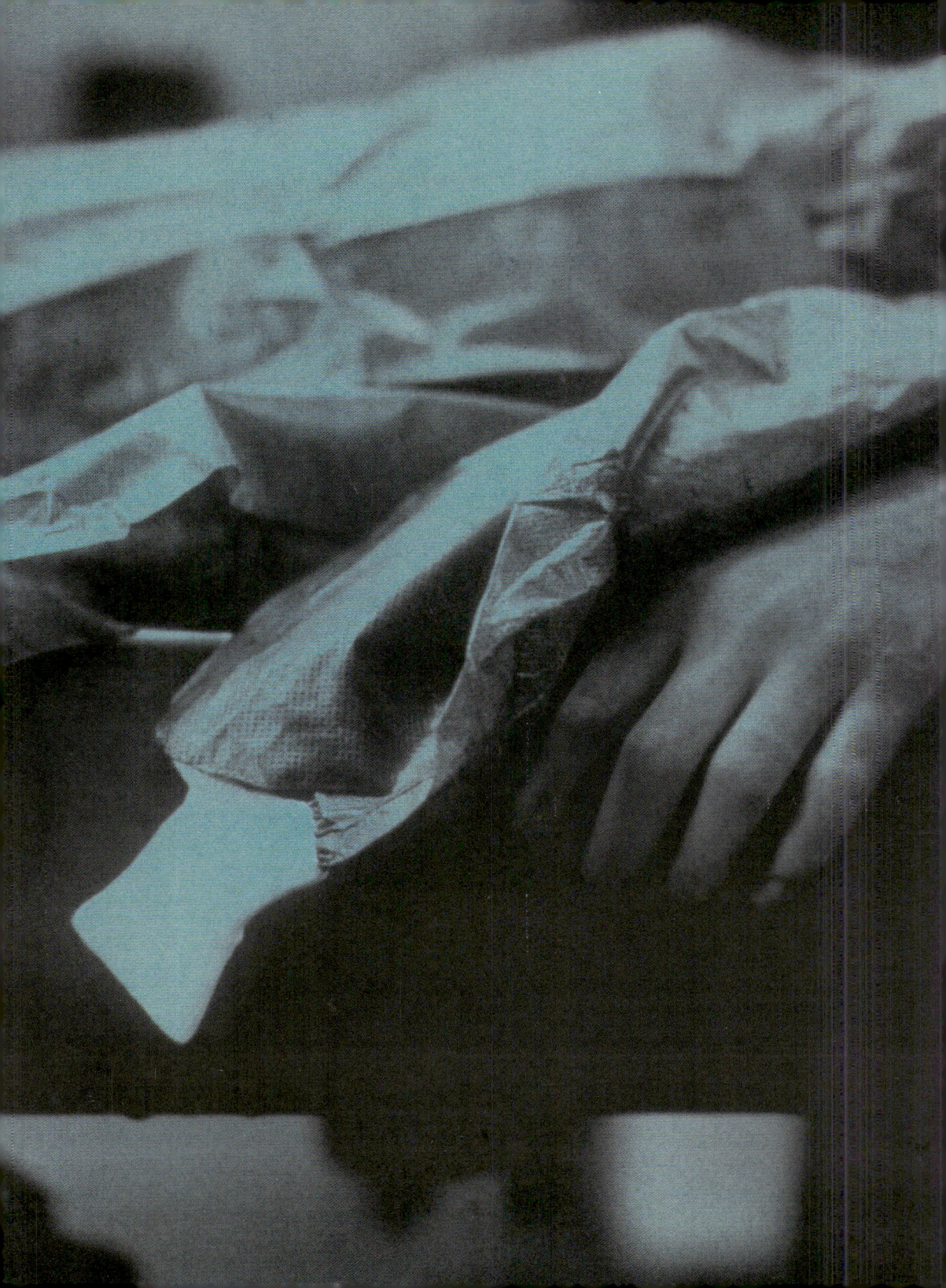

Kapitel 4

Die vollständige Autopsie

Die vollständige Autopsie ist die gründlichste medizinische Untersuchung, die ein Mensch überhaupt erfahren kann. Fast jede Facette des gesundheitlichen Zustandes des Verstorbenen wird enthüllt, wenn der forensische Pathologe den Körper nicht nur äußerlich untersucht, sondern auch die inneren Organe betrachtet, um nach Möglichkeit die (letzte) Todesursache über jeden Zweifel erhaben festzustellen.

Das Öffnen eines Körpers

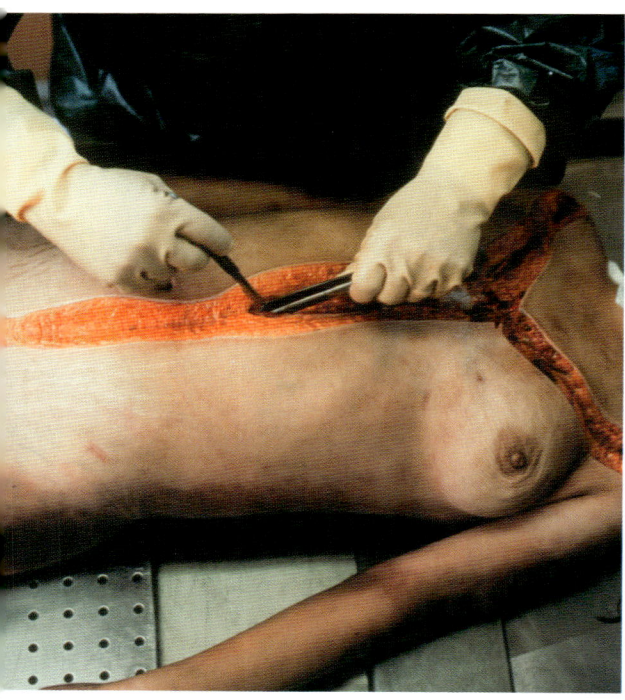

Oben Ein Autopsietechniker führt den Y-Schnitt an einer 20-jährigen Frau aus, die seit zwei Tagen tot ist.

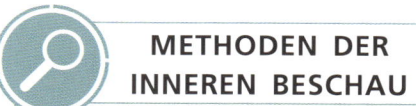

METHODEN DER INNEREN BESCHAU

Es gibt zwei Arten, die innere Beschau durchzuführen. Nach der (in diesem Kapitel beschriebenen) Virchow-Methode werden die Organe Zug um Zug entnommen; nach der Rokitansky-Methode werden sie in situ seziert und gegen Ende am Stück entfernt.

Unnatürliche Todesfälle, die auf die eine oder andere Art verdächtig wirken, oder medizinisch unerklärliche und mysteriöse Todesfälle führen zu einer vollständigen posthumen Obduktion. Eine vollständige Obduktion umfasst die im vorigen Kapitel geschilderte, in einigen Punkten abweichende äußere Beschau und im Anschluss eine gründliche Untersuchung der inneren Organe. Naturgemäß muss das Autopsieteam dazu den Körper öffnen.

Die innere Beschau beginnt mit dem Y-Schnitt. Dieser beginnt oben links auf der Höhe der Schulter und läuft zunächst bis zur Spitze des Sternums (Brustbeins) schräg nach unten. Ein ähnlicher Schnitt wird auf der rechten Körperseite durchgeführt. Diese beiden Schnitte vereinen sich am Schwertfortsatz des Brustbeins. Von dort läuft der Schnitt mittig senkrecht den Körper hinunter bis zur Schambeinfuge, einer Stelle an den Lenden oberhalb der Genitalien, wobei der Nabel umgangen wird. Der Schnitt muss sehr vorsichtig erfolgen, damit die inneren Organe keinen Schaden nehmen. Dann werden die drei entstandenen Hautstreifen mitsamt dem subkutanen Fettgewebe von der muskulär-skelettalen Struktur darunter abgelöst, wodurch der Brustkorb und die inneren Unterleibsorgane freigelegt werden. Diese Schnitte führen kaum zu Blutungen, da ja kein Blutdruck mehr vorhanden ist.

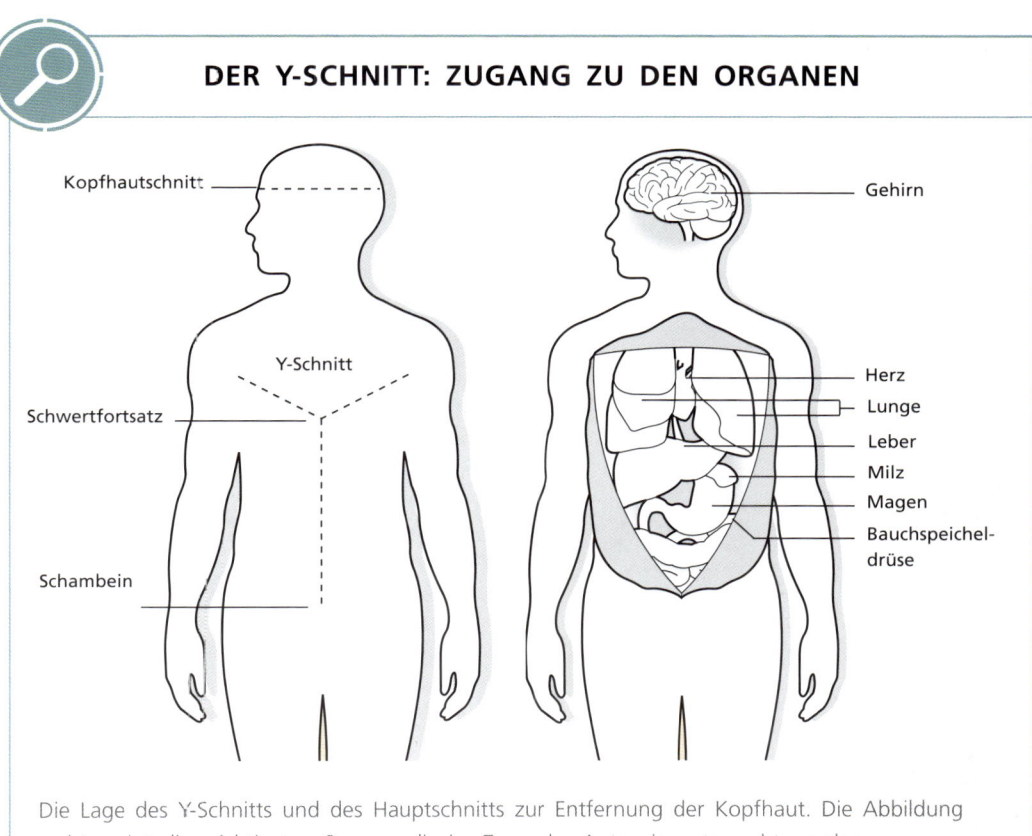

DER Y-SCHNITT: ZUGANG ZU DEN ORGANEN

Kopfhautschnitt

Gehirn

Y-Schnitt

Herz

Lunge

Schwertfortsatz

Leber

Milz

Magen

Bauchspeichel-
drüse

Schambein

Die Lage des Y-Schnitts und des Hauptschnitts zur Entfernung der Kopfhaut. Die Abbildung rechts zeigt die wichtigsten Organe, die im Zuge der Autopsie untersucht werden.

Grundlegende Merkmale des Torsos

Bei der Untersuchung des offenen Torsos misst der Pathologe zunächst die Dicke der Fettschicht auf Nabelhöhe in Zentimetern, die freigelegten Rippen und das Brustbein werden auf Brüche und Verformungen hin überprüft. Oft, besonders bei älteren Menschen, haben die Rippen und das Brustbein im Zuge der Herz-Lungen-Reanimation Brüche erlitten. Der Pathologe vermerkt auch die Lage des Zwerchfells, des Muskels, der die Organe des Brustraumes von denen des Unterleibs trennt. Üblicherweise verläuft dieser Muskel auf Höhe der fünften Rippe. Mit einem speziellen Rippenschneider werden Rippen und Brustbein dann freigelegt und in einem Stück entfernt, wodurch ein Zugang zum Herzen, zur Lunge und zur Leber entsteht.

Die inneren Organe werden zumeist in dieser Reihenfolge untersucht: Herz, Lunge, Leber, hämolymphatische Organe (Milz und Lymphknoten), Bauchspeicheldrüse, Magen-Darm-Trakt, Nieren, Prostata, Organe des Halses, zentrales Nervensystem und muskulär-skelettale Details.

Handwerkszeug

Trotz großer Fortschritte auf vielen Feldern der Medizin sind die Werkzeuge der forensischen Obduktion durchaus noch mittelalterlich zu nennen; in den letzten hundert Jahren erfuhren sie kaum Veränderungen. Ein Skalpell, Rippenschneider, Zange, Schere, große einschneidige Messer, Spritzen, Hammer und Meißel sowie eine Knochensäge sind die für die vollständige Autopsie unerlässlichen Werkzeuge.

Mit Skalpellen erfolgen sämtliche anfänglichen Einschnitte in weiches Gewebe. Rippen und Brustbein werden mit Rippenschneidern entfernt, die aus einem speziellen Stahl bestehen und durchaus Baumscheren ähneln können, wie sie im Baumarkt erhältlich sind. Die inneren Organe werden zur Entnahme mit Scheren und Skalpellen freigeschnitten; für die Entfernung des Gehirns benötigt man eine runde Knochensäge sowie Hammer und Meißel, um den Schädel zu öffnen. Mit Zangen werden die Organe und weiche Gewebestrukturen gepackt, mit Spritzen verschiedener Größen Proben von Körperflüssigkeiten entnommen.

Nach der Entfernung sämtlicher Organe werden mit einem großen, einschneidigen Messer Probenschnitte angefertigt.

Das Herz

Als erstes inneres Organ wird das Herz untersucht. Es sitzt unter dem Brustbein und ist von einer dünnen Membran, dem Perikardium, umgeben. Normalerweise befindet sich unter dem Perikardium etwas Flüssigkeit; ist dort aber zu viel Flüssigkeit oder Blut vorhanden, übt dies auf das Herz Druck aus und beeinträchtigt dessen Funktion. Bei der Untersuchung des Perikardiums beginnt der Pathologe daher mit einem kleinen Schnitt in die Membran, um festzustellen, wie viel Flüssigkeit das Herz umgibt. Eine große Flüssigkeitsmenge unter dem Perikardium deutet auf einen schweren Schlag mit einem stumpfen Gegenstand in der Brustregion hin oder kann auf die Herz-Lungen-Reanimation zurückzuführen sein. Dann wird das Perikardium vollständig geöffnet und das Herz freigelegt.

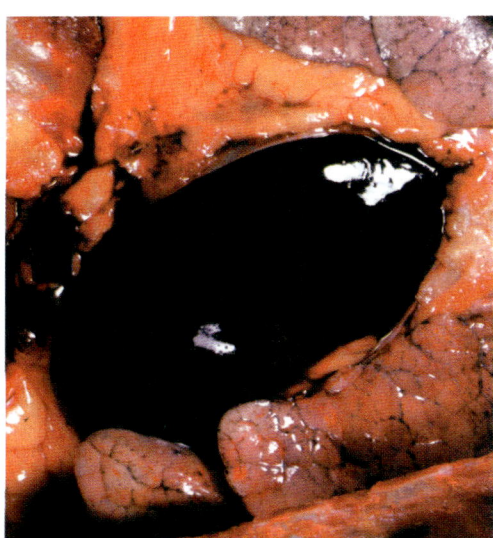

Oben Ein schwerer Schlag hat bei diesem Herzen dazu geführt, dass Blut in den Perikardial-Hohlraum um das Herz herum eingedrungen ist.

Gegenüberliegende Seite Einige für die innere Beschau benötigte Werkzeuge. Von oben nach unten: Schädelsäge, Rippenschneider, Skalpelle, Schere, Keilmesser und Dura-Zange für die Entfernung der Hirnhautschichten, Hammer mit Haken für die Öffnung der Wirbelsäule. Links ein Seziermesser.

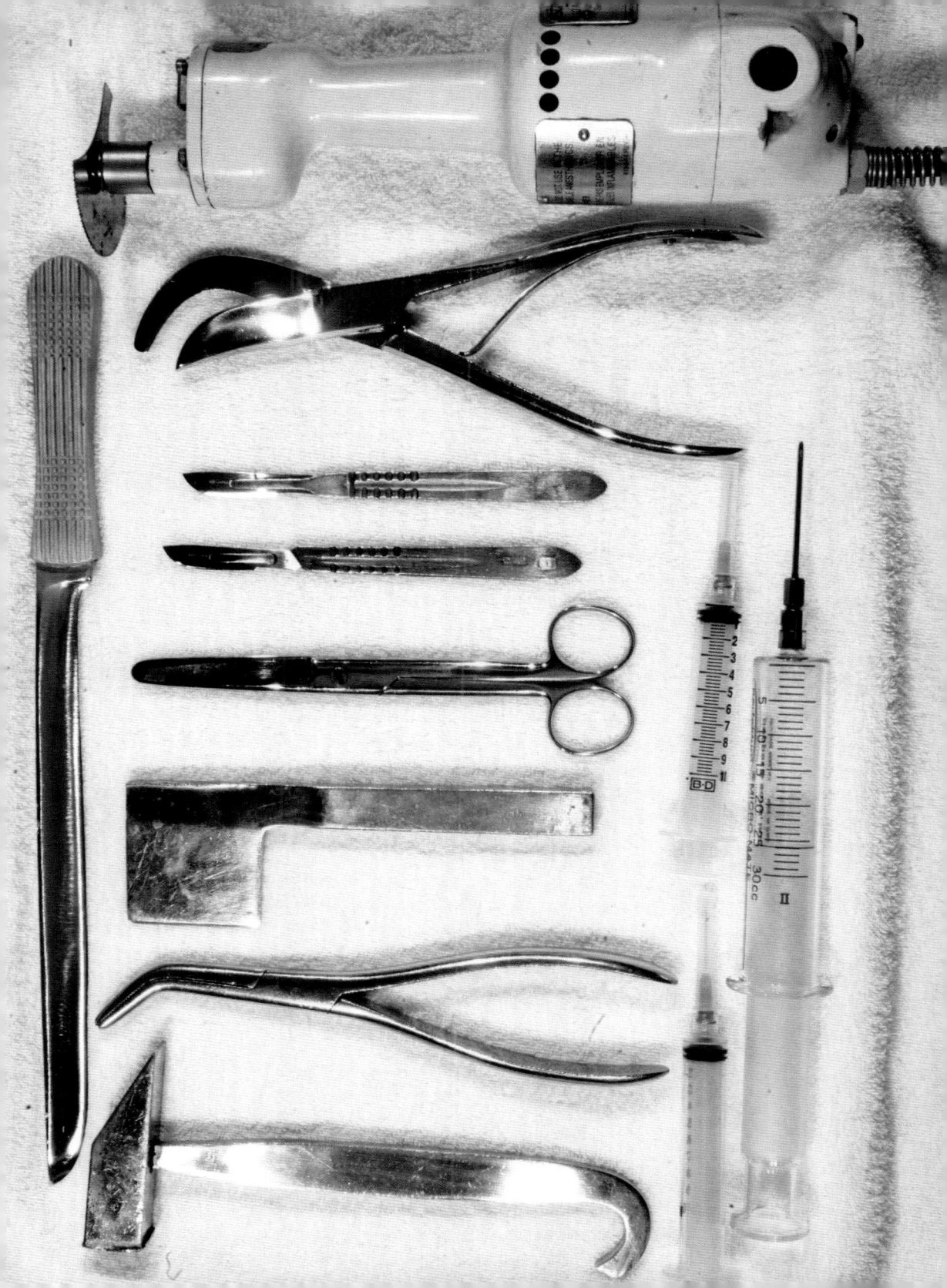

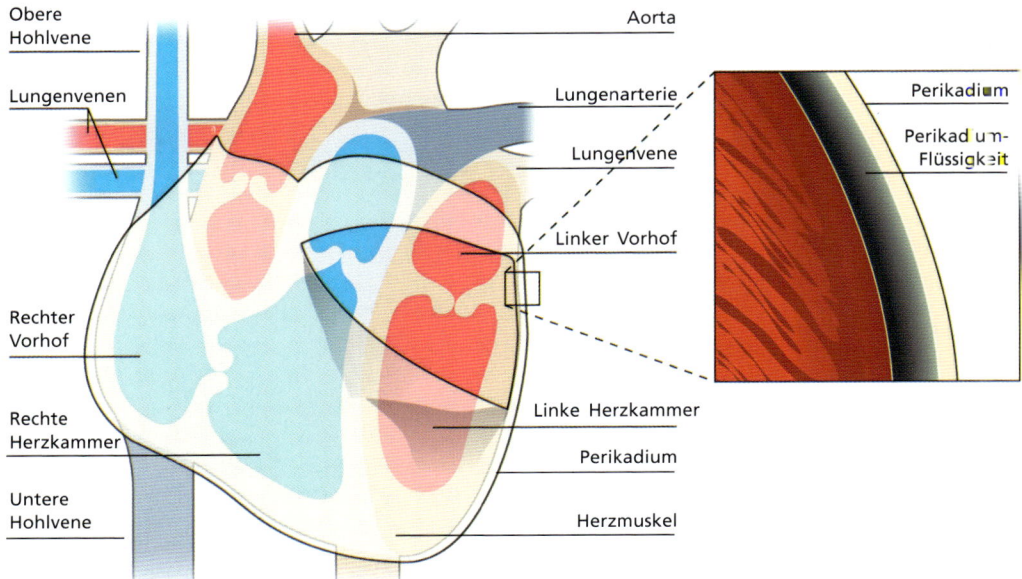

Obere Hohlvene

Lungenvenen

Rechter Vorhof

Rechte Herzkammer

Untere Hohlvene

Aorta

Lungenarterie

Lungenvene

Linker Vorhof

Perikadium

Perikadium-Flüssigkeit

Linke Herzkammer

Perikadium

Herzmuskel

Oben Das Schema zeigt alle Hauptelemente des menschlichen Herzens. Die Verstopfungen, Verletzungen oder Abnormitäten, die hier entdeckt werden, waren höchstwahrscheinlich am Tod beteiligt.

Die Aorta ist die Hauptschlagader, über die Blut vom Herzen aus durch den Körper zirkuliert, und der Pathologe führt nun eine Spritze mit dicker Nadel in die Aorta ein, um zu Analysezwecken Blut zu sichern. Das Herz wird in situ untersucht und gleich nach dem Durchtrennen der Aorta und der oberen und unteren Hohlvenen (die das Blut zum Herzen zurückführen) sowie der Lungenarterien und -venen entfernt. Es wird, weil dadurch wertvolle Erkenntnisse über die Todesursache gewonnen werden können, gewogen und vermessen; eine ungewöhnliche Größe kann auf eine Herzmuskelkrankheit wie Bluthochdruck oder eine Herzklappen- oder ischämische Erkrankung hinweisen. Der Pathologe untersucht die vier Herzkammern (rechter Vorhof, rechte Kammer, linker Vorhof und linke Kammer) und vermerkt Farbe (Dun-

kelrot oder Kirschrot) und Menge des jeweils vorhandenen geronnenen Blutes. Auch die Dicke der Kammerwände wird gemessen. Bei einem durchschnittlich großen Erwachsenen ist die rechte Kammerwand normalerweise 2,5 bis 4 mm dick, die linke 15 bis 18 mm; die linke Kammer ist wesentlich stärker ausgeprägt, da sie das Blut durch den gesamten Körper pumpen muss. Eine Hypertrophie (Verdickung) der Wände kann auf ein Herzversagen hinweisen. Der Umfang der vier Herzklappen (Trikuspidal-, Lungen-, Mitral- und Aortaklappe) wird gemessen und jede Klappe auf Spuren von Thromben untersucht – das sind Blutklumpen, die bei einer Entzündung oder einem Infarkt des Herzmuskels entstehen und zum Tode führen können. Der Herzmuskel wird über drei Koronararterien (rechte, linke und umlaufende Koronararterie) mit Blut versorgt, die an mehreren Stellen zu Untersuchungszwecken quer aufgeschnitten werden. Der Pathologe sucht nach Spuren krankhafter Veränderungen wie Arteriosklerose oder Verkalkung. Das häufigste Herzleiden beim Menschen ist die Arteriosklerose, bei der sich Ablagerungen aus Fetten, Kollagen und Kalk bilden, die die schmiegsamen Muskeln der Arterien verhärten und sie verengen. Die Arteriosklerose geht zumeist auf zu cholesterinreiche Ernährung, Rauchen, Bluthochdruck und Diabetes zurück. Der Pathologe schätzt den Grad der Verengung in den drei Koronararterien, der von „minimal" (unter 20 Prozent) über „leicht" (20 bis 50 Prozent) bis „schwer" (über 50 Prozent) reichen kann. Das Myokardium (der Herzmuskel) wird hinsichtlich seiner Konsistenz (fest oder weich) und Farbe (Rotbraun, Hellbraun, Weiß) beschrieben, auffällige Anzeichen einer Narbenbildung werden festgehalten.

Die Lunge

Das respiratorische System umfasst die Nasen- und Mundhöhle, die zum Pharynx (Kehle), am Larynx (den Stimmbändern) vorbei die Trachea (Luftröhre) hinabführen; Letztere teilt sich dort in die rechten und linken Bronchien, die wiederum in die Lunge münden. Die Hauptfunktionen der Lungen sind die Abspaltung von Kohlendioxyd und die Aufnahme von Sauerstoff und damit das Schaffen einer chemischen Umgebung, in der die Körperzellen gedeihen können. Dieser Gasaustausch vollzieht sich in einem verästelten Netzwerk winziger Alveolarkapillare.

Die Lungen werden zunächst in situ untersucht. Der Pathologe umfasst sie mit der Hand und sucht nach Adhäsionen (d. h. nach Stellen, die mit den Innenwänden des Brustraumes verwachsen sind), die auf vorherige Operationen oder Tumore zurückgehen können. Gesunde Lungen sollten sie nicht aufweisen. Die Oberfläche der Lungen wird nach ihrer Farbe beschrieben, normalerweise rosa, hellrötlich braun oder purpurrot. Dann werden die Lungen von den primären bronchialen Anhängen abgeschnitten und gewogen.

Das Lungengewicht kann Aufschlüsse über Erkrankungen liefern. Krankheiten wie das Chronische Unspezifische Respiratorische Syndrom oder Emphyseme machen die Lungen leichter, Pulmonarinfektionen wie eine Lungenentzündung schwerer. Nach einem Schnitt entlang den Bronchiolen zur Freilegung der kleineren Lungenverästelungen folgt die Untersuchung des Lungeninneren. Im Anschluss schneidet man die Lunge entlang ihrer Längsachse auf, um möglichst viel Innenfläche freizulegen. Jede Lunge wird von oben nach unten über ihre gesamte Länge aufgeschnitten und nach Blutstauungen, Tumoren, Infarkten (Stellen toten Gewebes, das durch eine Blutunterversorgung gestorben ist), Infektionen und Ödemen (Schwellungen) abgesucht. Repräsentative Proben der beiden Lungenflügel werden in Formaldehyd aufbewahrt und der Histologie zur Präparation übergeben.

Häufige natürliche Todesursachen

Die meisten pathologischen Veränderungen, die im Rahmen der Autopsie in der Lunge beobachtet werden, gehen auf natürliche Ursachen zurück. Zu den häufigsten Fällen zählen Lungenembolien und Atemwegserkrankungen wie Bronchitis, Lungenentzündung und Emphyseme.

Eine Lungenembolie entsteht durch ein Blutgerinnsel in den Beinvenen, das dann mit dem Blutstrom wandert und die Lungenarterie, welche die Lungen mit Blut versorgt, blockiert. Typischerweise tritt dieses Krankheitsbild bei Personen auf, die sich über längere Zeit nicht bewegen, was bei langen Flugreisen der Fall sein kann, häufig trifft es aber auch Menschen, die anderweitige schwere Verletzungen oder Brandwunden erlitten haben. Wenn der Verstorbene an einer Erkrankung der Atemwege gelitten hat, sind die Lungen häufig aufgebläht und von vergrößertem Volumen.

Ertrinken

Wird eine Leiche im Wasser gefunden, können die Lungen zeigen, ob das Opfer ertrunken ist oder erst nach dem Tod in das Wasser gelangte. Im Falle des Ertrinkens sind Lungen und Atemwege meistens voller Wasser und die Lungen angeschwollen (was aber nicht immer der

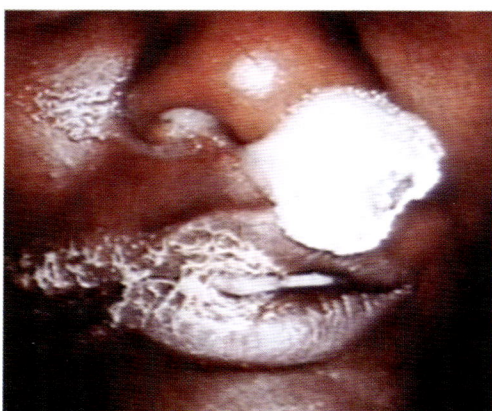

Oben Schaum, der aus Nase und Mund tritt, deutet auf Ertrinken hin, wobei der Körper nicht unter Wasser verblieben ist. Er kann auch vorkommen, wenn eine andere Flüssigkeit als Wasser die Lungen überflutet hat.

Fall ist, da zuweilen die Atemwege sich spontan verschließen, um das Eindringen von Wasser zu verhindern). Laborpathologen können Tests durchführen und feststellen, ob sich einzellige Wasseralgen in den Atemwegen des Opfers befinden. Sind diese Indikatoren nicht vorhanden, sucht das forensische Team nach einer anderen Todesursache.

Wenn ein Mensch ertrunken, der Körper aber aus irgendeinem Grund nicht unter Wasser verblieben ist, offenbart sich die Todesursache an einem schaumigen Exsudat (Absonderung) um Nase und Mund.

Die Luftröhre

Der Kehlkopf und die Luftröhre (Larynx und Trachea) werden hinten der Länge nach aufgeschnitten und ihr Inneres untersucht. Die Schilddrüse wird mit der Schere entfernt, gewogen, in dünne Scheiben geschnitten und untersucht, da sich daraus Hinweise auf hormonelle Störungen ergeben können.

Die Trachea muss auf Ruß und andere Spuren hin überprüft werden. Derartige Rückstände in den oberen Atemwegen können Hinweise auf einen Tod durch Rauchvergiftung liefern, der sich durch die toxikologische Blutanalyse bewahrheiten könnte.

Die Leber

Das größte innere Organ, die Leber, kommt nun an die Reihe. Ihre Oberfläche wird in Kontur (glatt oder glänzend) und Farbe (Braun, Gelb, Rotbraun) beschrieben. Die Leber wird in situ angehoben, um die Gallenblase freizulegen, der zu Analysezwecken Gallensaft entnommen wird. Dann wird die Leber enfernt, gewogen und umgedreht auf den Untersuchungstisch gelegt. Die Gallenblase wird geöffnet und ihr Flüssigkeitsstand gemessen. Sind Gallensteine vorhanden, werden sie in Zahl und Größe dokumentiert.

Die Leber wird aufgeschnitten und nach Verfettungen, Zirrhose und Infektionen untersucht. Eine Fettleber ist eines der Anzeichen für Alkoholismus. Die Leber erscheint anfangs normal, der Blick durch das Mikroskop zeigt aber, dass sich in den Zellen Fett abgelagert hat; dieser Zustand ist bei einer rechtzeitigen Diagnose umkehrbar, kann andernfalls jedoch zu einem Leberversagen führen. Die Zirrhose geht auf anhaltenden Alkoholismus zurück und lässt sich mit bloßem Auge erkennen. Sie führt zu einer vergrößerten Leber mit Knoten und einer Vermehrung des Bindegewebes, dies sind die Folgen des Absterbens der Leber durch Alkoholmissbrauch. Sie kann zum Tode führen.

Vergiftungen

Noch stärkere Beschädigungen zeigt die Leber bei der postnekrotischen Zirrhose. Dabei sind zahlreiche Leberzellen abgestorben, was der Leber ein knotiges Aussehen verleiht. Sie kann die Folge einer Hepatitis-Erkrankung sein, aber auch auf eine Vergiftung zurückgehen.

Die Nieren

Die Nieren werden entnommen, gewogen, der Länge nach in je zwei Hälften geschnitten und untersucht. Der Pathologe prüft die entnommenen Nieren auf Nephritis, zystische Erkrankungen und degenerative Veränderungen. Manchmal kann die

Degeneration oder das Versagen einer Niere auf eine chronische Kokaineinnahme hinweisen.

Auch Harnleiter und Blase werden untersucht. Der Harntrakt wird geöffnet und auf Harnsteine überprüft. Die Blase wird nach Hinweisen auf Blutstauungen, Blutungen, Entzündungen und Geschwüren abgeklopft.

Die Milz

Die Milz wird aus dem Unterleib entfernt, gewogen, aufgeschnitten und untersucht. Eine vergrößerte Milz kann auf eine Infektion, eine Blutstauung oder einen Tumor hinweisen.

War der Verstorbene das Opfer eines schweren Unfalls oder einer Gewalteinwirkung, ist die Milz oft beschädigt, da sie vom Brustkorb nicht geschützt wird. Innere Blutungen der Unterleibsorgane führen häufiger zum Tode als ein direktes Organversagen.

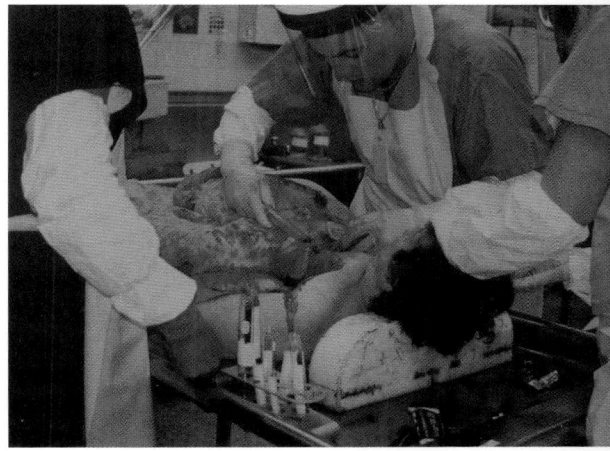

Oben Blut aus dem Herzen wird mit einer großen Spritze entfernt und dem forensischen Toxikologen zur chemischen Analyse übersandt.

Die Bauchspeicheldrüse

Nach der Entfernung der Leber kommt die längliche Bauchspeicheldrüse zum Vorschein. Die Hauptfunktion des Pankreas ist die Absonderung von Hormonen und Verdauungsenzymen. Das wichtigste Hormon ist das Insulin, das den Blutzuckerspiegel reguliert. Die häufigste Pankreaserkrankung ist Diabetes, eine Störung dieser Blutzuckerregulierung. Die Diabetes-Symptome sind nur unter dem Mikroskop sichtbar, daher müssen von der Bauchspeicheldrüse zahlreiche Schnitte angefertigt und zur Analyse ins Labor geschickt werden, wenn der Pathologe den Verdacht hegt, dass die Krankheit beim Tod eine Rolle gespielt hat.

Der Verdauungstrakt

Der Magen und die kleineren und größeren Darmtrakte werden zuletzt untersucht und aus der Bauchhöhle entnommen.
Der Darm wird äußerlich auf Tumore, Geschwüre, Verstopfungen und Gangräne hin untersucht, danach mit einer speziellen Darmschere geöffnet. Dies geschieht über einer Spüle, da der Darminhalt äußerst übel riecht – er besteht aus Gegessenem in unterschiedlichem Verdauungszustand.

Der Mageninhalt

Der Magen liegt im linken oberen Unterleib direkt unterhalb des Zwerchfells. Er enthält kürzlich verzehrte Speisen in einer leicht sauren Umgebung und ist über die Speiseröhre mit dem Mund verbunden. Der Magen wird von der Speiseröhre über und dem Zwölffingerdarm unter ihm abgetrennt, entnommen und

geöffnet und sein Inhalt in ein flaches Behältnis geleert. Der Mageninhalt wird beschrieben, das Gewicht und das Volumen der Flüssigkeit, der verzehrten Lebensmittel und gegebenenfalls weitere Inhalte werden gemessen und notiert. Bei Todesfällen infolge Medikamenteneinnahme sucht man den Mageninhalt nach den Tabletten ab. Das kann bei der Klärung der Frage, ob es sich um einen Unfall oder einen Selbstmord handelte, von Nutzen sein. Eine große Zahl an Tabletten, die im Magen gefunden wird, ist ein deutlicher Hinweis auf Selbstmord.

Ungewöhnliche Mageninhalte

Menschen mit Psychosen verschlucken unter Umständen unverdauliche Gegenstände wie Schlüssel, Münzen, Spielzeug oder andere kleine Metall- und Plastikobjekte.
Hat das Opfer mit Drogen gehandelt, kann die Untersuchung des Mageninhalts zeigen, dass es versucht hat, in Plastiktüten gehüllte Drogen durch Schlucken zu verbergen; wenn die Tüte reißt, ist häufig der Tod durch eine Überdosis festzustellen.

Mageninhalt und Todeszeitpunkt

Im Durchschnitt verdaut der Magen eine Mahlzeit in zwei bis drei Stunden. Daher kann man, sofern die Uhrzeit bekannt ist, zu der das Opfer zuletzt gegessen hat, den Todeszeitpunkt anhand des Mageninhalts abschätzen. Wenn ein Mensch zum Beispiel um 13 Uhr eine normale Mahlzeit zu sich genommen hat und am Abend tot aufgefunden wird, würde ein noch kaum zersetzter Mageninhalt auf einen Todeszeitpunkt vor

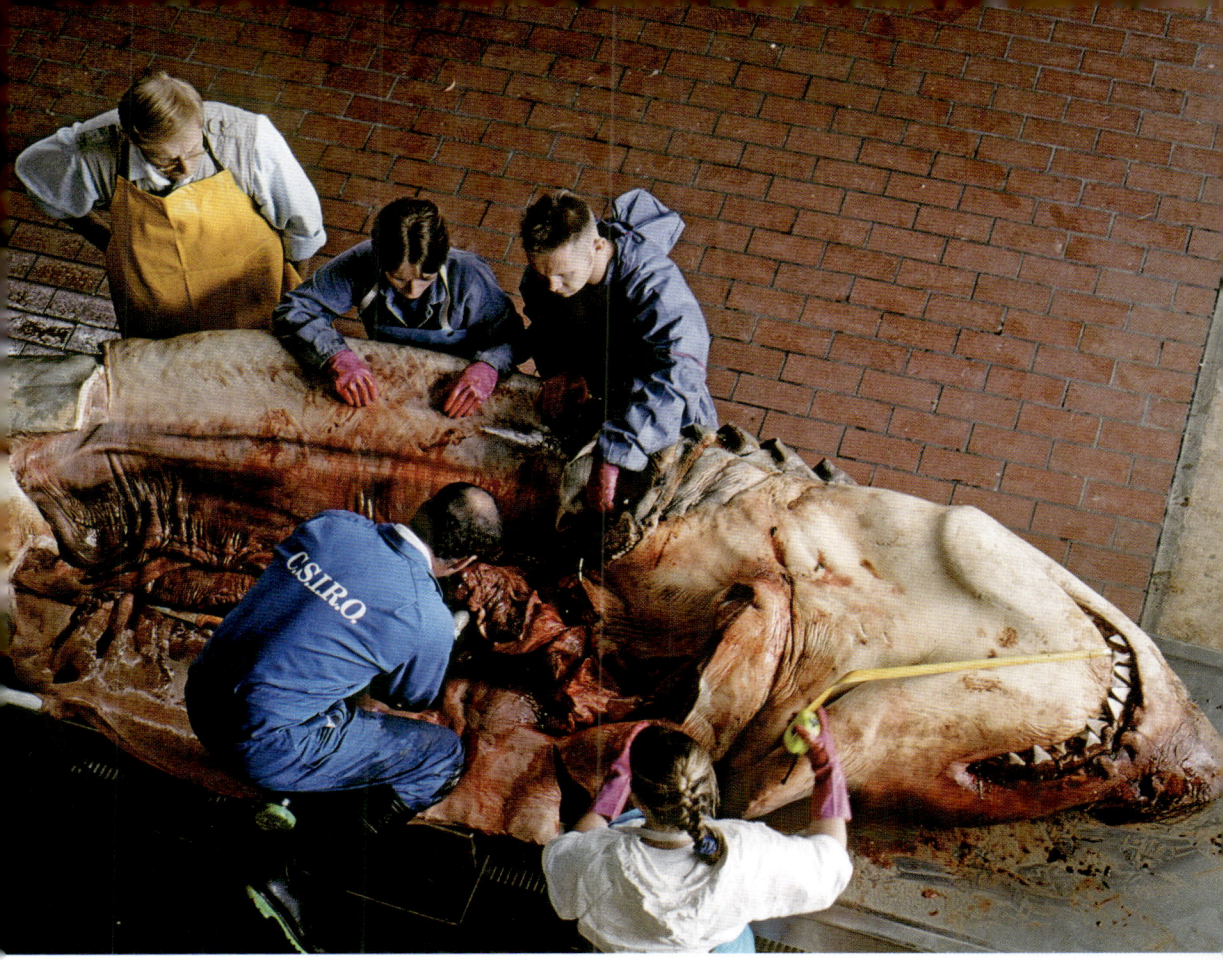

Oben Untersuchung des Mageninhalts eines Hais. Diese von Meeresbiologen durchgeführte Untersuchung soll nicht zeigen, woran der Hai gestorben ist, sondern wen er möglicherweise getötet hat. Große weiße Haie wie dieser, der vor der südaustralischen Küste gefangen wurde, haben bisweilen Menschen gefressen.

14 Uhr hindeuten. Wenn der Magen leer ist, dürfte der Tod nach 15 Uhr eingetreten sein.

Verschiedene Faktoren müssen aber bei einer derartigen Analyse des Mageninhalts berücksichtigt werden. Verschiedene Lebensmittel werden unterschiedlich rasch zersetzt, die zu sich genommene Flüssigkeitsmenge wirkt sich auf die Zersetzung aus, ebenso Alkohol, und auch seelischer Stress kann die Zersetzungsgeschwindigkeit beeinflussen.

Das Zentralnervensystem

Nach der Entnahme der Organe in Brust und Unterleib wendet man sich dem Zentralnervensystem zu, das aus dem Gehirn, dem Hirnstamm und dem Rückenmark besteht.

Das Gehirn

Mit einem speziellen Block wird der Kopf angehoben, dann führt ein Autopsietechniker mit einem Skalpell vom rechten Ohr ausgehend einen Schnitt um den Hinterkopf herum zum linken Ohr aus. Die Kopfhaut wird dann nach vorne abgezogen, der

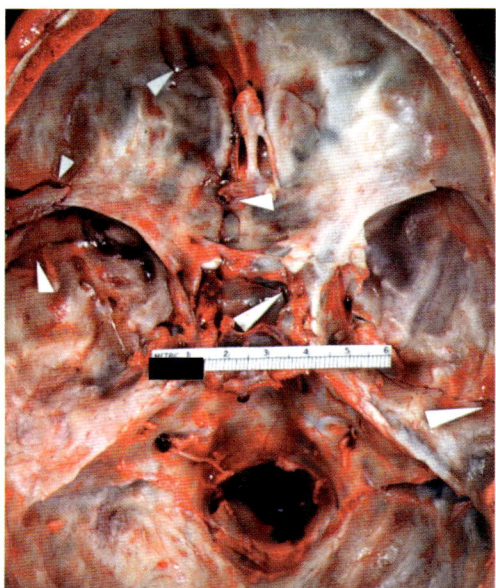

Oben Die Innenseite des Schädels, das Kalvarium, nach der Entfernung von Hirn und Stammhirn. Die weißen Pfeile zeigen Schädelbrüche, die auf heftige Schläge zurückgehen.

Teil unterhalb des Schnitts nach unten hin, um den Schädel freizulegen.

Der Pathologe untersucht den Schädel vorsichtig auf Spuren von Schlägen mit einem stumpfen Gegenstand. Wenn das Opfer dichtes Haar aufweist, lässt sich eine solche Verletzung im Zuge der äußeren Beschau nicht immer auf Anhieb erkennen. Mit einer speziellen runden Säge wird der Schädel geöffnet, wobei die Dura Mater, die Hirnhaut an der Innenseite des Schädels, intakt bleibt (die Säge ist so konstruiert, dass sie Knochen, aber kein weiches Gewebe schneidet). Der Pathologe betrachtet das Gehirn in situ und hält nach Anzeichen einer Infektion oder einer Blutung Ausschau. Die häufigste Infektion ist die Hirnhautentzündung (Meningitis), die sich durch die Anwesenheit von Flüssigkeit zwischen der Hirnhaut und dem Schädel verrät. Blutungen können durch Bluthochdruck oder ein Aneurysma spontan auftreten oder die Folge eines Schlages auf den Kopf sein.

Dann trennt der Techniker das Gehirn vom Hirnstamm ab, entnimmt und wiegt es. Nach der Entfernung der Hirnhaut wird der Schädel inwendig auf Spuren älterer oder jüngerer Brüche und Verletzungen hin untersucht. Das Gehirn selbst ist weich und geleeartig. Am empfindlichsten ist das Gehirn von Kindern und von Menschen, die mehrere Schlaganfälle erlitten haben oder an Nervenkrankheiten wie Alzheimer leiden. Aufgrund seiner Empfindlichkeit wird das entnommene Gehirn zehn

Kopfhaut – Eine Hautschicht mit Blutgefäßen und Nerven, darüber in der Regel Haare.

Schädel – Die Stärke des Schädels variiert; am dicksten ist er vorne und hinten, am dünnsten oben.

Dura Mater – Die oberste der Hirnhäute.

Arachnoidea – Die mittlere Hirnhaut.

Subarachnoider Raum – Der Raum zwischen Arachnoidea und Pia Mater, mit einigen Millilitern Gehirnflüssigkeit gefüllt, einer klaren, farblosen Flüssigkeit, die als Stoßdämpfer für das Gehirn und die Wirbelsäule dient.

Pia Mater – Die unterste Hirnhaut.

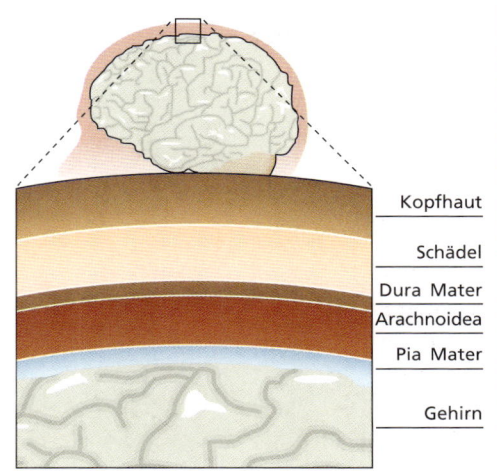

Kopfhaut
Schädel
Dura Mater
Arachnoidea
Pia Mater
Gehirn

bis 14 Tage lang in einem mit Formaldehyd gefüllten Gefäß aufbewahrt. Dadurch wird es härter und für die Herstellung von Schnittpräparaten besser geeignet; man stelle sich vor, Wackelpudding in Scheiben zu schneiden!

Das Rückenmark

Für die Entfernung des Rückenmarks gibt es zwei Vorgehensweisen mit je eigenen Vorzügen und Nachteilen.

Die eine Methode (von hinten) bietet den Vorteil, dass das Rückenmark mitsamt dem Spinalkanal und den Wurzeln und Ganglien der Spinalnerven vollständig in situ zugänglich wird. Dafür wird der Leichnam auf den Bauch gelegt und ein Schnitt von der Schädelbasis das Rückgrat hinunter bis zu dessen Basis geführt; zugleich werden die das Rückenmark umgebenden Muskeln abgetrennt. Dann werden mit einer Kreissäge die Wirbel an beiden Seiten auf-

getrennt, sodass sie teilweise entfernt werden können und einen Zugang zum Rückenmark und der umgebenden Haut gewähren.

Bei der anderen Methode (von vorne) arbeitet man von der anderen Körperseite aus und schneidet nach der Entnahme der Organe von vorne her die Wirbelsäule auf. Dabei müssen mit einem breiten unterlegten Meißel Rückenmark, Dura Mater und Ganglien freigelegt werden. Diese Methode ist weniger aufwändig und macht den zusätzlichen Schnitt am Rücken entbehrlich, ergibt aber einen weniger umfassenden Zugang zu den Nervenwurzeln.

Das Skelett

Das Skelett eines Erwachsenen besteht aus 206 Knochen. Bei der vollständigen Autopsie werden sämtliche Hauptknochen und -knorpel in Armen und Beinen, am Kopf (Schädel, Kiefer und Nase), die Rip-

KNOCHENBRUCHARTEN

- Vollständiger Bruch: Knochen in zwei Teile geborsten.

- Teilbruch: Knochen nicht völlig durchtrennt.

- Geschlossener Bruch: Der Knochen ragt nicht durch die Haut nach außen.

- Offener Bruch: Der Knochen ragt durch die Haut nach außen.

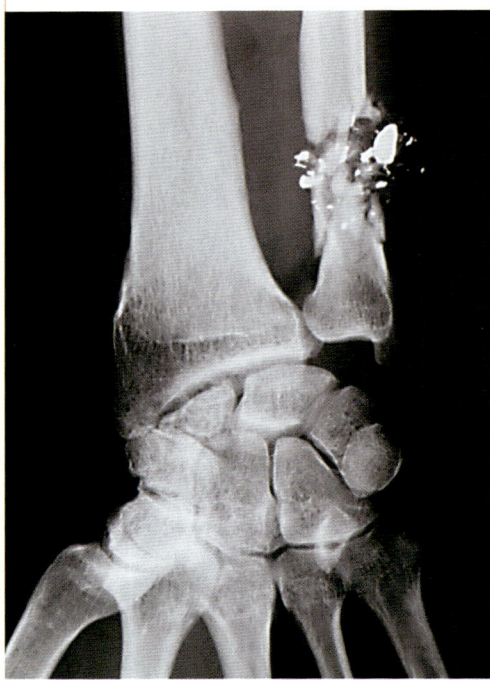

Oben Vollständiger Bruch der Elle am Handgelenk. Der Knochen ist zersplittert, weil die Verletzung auf eine Kugel zurückgeht.

pen, das Brustbein, das Becken und die Wirbelsäule freigelegt und sowohl mit bloßem Auge als auch auf Röntgenbildern auf Verformungen, Brüche, Dislozierungen und Stauchungen hin untersucht.

Etwaige Knochenbrüche liefern dem Pathologen Hinweise auf eine mögliche Gewalteinwirkung, einen Sturz oder auf einen Unfall. Wenn ein Mensch an einem öffentlichen Ort tot aufgefunden wird, an den Folgen einer körperlichen Verletzung verstarb und es keine Zeugen für die zum Tode führenden Vorgänge gibt, können die Todesursachen vielfältig sein. Röntgenaufnahmen und eine gründliche postmortale Untersuchung können die Ursache jedoch ans Tageslicht bringen.

Wenn zum Beispiel die Röntgenbilder der Beine den Bruch des rechten Schienbeins zeigen, während die äußere Beschau mehrere Aufprallspuren auf der Haut zeigt, eine in 38, die andere in 33 Zentimetern Höhe, dann würde dieser Befund den Pathologen wohl zu dem Schluss führen, dass der Tote das Opfer eines Unfalls mit Fahrerflucht ist. Jeder Autohersteller führt detaillierte Aufzeichnungen über den Aufbau der Frontpartien der eigenen Modelle, darunter die Höhe von Stoßstange, Scheinwerfern und Kühlergrill. Diese Angaben lassen sich mit den vorhandenen Verletzungen des Toten vergleichen, um den Kreis der in Frage kommenden Fahrzeugtypen und -modelle zu verkleinern.

Zunähen des Leichnams

Nach der Entfernung aller Organe und der Sicherung der physischen Beweismittel (Kugeln, Fingerabdrücke, Faserspuren) werden die Körperhöhlen für das Vernähen vorbereitet. Brust- und Bauchhöhle werden trockengesaugt und mit Löschpapier ausgelegt. Diejenigen Organe, die nicht in den Aufbewahrungs- oder Histologiebehältern gelandet sind, kommen, gemeinsam mit einem Spritzer Formaldehyd, in einen roten Gefahrengutbeutel, der verschlossen und dann in die Brusthöhle gelegt wird. Der Brustkorb wird über dem Beutel platziert, die im Zuge des Y-Schnitts entstandenen Hautlappen werden mit einer großen, gebogenen Nadel und einem Faden grob zusammengenäht. Der nackte Leichnam wird daraufhin gewaschen, abgetrocknet, in ein sauberes Laken gehüllt und in einen Leichensack gesteckt,

danach auf eine Trage gelegt und in den Kühlraum zurückgebracht, bis der Bestatter eintrifft und ihn für die Beerdigung oder die Einäscherung mitnimmt.

Untersuchung der Organe und Körperflüssigkeiten

Je zwei repräsentative Schnittpräparate aller Organe werden in mit Formaldehyd gefüllten Gefäßen aufbewahrt. In ein großes Behältnis werden Schnitte für eine später eventuell mögliche Verwendung gelegt, damit der Pathologe, wenn etwa nachträglich Fragen zur Todesursache auftauchen, zusätzliches Material für eine erneute Analyse im eigenen oder in einem unabhängigen Labor zur Verfügung hat. Ein solcher Fall kann zum Beispiel eintreten, wenn die Familie Krebs für die Todesursache hält, diese Krankheit auf der Sterbeurkunde jedoch nicht benannt wird. Anhand der Reserve-Lungenschnitte ließe sich dann Krebs bestätigen oder ausschließen. Die Reserveschnitte werden fünf Jahre lang aufbewahrt.

In einem kleineren Behältnis gehen Organschnitte an die histologische Abteilung, wo aus ihnen kleine, rechteckige Präparate gefertigt werden, die in die Einlegekassetten des Mikrotoms passen. Das Mikrotom ist ein Gerät, das Gewebe in sehr feine Scheiben schneidet, die dann auf einem Glasträger unter dem Mikroskop weiter untersucht werden können.

Die im Laufe der Obduktion gesammelten Körperflüssigkeiten (Blut, Gallensaft, Urin, Augenflüssigkeit) gehen zur Analyse an einen forensischen Toxikologen (siehe Kapitel 5).

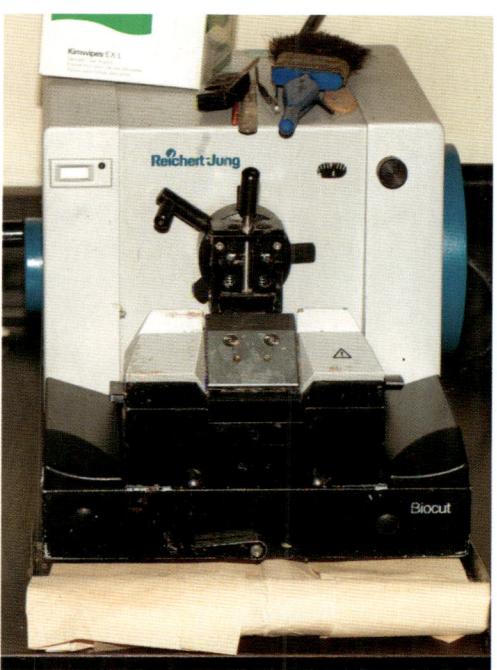

Oben Mit dem Mikrotom werden Organe in hauchdünne Scheiben geschnitten, die sich für die Untersuchung unter dem Mikroskop eignen.

Sonderfälle

Die große Mehrzahl der Autopsien findet an kürzlich verstorbenen, nicht einbalsamierten Körpern statt. Manchmal aber muss ein einbalsamierter Körper obduziert werden. Dies kann in drei Fällen nötig werden.

1. Der Todesfall wurde dem Coroner nicht gemeldet, und die Leiche ging direkt zur Einbalsamierung in das Beerdigungsinstitut. Bei der Arbeit am Leichnam stellt der Bestatter Blutergüsse oder andere Verletzungen fest, die weitere Untersuchungen nötig werden lassen. Die meisten Bestatter wissen sehr genau, welche Fälle dem Coroner gemeldet werden müssen. Wenn sie einen möglichen Obduktionsfall sehen, machen sie dem Büro des Coroners Meldung. Falls sich eine forensische Untersuchung als angebracht erweist, die Beerdigung aber bereits vorbereitet ist, kann der Coroner die Einbalsamierung des Leichnams erlauben. Der Körper muss dann, nachdem Familie und Freunde von dem Verstorbenen Abschied genommen haben, zur Untersuchung in das Leichenschauhaus gebracht werden.

2. Zuweilen erscheint ein Todesfall als natürlich und lässt beim Arzt keine Alarmglocken schrillen, sodass die Beerdigung planmäßig stattfindet. Tage, Wochen oder gar Jahre später können sich aber Hinweise ergeben, die auf einen unnatürlichen Tod hindeuten. In diesen Fällen muss der Leichnam exhumiert und einer Autopsie unterzogen werden.

HISTOLOGIE

Die Histologie ist die mikroskopische Untersuchung von Gewebe und einzelnen Zellen. Histologen fertigen Mikroskopschnitte von den Organen des Toten an. Diese Schnitte können mit verschiedenen Mitteln eingefärbt werden, um verschiedene Eigenarten des Gewebes besser sichtbar zu machen.

3. Äußerst selten tritt der Fall ein, dass nach einer Obduktion, einer Einbalsamierung oder einer Bestattung Dispute bezüglich Todesursache oder Todesart entstehen. Manchmal gibt die Familie des Verstorbenen Zweifel zu Protokoll und lässt unter Umständen einen privaten forensischen Pathologen den Leichnam exhumieren und eine zweite Obduktion vornehmen. Die Erlaubnis zur Exhumierung ist von den Behörden aber nicht ohne Weiteres zu erlangen, und die verschiedenen anfallenden Kosten, die auf die Familie zukommen, sind hoch. Wenn der Leichnam auf Wunsch der Familie oder auf einen Gerichtsbeschluss hin exhumiert werden soll, holt die Friedhofsverwaltung den Sarg aus der Erde, der dann im Transporter des Coroners in das Leichenschauhaus gebracht wird.

WENN WUNDEN ERZÄHLEN

Um 3:15 Uhr nachts klingelte im Büro des Coroners das Telefon, und der Untersuchungsbeamte wurde von der Polizei darüber informiert, dass man mitten auf der Straße eine Leiche gefunden habe. Das Opfer, eine nicht identifizierte weiße Frau, 20 bis 25 Jahre alt, war von den Ersthelfern bereits für tot erklärt worden. Sie schien mehrere Stichwunden im Brustbereich aufzuweisen und lag auf der rechten Seite. Bekleidet war sie mit einem hellen Top, einem dunklen Rock und einem dunklen Stöckelschuh; ein passender zweiter Schuh wurde fünfeinhalb Meter entfernt auf dem Gehsteig gefunden. Eine Geldbörse wurde nicht gefunden.

Der Fotograf traf mit dem Sonderfahrzeug des Coroner-Büros am Tatort ein und stellte Flutlichtlampen um das Opfer und um den zweiten Schuh herum auf; beim Einschalten der Leuchten zeigte sich eine Blutspur, die vom Schuh bis zum Opfer führte. Die Blutstropfen wurden aus der Entfernung und in der Nahansicht fotografiert.

Die Untersuchung

Nach der Anfertigung aller Fotos wurde der Leichnam erstmals untersucht. Die Kerntemperatur betrug 36,8° C und die Umgebungstemperatur 26° C, was darauf hinwies, dass das Opfer erst seit Kurzem tot war, möglicherweise noch nicht einmal eine Stunde.

Im Leichenschauhaus zeigte die äußere Beschau, dass die linke Hand mehrere Abwehr-Schnittwunden an der Handfläche und zwei eingerissene Fingernägel aufwies. Unter den Fingernägeln der rechten Hand fand man Material, das fotografiert, entfernt und zur Analyse in die serologischen und DNA-Abteilungen des Labors geleitet wurde. Es schien sich um Haut und möglicherweise ein wenig Blut zu handeln.

Die Kleidung wurde untersucht, wobei sich im Top zwei Löcher fanden, die mit der Lage der Stichwunden am Körper übereinstimmten. Ein forensischer Krankenpfleger (siehe Kapitel 5) suchte nach Spuren sexueller Gewalt, fand aber keine derartigen Hinweise. Das entkleidete Opfer wurde erneut fotografiert, und vor den Stichwunden wurden mehrere Nahaufnahmen angefertigt. Zwei Wunden befanden sich links oben in der Brust. Sie wurden äußerlich nach Lage, Größe und Form beschrieben. Wunde 1 befand sich links in der Brust, 51 cm vom oberen Kopfende und 9 cm von der Brustmitte entfernt; sie maß 2,3 x 0,4 cm. Die Wundränder waren regelmäßig und gerade. Wunde 2 lag ebenfalls in der linken Brust, 58 cm vom oberen Kopfende und 14 cm von der Brustmitte entfernt; sie maß 0,3 x 0,1 cm. Die Ränder waren regelmäßig und gerade.

Es gab einen Durchbruch bei den Ermittlungen. Eine Frau, die nur zwei Häuserblocks vom Fundort entfernt lebte, rief bei der Polizei an, nachdem sie im Fernsehen Fotos des Opfers gesehen hatte. Es handelte sich um ihre Tochter. Die Mutter nannte Name und Anschrift des Freundes ihrer Tochter, eines 28-jährigen, weißen Elektrikers. Dazu erwähnte sie, dass die beiden in den letzten Wochen häufig gestritten hätten.

Die Polizei suchte den Mann an seinem Arbeitsplatz auf. Als er vom Tod der Freundin erfuhr, schien er überrascht und gab an, dass er vom Tod der Frau, mit der er drei Monate eng befreundet gewesen

Fortsetzung auf der nächsten Seite

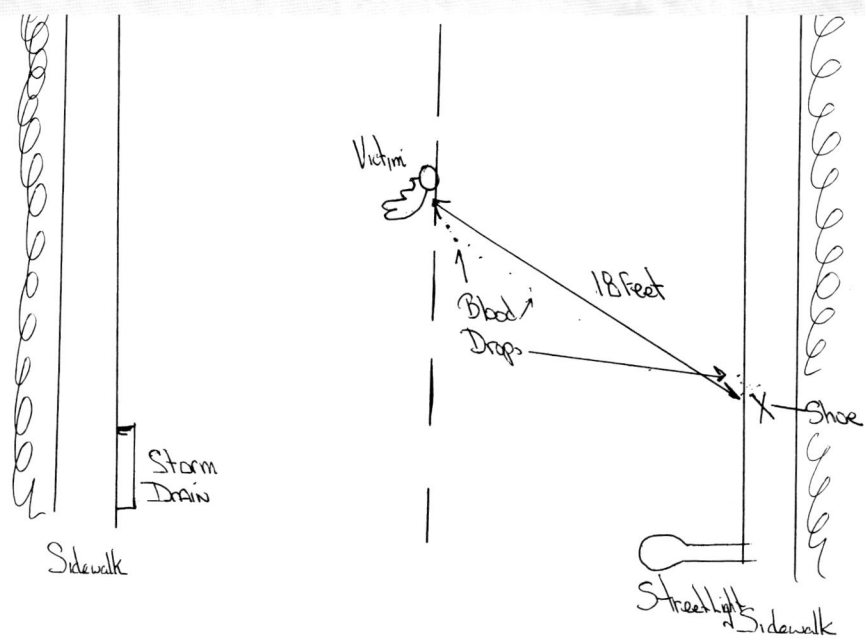

In the sketch, handwritten labels: "Victim", "18 Feet", "Blood Drops", "X—Shoe", "Storm Drain", "Sidewalk", "Streetlight Sidewalk"

Oben Ein Kriminalbeamter fertigte diese Skizze am Tatort an.

war, keine Ahnung gehabt habe. Während jeder auf derartige Nachrichten anders reagiert, ist es doch etwas anderes, wenn man erstmals vom Tod eines Menschen erfährt, als wenn man von einem Todesfall unterrichtet wird, um den man schon wusste oder den man erwartet hat. Die Reaktion des Freundes auf diese Nachricht bestand in Tränen und einer Körpersprache, die den Ermittlern eher auf jemanden zu deuten schien, der über den Todesfall bereits informiert war. Der Freund behauptete jedoch, die Frau seit zwei Tagen nicht mehr gesehen zu haben. Bei einer Durchsuchung seines Hauses wurden gefunden: Kleidungsstücke hinten in einem Schrank, ein Paar schwarze Turnschuhe, ein Klappmesser (am Arbeitsgurt) und ein dunkles Hemd (im Abfall). Das Hemd fiel auf, weil es brandneu erschien und nach Bleichmittel roch. Während der Befragung bemerkten die Beamten zudem, dass der Verdächtige drei parallel zueinander verlaufende, senkrechte Kratzer im Gesicht hatte. Er sagte, die Katze eines Freundes habe ihn gekratzt. Nach dem Namen des Freundes befragt, konnte er sich kaum an ihn erinnern. Mit einem Wattestäbchen nahm man in der Mundhöhle eine DNA-Probe. Die Kleidungsstücke, das Messer und die DNA-Probe gingen zur Analyse ins Labor. Der des Mordes Verdächtige wurde in Untersuchungshaft genommen.

Die Autopsie

Im Leichenschauhaus fertigte man indes Röntgenbilder der Brust an für den Fall, dass sich dort Fragmente der Waffe befinden sollten. Die innere Beschau wurde begonnen, wobei man beim Öffnen des

Körpers darauf achtete, den beiden Wunden nicht zu nahezukommen oder sie gar zu durchschneiden. Wunde 2 schien durch die Haut, nicht aber durch die Muskeln des Brustkorbes zu reichen. Nach der Entfernung der Brusthaut zeigte sich, dass Wunde 1 zwischen der dritten und der vierten Rippe hindurchführte. Sowohl das Brustbein als auch der Brustkorb wurden entfernt und die Maße dieser Wunde mit 0,5 x 0,4 cm ermittelt. Die Waffe war durch das Perikardium (die dünne Membran um das Herz herum) gedrungen, wodurch 60 ml Blut aus dem Herzen in die Region zwischen Herz und Perikardium ausgetreten waren. Auch in den linken Pleuraraum um die Lunge herum war Blut gedrungen; dort hatten sich etwa 700 ml angesammelt. Wunde 1 reichte also durch die Muskeln zwischen der dritten und vierten Rippe hindurch, durch das Perikardium und bis ins Herz. Sie war 13 cm tief, und die Stichrichtung ging nach oben und nach rechts.

Forensische Spurensuche

Die schwarzen Turnschuhe wurden fotografiert und untersucht. Sie waren sehr sauber, und die Suche nach Blutspuren an den Oberseiten fiel negativ aus. Eine genaue Suche an den Sohlenprofilen förderte aber Blutspuren zutage, die Blutgruppe entsprach der des Opfers. Dies war der erste physische Hinweis darauf, dass der Freund am Tatort gewesen war. Das Messer wurde zunächst auf Fingerabdrücke untersucht, dann in geschlossenem und aufgeklapptem Zustand fotografiert und auf Blutspuren getestet. Die Klinge und der Griff erwiesen sich als sehr sauber und frei von Blutspuren. Allerdings wurde ein wenig Blut in dem Falz gefunden, in dem sich in geschlossenem Zustand die Klinge befand. Auch dieses Blut stimmte mit dem Blut des Opfers überein. Die Laborergebnisse wurden der Polizei mitgeteilt, die sich umgehend auf den Freund als Hauptverdächtigen konzentrierte.

Konfrontation mit den Beweisen

Im Gefängnis wurde der Verdächtige unter der Anwesenheit seines Anwalts mit den forensischen Beweisen konfrontiert. Gegen den Rat seines Anwalts gab er zu, dass er an jenem Abend mit seiner Freundin zusammengewesen war, behauptete aber, bei dem tödlichen Stich habe es sich um einen Unfall gehandelt. Er und sie hätten in den vorangegangenen Wochen Beziehungsprobleme gehabt. An jenem Abend seien sie die Straße nahe ihrem Zuhause entlanggegangen, als sie ihm eröffnete, dass sie ihn nicht mehr sehen wolle. Er behauptete:

Ich versuchte, sie zu küssen, und sie gab mir eine Ohrfeige. Ich wurde sehr wütend und zog mein Messer, um sie zu erschrecken. Sie rannte auf die Straße und ich hinter ihr her. Ich hatte das Messer in der Hand und prallte gegen sie. Sie fiel zu Boden und blutete stark. Ich wusste nicht, was ich tun sollte, daher nahm ich ihre Geldbörse und warf sie in die Kanalisation, damit es wie ein verpatzter Raubüberfall aussah. Es war ein Unfall.

Das war seine Version der Geschehnisse, doch die Abwehrverletzungen und die Tiefe der Stichwunde sprachen eine andere Sprache. Er wurde des vorsätzlichen Mordes angeklagt.

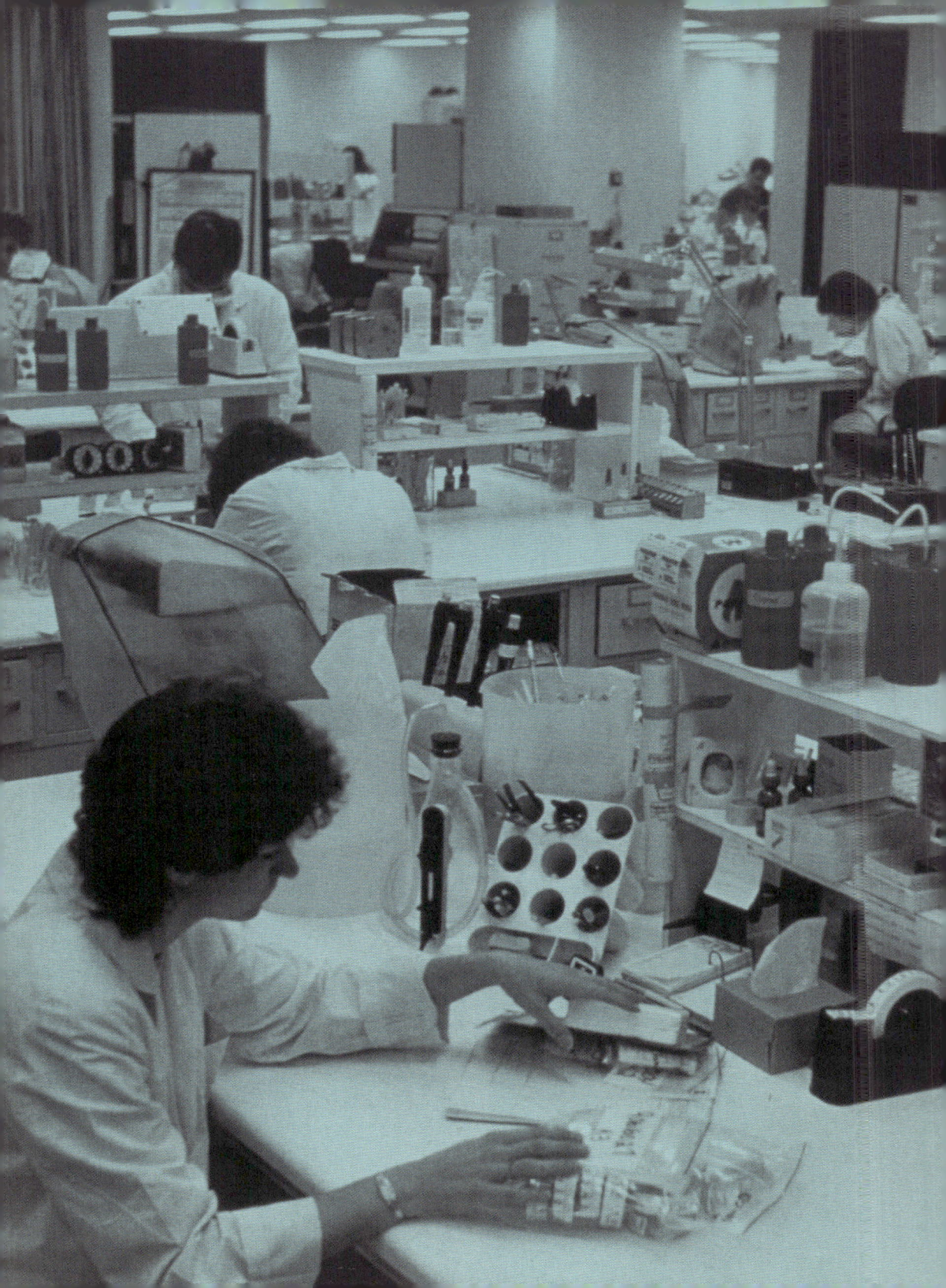

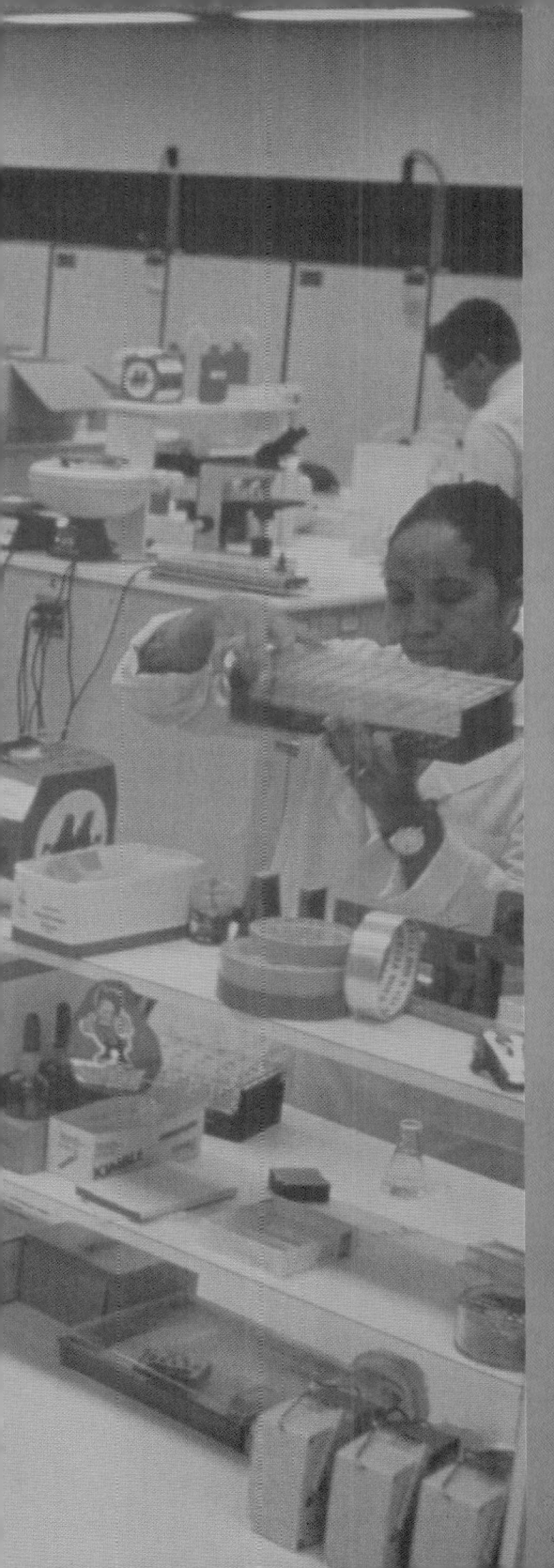

Kapitel 5

Wenn die Spezialis-
ten eingreifen

Die forensischen Spezialisten bilden die
Avantgarde der Verbrechensaufklärung. Sie
bedienen sich der jüngsten wissenschaftlichen Methoden, um Details ans Tageslicht zu bringen, die andernfalls Gegenstand
von Spekulation, Hypothese und Verdacht
bleiben müssten.

Die Notwendigkeit forensischer Spezialisten

Todesursache und Todesart lassen sich nicht immer durch die Untersuchung des forensischen Pathologen klären. Zum Glück kann der Pathologe aber etliche Spezialisten zurate ziehen, die zur Klärung dieser Frage beitragen. In diesem Kapitel erläutern wir die Rolle einiger bekannter Arten von Spezialisten sowie auch von Spezialisten auf noch jungen Feldern. Die forensische Toxikologie zählt zu den ältesten Sonderwissenschaften und reicht bis in das späte 17. Jahrhundert zurück, die forensische Ballistik bis ins Jahr 1835, und die forensische Serologie entstand nach der Entdeckung der Blutgruppen im frühen 20. Jahrhundert. Zu den jüngeren forensischen Disziplinen gehören die Ausbildung und der Einsatz von Leichenspürhunden, der forensische Krankenpfleger, der forensische Entomologe (Insektenexperte) und der Epidemiologe.

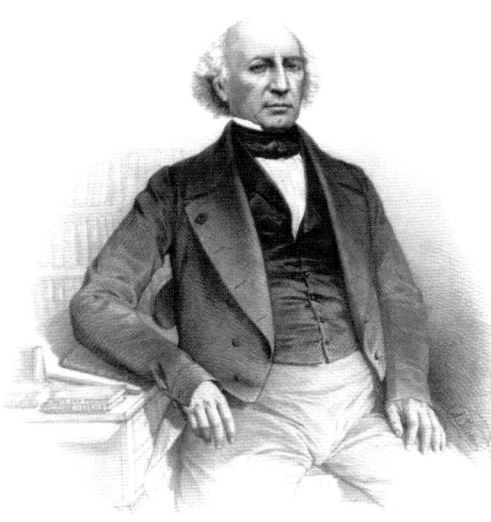

Oben Mathieu Orfila, der „Vater der Toxikologie".

Große Namen der Forensikgeschichte

Die Leistungen der modernen Forensik sind nur möglich, weil herausragende Geister in der Vergangenheit ihren Verstand der Verbrechensaufklärung zugewandt haben. Einige der wichtigsten Köpfe sollen hier erwähnt sein.

James Marsh (1784–1846) entwickelte einen Nachweis für das Vorhandensein von Arsen. Der Test kam erstmals 1832 in einem Mordprozess zum Einsatz, bei dem ein Mann angeklagt war, seinen Großvater mit Arsen im Kaffee ermordet zu haben. Der Test war damals noch nicht sehr zuverlässig und führte nicht zu einer Verurteilung.

Mathieu Orfila (1787–1853) vollendete den Test zum Arsennachweis, insbesondere an Leichnamen. Er veröffentlichte die „Abhandlung zur Allgemeinen Toxikologie" und gilt als Vater dieser Wissenschaft.

Henry Faulds (1843–1930) war ein schottischer Wissenschaftler, der bei der Arbeit mit antiken Tongefäßen feststellte, dass auf ihnen Fingerabdrücke Jahrtausende überdauert hatten. Daraus zog er den Schluss, dass jeder Mensch eindeutig identifizierbare Fingerabdrücke besitzt.

Alec Jeffries (*1950) entwickelte in den 1970er-Jahren an der Universität Leicester Methoden zur Bestimmung des „genetischen Fingerabdrucks". 1988 führte Jeffries' Methode der DNA-Ermittlung erstmals zu einer Verurteilung, nämlich des Vergewaltigers und Mörders Colin Pitchfork.

Der forensische Toxikologe

Der forensische Toxikologe befasst sich mit den schädlichen Auswirkungen von Giften auf den menschlichen Körper. Zwar führen forensische Labormitarbeiter die Analyse der biologischen Proben aus, um die vorhandenen Stoffe zu ermitteln und mengenmäßig zu bestimmen, doch die Toxikologen bestimmen den Zusammenhang zwischen dem Vorhandensein eines Stoffes und dessen schädlichen Auswirkungen auf den Körper. Diese Stoffe können, wenn ein Mensch vergiftet wurde, durch Einatmen, Essen/Trinken, per Spritze oder über die Haut in den Körper gelangt sein, entweder absichtlich oder zufällig, oder auch unwissentlich verabreicht worden sein.

Der Toxikologe erhält die dem Leichnam entnommenen Blut-, Urin-, Gallensaft- und Augenflüssigkeitsproben und eine Kopie des Untersuchungsberichts. In ihm sind manchmal Hinweise darüber enthalten, auf welche von über 20 Millionen registrierten Stoffen geachtet werden sollte. Weitere Hinweise auf die Stoffe, die im Körper vorhanden sein könnten, stammen von den Beschriftungen auf Medikamentenfläschchen und Zeugenaussagen. Die Methoden zur Ermittlung dieser Stoffe reichen von einem einfachen Test, bei dem ein chemisches Reagenz zum vermuteten Stoff verwendet wird, bis zu sehr komplizierten, modernen Verfahren wie der Gaschromatografie und der Massenspektrometrie (siehe Seiten 105/106).

Die Blutalkoholkonzentration

Alkohol zählt zu den am häufigsten eingenommenen toxischen Substanzen und tritt besonders oft als versehentliche Todesursache oder als zum Tode beitragender Faktor auf. Alkohol wird fast immer oral eingenommen (als Getränk) und gelangt über den Magen und den Darm in den Blutkreislauf. Die Alkoholmenge im Blut wird mit dem Gaschromatografen gemessen; die Messwerte werden mit einer Tabelle verglichen, auf der die physiologischen Auswirkungen auf den Körper festgehalten sind. Nach der Einnahme des Alkohols baut der Körper nach allgemeiner Ansicht etwa 0,15 bis 0,20 Promille pro Stunde ab.

DER TÜPFELTEST

Der Tüpfeltest ist eine Methode zur Überprüfung auf eine spezielle Substanz oder ein Toxin, das die Forensiker in der Blutprobe vermuten. Tüpfeltests sind einfache Verfärbungstests, bei denen eine Chemikalie auf die vermutete Substanz anspricht; sie sind aber nicht zu 100 Prozent zuverlässig, daher bedarf es zusätzlicher Labortests, um die Anwesenheit der vermuteten Substanz schlüssig nachzuweisen.

Test auf erlaubte Stoffe

Nach der Überprüfung auf verbotene Stoffe und Alkohol werden die Körperflüssigkeiten auf erlaubte Substanzen hin getestet – sprich Medikamente. Alle Medikamente wirken je nach Dosierung heilsam, toxisch oder tödlich, und für jedes im Körper des Verstorbenen nachgewiesene Medikament muss geprüft werden, in welche dieser drei Kategorien die Konzentration des Stoffes fällt. Der Unterschied zwischen „heilsam" und „tödlich" schwankt stark, je nach Stoff. Bei Lithium etwa ist der Unterschiedsfaktor zwischen heilsamer und tödlicher Wirkung nicht größer als 4, d. h. bereits eine vierfache Dosis würde zum Tode führen. Bei Acetaminophen hingegen beträgt der Faktor über 7; eine tödliche Überdosis tritt hier also seltener auf als bei Lithium.

Vergiften

Zuweilen werden bei toxikologischen Untersuchungen Stoffe festgestellt, die weder auf natürliche Weise noch versehentlich in den Körper gelangen können. Völlig überraschende Ergebnisse können sich einstellen, etwa ein tödlicher Arsenspiegel bei einem Todesfall, der zunächst auf eine Krankheit zurückgeführt worden war. Wenn der Toxikologe einen begründeten Verdacht hegt, dass der Tote vorsätzlich vergiftet worden ist, dann müssen weitere Proben (besonders von Blut, Nieren und Leber) auf den betreffenden Stoff hin untersucht werden, in der Regel mit fortschrittlichen Geräten wie dem Massenspektrometer.

Arsen war im 19. Jahrhundert das beliebteste Gift und ist es noch heute. Das liegt daran, dass es bereits in geringen

BLUTALKOHOLKONZENTRATION UND SYMPTOME

Konzentration	Symptome
0,1–0,5 ‰	Leichte physiologische Beeinträchtigungen
0,5–0,7 ‰	Euphorie, verringerte Reaktionszeit
0,8 ‰	Beginn der juristisch definierten Trunkenheit (in den USA und Teilen Kanadas)
0,8–1,0 ‰	Beeinträchtigung von Reaktionen, Aufmerksamkeit, Sicht und motorischer Koordination
1,0–2,0 ‰	Verstärkte Beeinträchtigung von Reaktion, sensomotorischen Aktivitäten, Aufmerksamkeit und Sicht
2,0–3,0 ‰	Taumeln, Lethargie, Aggression; Ohnmacht
3,0–4,0 ‰	Bewusstseinsstörungen, Bewusstlosigkeit
4,0–5,0 ‰	Bewusstlosigkeit, Koma, Tod wahrscheinlich
> 5,0 ‰	Tod

THERAPEUTISCHE, TOXISCHE UND TÖDLICHE DOSEN AUSGEWÄHLTER SUBSTANZEN

Substanz	therapeutisch (mg/l)	toxisch (mg/l)	tödlich (mg/l)
Acetaminophen (Tylenol)	10–20	150	>160
Darvon	0,23–1,07	0,3–0,6	>1
Diazepam (Valium)	0,02–4,00	5–20	>30
Blei	0,4	0,4–13,7	>11
Lithium	4,2–9,7	13,9	>34
Magnesium	12–32	80–120	>200
Phenobarbital	10–40	40–60	>80
Xylocaine (Lidocaine)	1,5–5,0	7–20	>25

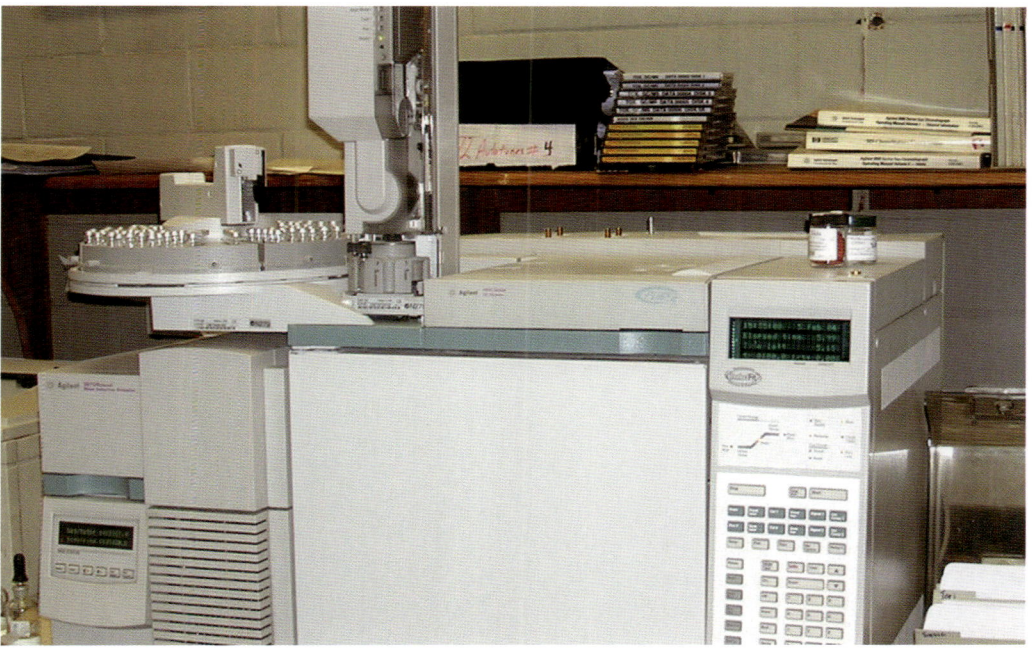

Oben Das Massenspektrometer. Dieses große, fortschrittlich-toxikologische Analysegerät identifiziert Substanzen, indem es deren molekulare Masse berechnet. Die Massenberechnung erfolgt durch eine Ionisierung der Moleküle, die dann in einem Vakuum beschleunigt und durch ein Magnetfeld abgelenkt werden. Der Grad der Ablenkung ermöglicht eine Berechnung der Masse, denn ein schwereres Ion weicht weniger vom gegebenen Pfad ab als ein leichteres.

Dosen tödlich wirkt (ab 200 Milligramm) und früher in fast jedem Haushalt vorhanden war. Arsen war in Fliegenpapier enthalten und konnte ziemlich einfach daraus gewonnen werden.

Tödliche Herzrhythmusstörung

Wenn die Ergebnisse der toxikologischen Analysen bezüglich erlaubter und verbotener Substanzen negativ ausfallen oder wenn Substanzen unterhalb der als tödlich erachteten Dosis entdeckt werden, hat der forensische Pathologe beim Ausfüllen des Totenscheins mehrere Möglichkeiten. Als unmittelbare Todesursache kann er plötzlichen Herzstillstand infolge tödlicher Herzrhythmusstörungen eintragen, als To-

desart natürlich. Eine Herzrhythmusstörung lässt sich im Zuge der Autopsie nicht feststellen und bleibt daher immer eine Möglichkeit, wenn keine andere Ursache zu ermitteln ist. Dabei handelt es sich um eine Abweichung vom normalen Herzrhythmus, ein aus dem Rhythmus geratenes Schlagen, das die Blutzufuhr zu den Zellen unterbricht. Ursache können etliche Krankheiten oder Abnormitäten sein, die die Aktivität des Herzmuskels beeinträchtigen.

Ein Pathologe muss häufig entscheiden, ob er eine Herzrhythmusstörung als Todesursache angeben oder sich weder auf die Todesursache noch auf die Todesart festlegen soll.

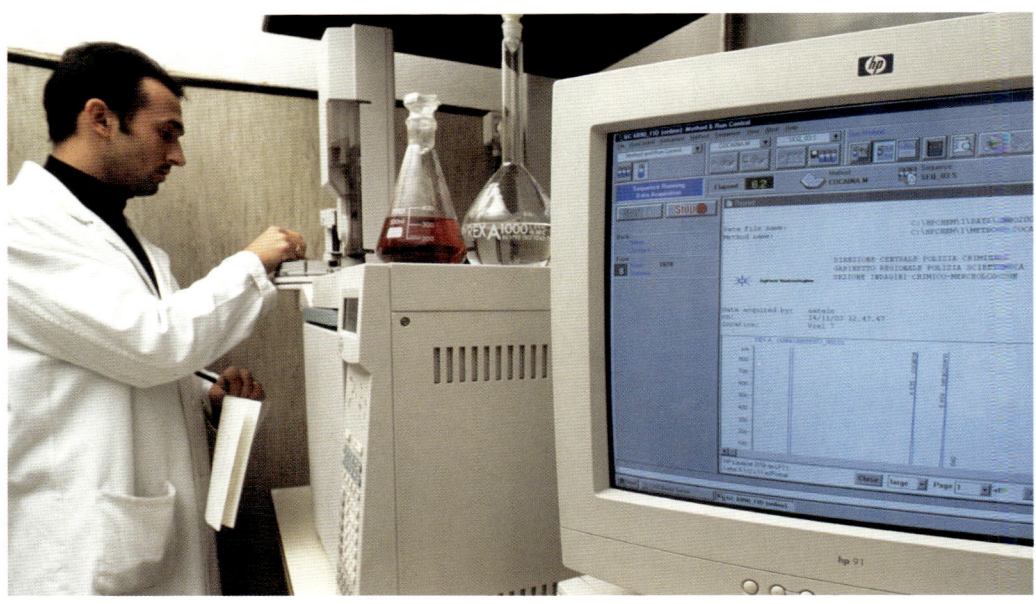

Oben Ein forensischer Toxikologe arbeitet mit dem Gaschromatografen, einer Maschine, die schon auf äußerst kleine Spuren chemischer Substanzen anspricht.

Etwa um 8 Uhr morgens wurde ein 28-jähriger, weißer Mann von seinem Zimmerkollegen gefunden, im Bett auf dem Rücken liegend und ohne jegliche Reaktion. Der Mitbewohner verständigte den Notarzt, der innerhalb von zehn Minuten eintraf. Dieser erklärte das Opfer für nicht mehr behandelbar und um 8:25 Uhr für tot.

Die Untersuchung

Die Untersuchungsbeamten wurden verständigt und erhielten von dem Mitbewohner bei ihrem Eintreffen folgende Informationen:

Gestern Abend feierten wir mit fünf oder sechs Freunden eine kleine Party. Wir haben Alkohol getrunken. Um 2:30 Uhr habe ich ihn zum letzten Mal lebend gesehen, er unterhielt sich mit seiner Freundin. Sie stritten sich ziemlich heftig. Beim Aufräumen sah ich, dass sie um 3:15 Uhr ging, und ich glaube, ich habe ihn so um 4 Uhr schnarchen gehört. Bald danach ging ich schlafen, bin um 8 Uhr aufgewacht und habe ihn so gefunden.

Die Untersuchungsbeamten suchten die Freundin des Verstorbenen auf und informierten sie von seinem Tod. Sie war sichtlich erschüttert und räumte ein, dass die beiden sich auf der Party gestritten hatten.In der Wohnung des Verstorbenen herrschte Unordnung, einige Bierdosen lagen im Abfall, andere standen auf den Tischen. Der Tote lag mit dem Gesicht nach oben auf seinem Einzelbett, nichts wies auf einen Kampf oder Fremdeinwirkung hin. Das Zimmer wurde nach Drogen und Drogenutensilien sowie nach rezeptpflichtigen Medikamenten durchsucht es wurde aber nichts gefunden. Dem Zimmergenossen zufolge war der Tote in der Vergangenheit nicht ernstlich krank gewesen. Es wurde auch kein Abschiedsbrief entdeckt. Der Mitbewohner sagte, der Tote habe in den letzten fünf Jahren als Maler gearbeitet, und zwar gerne; er nannte auch Namen und Anschrift von Verwandten. Um 9:30 Uhr wurde die Mutter vom Tod ihres Sohnes verständigt.

Die Autopsie

Die äußere Beschau zeigte keine Anzeichen von Verletzungen oder intravenöser Drogeneinnahme, daher wurde eine volle Obduktion angeordnet. Das Herz wog 350 Gramm und lag damit im üblichen Rahmen. Die drei Koronararterien waren nicht verstopft, auch Anzeichen für einen zurückliegenden oder akuten Herzinfarkt traten nicht zutage. Die Oberfläche der Leber war glatt und dunkelrot bräunlich und wog 1,5 kg, alles Hinweise auf eine gesunde Leber. Bis dahin hatte die Untersuchung der Organe keine Krankheit oder Verletzung ergeben, die den Tod hätte erklären können. Da dem so war, unterschrieb der Pathologe den Totenschein vorbehaltlich der toxikologischen Untersuchung.

Die toxikologischen Ergebnisse

Sechs Wochen nach der Autopsie trafen die Ergebnisse der toxikologischen Analysen im Büro des forensischen Pathologen ein. Die Analyse der Blutproben ergab ein Blutalkoholniveau von 4,07 Promille, was im tödlichen Bereich liegt. Davon ausgehend und auch im Hinblick auf die Todesumstände erkannte man auf eine versehentliche Alkoholvergiftung.

Der forensische Serologe

Die wichtigste Aufgabe eines forensischen Serologen ist die Untersuchung und die Analyse von Körperflüssigkeiten wie Blut, Speichel, Samen und Urin, die sich auf den Beweisstücken vom Tatort oder auf dem Leichnam befinden. Die Wissenschaft der forensischen Serologie beruht auf dem Faktum, dass gewisse genetische Charakteristiken, die im Blut eines Individuums vorhanden sind, auch in einigen der anderen, oben erwähnten Flüssigkeiten zu finden sind und sich anhand von Körperflüssigkeiten daher im Zuge einer forensischen Untersuchung ein genetisches Profil erstellen lässt. Die Grundlage dieser Wissenschaft entstand 1901 mit der Entdeckung der Blutgruppen; etwa um dieselbe Zeit wurden Proteine nachgewiesen, anhand derer die Labormitarbeiter erstmals menschliches von tierischem Blut unterscheiden konnten.

Eine der ersten Aufgaben des Serologen besteht in der Bestimmung, ob es sich bei der vorliegenden roten Flüssigkeit tatsächlich um Blut handelt. Für diesen Test verwendet er üblicherweise ein Reagenz namens Phenolphthalein, das sich bei der Anwesenheit von Blut in der Probe hellrosa verfärbt. Der Test ist einfach und wird häufig gleich am Tatort durchgeführt. Handelt es sich um Blut, wird als Nächstes die Blutgruppe bestimmt. Zudem sucht der Serologe in den Körperflüssigkeiten nach weiteren genetischen Markern wie Enzymgruppen, da diese für die Ergebnisse von Vergleichen mit anderen Proben wertvoll sind.

Die Blutgruppen

Jeder Mensch fällt in eine von vier Blutgruppen: A, B, AB oder 0. Diese Bezeichnungen zeigen an, ob das Blut den genetischen Marker A oder den Marker B oder beide oder keinen von beiden enthält.

Die Häufigkeit dieser Blutgruppen fällt je nach geografischer und genetischer Herkunft verschieden aus; in jeder Weltregion weisen die indigenen Bevölkerungsteile eine spezifische Verteilung der Blutgruppen auf. Über 90 Prozent der indigenen Süd- und Mittelamerikaner weisen zum Beispiel die Blutgruppe 0 auf, weniger als 5 Prozent der indigenen Australier, Nord- oder Südamerikaner fallen in die Blutgruppe B. Die Blutgruppe A ist in Westeuropa, Skandinavien und den arktischen Regionen am häufigsten anzutreffen, ferner bei gewissen Teilen der australischen Aborigines.

Aufgrund dieser schwankenden Verteilung der Blutgruppen kann man die serologische Analyse als Hinweis darauf verstehen, welchen ethnischen Ursprungs der Mensch ist, von dem die Blutprobe stammt. Da es sich dabei aber nur um statistische Tendenzen, nicht um absolute Ergebnisse handelt, ist es eben nur ein Hinweis.

Gegenüberliegende Seite Das forensische Serologie-Labor des FBI in Washington, D.C.

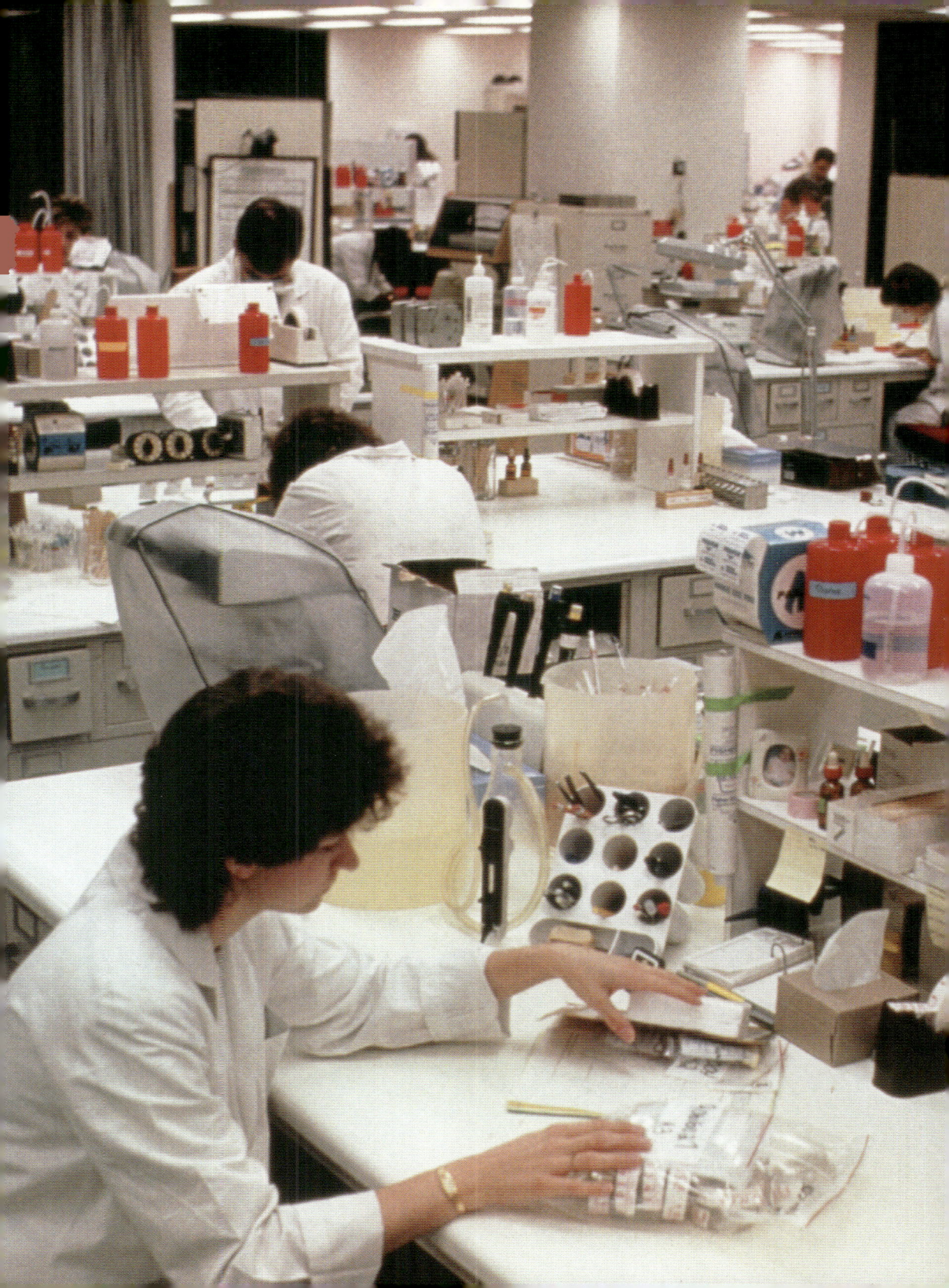

Der Schusswaffenexperte

Zu den Pflichten des Schusswaffenexperten zählen die Zustandsbeschreibung einer Waffe, ihre Erprobung, die Beschreibung der Kugeln und Patronen, der Vergleich von Kugeln und Patronen von unterschiedlichen Tatorten und der Schmauchspurentest. Beim Abfeuern einer Schusswaffe entzündet sich ein Zündhütchen, das wiederum das Schießpulver zur Explosion bringt. Im Ergebnis tritt das Geschoss gemeinsam mit verbranntem und unverbranntem Schießpulver über die Mündung der Waffe aus. Das Schießpulver kann sich an Händen und Kleidung des Schützen, am Opfer und an jedem, der sich in der Nähe des Schützen aufhält, absetzen. Es gibt verschiedene Arten von Schusswaffen:

- Handfeuerwaffen
- Flinten
- Gewehre
- Sturmgewehre

Die Läufe sämtlicher Handfeuerwaffen und Gewehre sind gezogen, d. h. sie weisen an der Innenseite eine spiralförmige Einkerbung auf. Dadurch wird das Geschoss beim Abfeuern in eine Drehbewegung versetzt, die stabilisierend wirkt. Flinten hingegen besitzen einen glatten Lauf.

Unter Zivilisten am meisten verbreitet ist die Handfeuerwaffe, von der es vier Hauptarten gibt:

- Einschüssige Pistolen
- Derringer-Pistolen
- Revolver
- Automatische (selbstladende) Waffe

Die Hauptelemente der Schusswaffenmunition sind das Zündhütchen, die Patrone oder Hülse, die das Schießpulver enthält, und das Geschoss an sich. Beim Abfeuern einer Kugel passiert das Folgende: Der Hammer wird zurückgezogen; der Abzug wird betätigt; der Hammer schlägt auf das Zündhütchen, das das Schießpulver zur Explosion bringt, was wiederum mit sehr großer Kraft das Geschoss den Lauf hinuntertreibt. Je nach Waffe beträgt die Mündungsgeschwindigkeit 247 bis 1253 Meter pro Sekunde (oder 889 bis 4510 km/h).

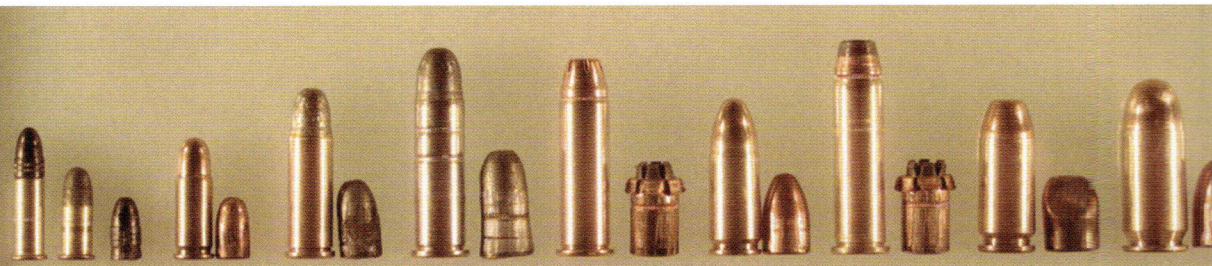

Oben Ein Arrangement von Kugeln im Neuzustand sowie nach dem Testschuss in den Wassertank.

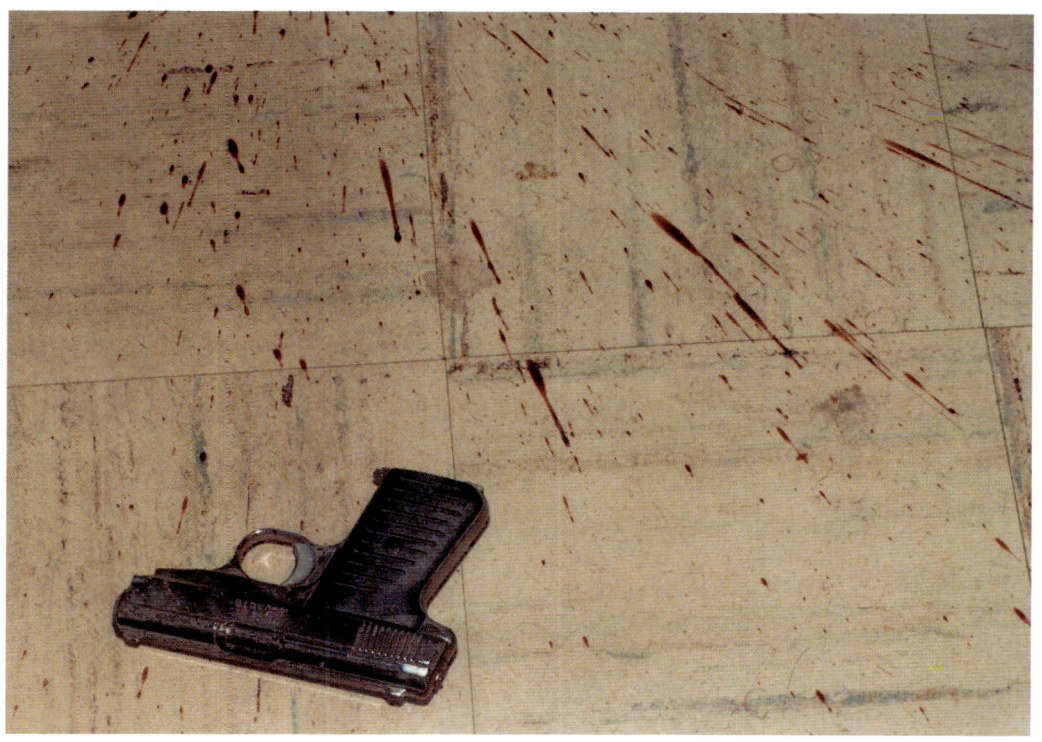

Oben Eine kleinkalibrige Automatikwaffe an einem Tatort. Die Blutspritzer zeigen, aus welcher Richtung der Schuss abgefeuert wurde, und daher dienen sie, gemeinsam mit den in Kapitel 3 geschilderten Methoden der Einschusswundenuntersuchung, der Feststellung, von wo aus der Schütze geschossen hat.

Untersuchung der Schusswaffe

Ehe er die Waffe selbst in Augenschein nimmt, lässt sie der Schusswaffenexperte nach Fingerabdrücken untersuchen. Danach wird die Seriennummer der Waffe notiert und festgestellt, ob sie funktionstüchtig ist. Falls nicht, werden mit ihr keine weiteren Tests durchgeführt. Ist sie es aber, dann wird mit ihr zu Testzwecken in einen Wassertank geschossen, wodurch ein unbeschädigtes Geschoss und die Patrone zu Vergleichszwecken zur Verfügung stehen. Die Merkmale des Geschosses werden mit einem speziellen Instrument, dem Vergleichsmikroskop, untersucht; dabei vergleicht man die Markierungen an der Geschossoberfläche (Ablagerungen und Rillen) mit denen anderer Geschosse, die als Beweismittel vorliegen. Dieser exakte Vergleich ermöglicht die Festlegung, ob zwei Geschosse aus derselben Waffe abgefeuert wurden.

Untersuchung des Geschosses

Die Geschosse werden fotografiert, gewogen und im Kaliber bestimmt. Unter dem Mikroskop lässt sich das Ausmaß, in dem sich das Geschoss um sich selbst gedreht hat, an den erhabenen Verformungen sowie den Rillen erkennen, die das Geschoss beim Durcheilen des Laufes angenommen hat. Das Geschoss weist, je nach dem Hersteller der Waffe, einen Links- oder einen Rechtsdrall auf. Wenn ein Geschoss an einem Tatort oder in einer Leiche gefunden wird, kann der Schusswaffenexperte anhand der Verformungen und Rillen ziemlich genau feststellen, aus welcher Art von Waffe das Geschoss stammt und ob mehrere vorhandene Geschosse mit derselben Waffe abgefeuert wurden.

Durch das Studium der Tatortberichte zur Lage des Opfers und durch die Verknüpfung mit der Ausrichtung der Einschusswunde ist der Schusswaffenexperte in der Lage, die Flugbahn der tödlichen Kugel und die Entfernung, aus der die Waffe abgefeuert wurde, zu ermitteln.

Schusswunden

Wenn ein Geschoss den menschlichen Körper trifft, drückt es die Haut leicht nach innen, dehnt sie aus, durchdringt die Hautschichten und dringt in die darunterliegenden Gewebeschichten und Knochen ein. Da die Haut sich erst ausdehnt, ehe sie durchstoßen wird, und dann in ihre Ausgangslage zurückkehrt, ist der Durchmesser der Einschusswunde häufig etwas kleiner als der Durchmesser (das Kaliber) des Geschosses, das sie verursacht hat.

Durch den Druck, den das Geschoss beim Durchdringen des Körpergewebes ausübt, öffnet sich um ihre Bahn im Körper herum vorübergehend ein Hohlraum. Dieser Hohlraum besteht nur etwa drei Millionstel Sekunden lang, dann ver-

schwindet er bei nachlassendem Druck, während das Gewebe beschädigt und blutend zurückbleibt.

Der Abstand zwischen Waffe und Opfer wirkt sich, wie in Kapitel 3 beschrieben, in hohem Maße auf die Gestalt der Wunde aus.

Das landesweite ballistische Informationssystem

In den USA werden die Charakteristiken von Geschossen und Patronen in die Datenbank des National Integrated Ballistic Information Network (NIBIN) eingegeben, das es seit 1997 gibt.

NIBIN enthält Schusswaffendaten aus sämtlichen Ermittlungsbezirken des ganzen Landes, digitale Fotos von Geschossen, die von Tatorten stammen und von Geschossen, die im Labor mit Tatwaffen abgefeuert wurden. Das System taugt zum landesweiten Abgleich, ob identische Kugeln oder Patronen bereits an einem anderen Tatort entdeckt worden sind. Stimmen zwei Bilder überein, deutet dies in hohem Maße darauf hin, dass die beiden Verbrechen mit derselben Waffe verübt worden sind.

Gegenüberliegende Seite Vergleich der Wirkung dreier verbreiteter Kugeltypen: .357 Magnum, 7,62 mm und Schrotpatrone Kaliber 12. Die Skizzen zeigen die Form und die Tiefe der Wunden und wie sich Kugelfragmente im Körper verteilen.

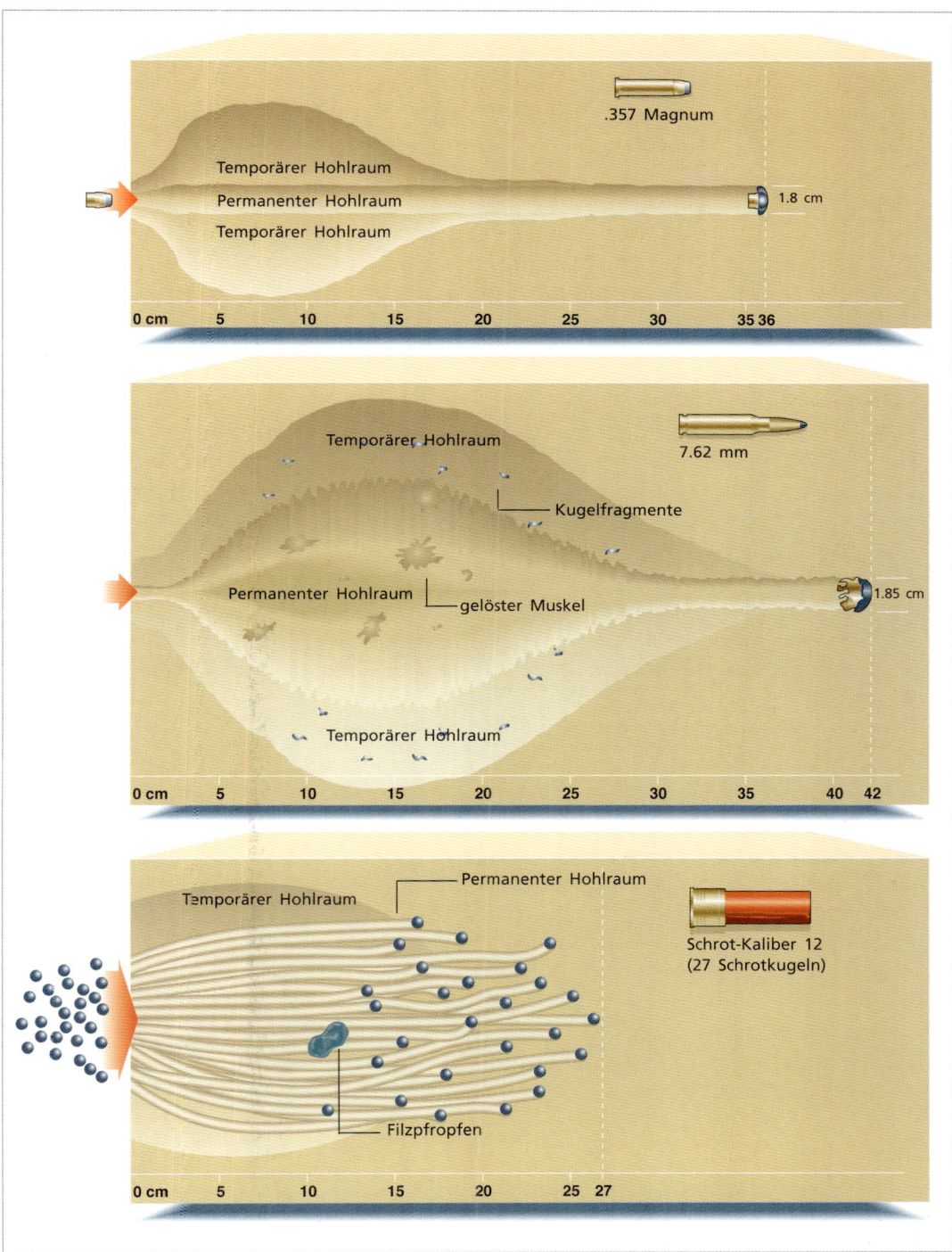

Temporärer Hohlraum
Permanenter Hohlraum
Temporärer Hohlraum

.357 Magnum

1.8 cm

0 cm   5   10   15   20   25   30   35 36

Temporärer Hohlraum

7.62 mm

Kugelfragmente

Permanenter Hohlraum   gelöster Muskel

1.85 cm

Temporärer Hohlraum

0 cm   5   10   15   20   25   30   35   40 42

Permanenter Hohlraum

Temporärer Hohlraum

Schrot-Kaliber 12
(27 Schrotkugeln)

Filzpfropfen

0 cm   5   10   15   20   25 27

FREUNDE UND FEINDE

Laut dem Polizei- und Notarztbericht waren zwei Freunde in einem Hinterhof mit Zielschie-
ßen beschäftigt, als sich versehentlich ein Schuss löste, der einen 25-Jährigen in den Rücken
traf. Der Schütze, ein 23-jähriger Mann, gab der Polizei gegenüber in der Notaufnahme folgende Erklärung:

Wir haben mit meiner 9-mm-Automatik auf Plastikflaschen geschossen, die bei mir
im Hinterhof auf einem Baumstamm standen. Mein Freund lief zum Baumstamm, um
weitere Flaschen aufzustellen, als meine Waffe losging. Ich hielt sie in der Hand,
dachte, sie sei leer und wollte sie gerade nachladen, als sie losging. Ich habe sofort
den Notarzt gerufen.

Die Untersuchung

Die Polizei nahm die Waffe in Gewahrsam und führte eine Atom-Absorptions-Analyse (AAA)
am Schützen durch (siehe Kapitel 3). Leider starb das Opfer in der Notaufnahme. Die Kleidung des Opfers, die Ergebnisse der AAA und die Waffe wurden in das forensische Labor
gebracht, der Leichnam in das Leichenschauhaus.
Das forensische Team fand im grauen T-Shirt des Opfers ein Loch und um das Loch herum
geringe Mengen einer dunklen Substanz. Der Schusswaffenexperte wohnte der Autopsie bei,
in deren Zug eine Wunde im Genick gefunden wurde. Diese Einschusswunde war kreisrund
und zeigte rötlich braune bis orangerote Läsionen um die Ränder herum. Der Schusswaffenexperte rief den Polizisten an und fragte nach, ob der Schütze gesagt habe, wie weit er
vom Opfer entfernt gewesen sei und in welchem Winkel er die Waffe gehalten habe, als
der Schuss sich löste. Der Schütze hatte behauptet, er sei etwa 1,80 bis 2,40 Meter von seinem Freund entfernt gewesen und die Waffe habe er, mit nach oben weisender Mündung,
neben sich gehalten. Der Experte meinte daraufhin zu dem Polizisten, dass dies ein Ding der
Unmöglichkeit sei und es sich höchstwahrscheinlich nicht um einen Unfall, sondern um
Mord handle.

Die Ergebnisse

Laut Bericht des Schusswaffenexperten entsprachen die Schmauchspuren am Opfer einem
Abstand zwischen Waffe und Opfer von etwa 50 bis 60 cm. Die Verteilung der Schmauchspuren und die Form der Einschusswunde deuteten darauf hin, dass die Mündung der Waffe
sich nahe an der Wunde befunden hatte. Noch verdächtiger war, dass der Schusskanal laut
Obduktionsbericht leicht abwärts und nach links führte. Der Schütze wurde des vorsätzlichen
Mordes angeklagt. Während des Prozesses wurde ihm nachgewiesen, dass er mit der Frau
seines Freundes ein Verhältnis hatte und ihn aus dem Weg räumen wollte. Er dachte, er
könne es wie einen Unfall aussehen lassen. Die posthume Untersuchung der Einschusswunde
und die Aussage des Schusswaffenexperten genügten, um eine Verurteilung zu erreichen und
den „Freund" des Opfers lebenslang ins Gefängnis zu bringen.

Der Spurenanalytiker

Die Spurenanalyseabteilung des forensischen Labors untersucht Spuren und Objekte, die manchmal für das bloße Auge sichtbar sind, teils aber unter dem Mikroskop betrachtet werden müssen. Häufig enthüllt sich die Wahrheit eines Falles durch diese winzigen Details.

Zu den Spuren zählen Haare, Fasern, Lacke, Sprengstoffe, Erdboden, Glas und alle weiteren Kleinpartikel, die Licht auf die Geschehnisse zu werfen imstande sind. Die Grundregel für die Spurenanalyse, bekannt als die Locardsche Regel, besagt, dass bei einer Interaktion zwischen zwei Lebewesen (oder Objekten) ein Austausch von Partikeln stattfindet, und diese Partikel können als Nachweis für diese Interaktion dienen. Außerdem gilt diese Regel auch für Interaktionen zwischen Lebewesen und ihrer Umgebung. In Übereinstimmung mit der Locardschen Regel werden bei einem körperlichen Angriff Haare, Fasern, Hautzellen und Blut vom Täter auf das Opfer und umgekehrt übertragen. Beim Abfeuern einer Schusswaffe gelangen von der Waffe Spuren auf die Hand des Schützen und vom Schützen auf die Waffe. Dieses Prinzip gilt für eine unbegrenzte Anzahl an denkbaren Situationen und Interaktionen.

Spuren entdecken und sammeln

Die Spuren müssen vor dem Sammeln natürlich erst einmal entdeckt werden. Sie werden mit dem Auge gesucht, unter Zuhilfenahme verschiedener Lichtquellen (ul-traviolettes Licht, Laserstrahlen oder äußerst intensives, weißes Licht) sowie mittels Vergrößerung (daher stammt das klassische Detektivbild mit der Lupe).

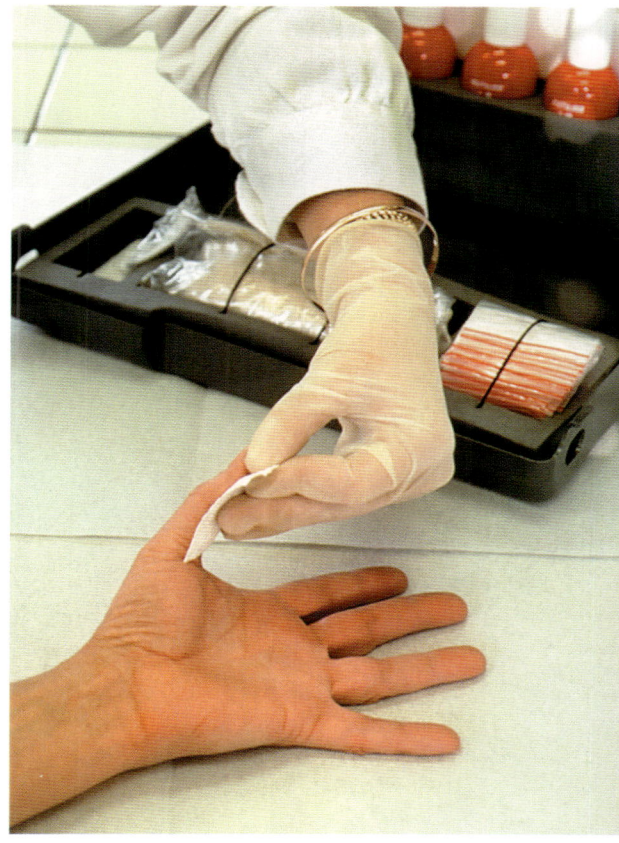

Oben Eine Möglichkeit, Spuren durch Abheben zu sichern, ist die Verwendung von Wattetüchern am Körper des Opfers. Hier wird die Hand eines Mordopfers auf Schmauchspuren untersucht.

Nach der Isolierung der Beweismittel erfolgt die Sicherung nach den üblichen Methoden: Aufheben, Abnehmen, Abschaben, Absaugen, Abkehren, Durchkämmen und Abschneiden. Beim Aufheben wird das Beweismittel mit einer Pinzette eingesammelt. Beim Abnehmen wird ein Stück Klebeband auf das Beweismittel gelegt und mehrmals kräftig festgedrückt. Um Spuren auf Oberflächen zu sichern, an denen sie haften, werden sie mit einem Schaber abgekratzt und danach in sauberen Umschlägen verwahrt. Um Spuren von einem Teppich oder aus der Bettwäsche zu sichern, wird ein spezieller Staubsauger mit integriertem Filter verwendet. Alle vorhandenen Spurensubstanzen werden somit eingesaugt und bleiben am Filter hängen. Später werden sie dann entnommen und zur Analyse geschickt.

Während der Obduktion gesicherte Spuren

Im Rahmen der Autopsie können an verschiedenen Körperteilen, etwa den Haaren oder unter den Fingernägeln, Spuren gesichert werden. Das Haar wird mit einem sauberen Kamm oder einer Bürste durchgekämmt. Spuren unter den Fingernägeln werden entweder herausgeschabt oder es wird ein Teil des Nagels mit Schere oder Klipper herausgeschnitten. Die entfernten Teile werden in sauberes Papier gehüllt, in beschriftete Umschläge gesteckt und zur Analyse gesandt.
Die Laboranalytiker untersuchen die Spuren mit unterschiedlichen Methoden, je nach Art des zu prüfenden Materials. Synthetische Fasern wie Nylon, Rayon und Polyester zum Beispiel lassen sich mit einem speziellen Mikroskop identifizieren.

Die mikroskopische Prüfung gibt Aufschluss über den Gewebetyp, den Querschnitt des Gewebes und darüber, ob die Faser durch Ziehen gestreckt wurde. Dann lässt sich die Faserprobe vom Verdächtigen oder vom Tatort in einem Vergleichsmikroskop mit Kleidungsfasern vom Opfer vergleichen. Die Analyse anderer Arten von Spuren kann in das Fachgebiet des Serologen, des DNA-Experten, des forensischen Krankenpflegers oder des Ballistikexperten fallen.

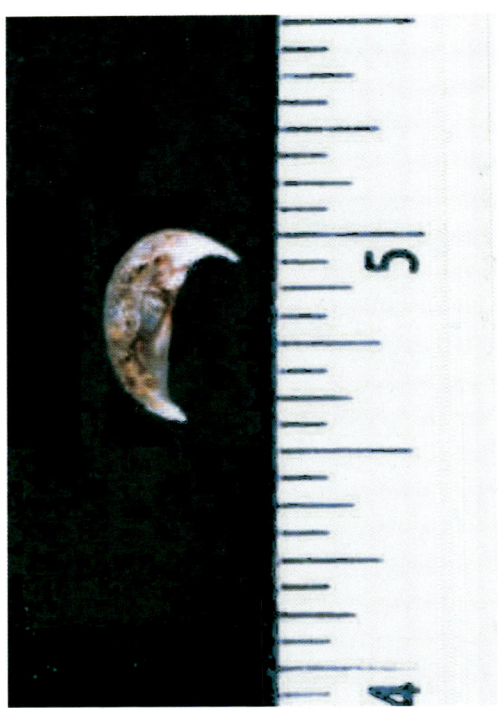

Oben Fingernagel eines Mordopfers. Spuren unter dem Nagel können den Täter identifizieren, entweder durch serologische Tests oder über die DNA.

Der forensische Krankenpfleger

Ein forensischer Krankenpfleger ist ein geprüfter Krankenpfleger mit einer Sonderausbildung in Spurensicherung und der Sicherung von Material, das mit einem Todesfall in Zusammenhang steht. Es gibt auf diesem Gebiet mehrere Fachrichtungen, den klinisch-forensischen und den forensisch-psychiatrischen Krankenpfleger, ferner den Sexual Assault Nurse Examiner (kurz SANE), der sich mit der Spurensicherung bei sexuellen Gewaltverbrechen befasst.

Ein SANE führt forensische Untersuchungen durch und sucht nach Spuren einer möglichen Vergewaltigung. Das wichtigste Handwerkszeug des SANE ist das Kolposkop, das einen Nahaugenschein der inneren Genitalien und die Entdeckung von Blutergüssen, Geweberissen, Schürf- und anderen Wunden ermöglicht, welche die Folge einer Vergewaltigung sind. Auch Körperflüssigkeiten, Haare und andere Spuren, die der Täter hinterlassen hat, werden so aufgespürt. Nach der Untersuchung gibt der SANE an, ob ein sexueller Übergriff stattgefunden hat, und unter Umständen sagt er zu dieser Frage als Zeuge vor Gericht aus. Diese Spezialisten (und Spezialistinnen) führen solche Untersuchungen sowohl an Lebenden als auch an Verstorbenen durch, die möglicherweise vor dem Tod das Opfer sexueller Gewalt waren.

Fallstudie — VERDACHTSMOMENTE?

Eine Oberschwester eines Altenheims rief im Büro des Coroners an und meldete den Tod einer Bewohnerin, einer 76-jährigen, schwarzen Frau. Den Coroner rief sie an, weil die Tote um 7 Uhr morgens mit heruntergelassenen Inkontinenzwindeln in ihrem Bett tot aufgefunden worden war. Der Coroner bestellte einen SANE in das Altenheim ein, um dort eine Untersuchung auf sexuelle Gewalt durchzuführen.

Die Untersuchungsbeamten trafen zuerst im Altenheim ein und erhoben weitere Informationen zu den Todesumständen. Als der SANE eintraf, wurde er knapp über die Umstände der Auffindung der Toten unterrichtet. Daraufhin führte er zunächst eine äußere Untersuchung durch und daran anschließend eine Untersuchung der inneren Genitalien mit dem Kolposkop. Ihm fielen keine Verletzungen, Blutergüsse oder Wunden jüngeren Datums auf. Auch ließen sich keine Beweisspuren wie Sperma oder Haare feststellen. Nach der Untersuchung äußerte sich der SANE den Untersuchungsbeamten vor Ort gegenüber dahingehend, dass seiner Ansicht nach keine physische Hinweise auf sexuelle Gewalt oder Missbrauch vorlägen.

Die bis zu den Knöcheln herabgelassenen Windeln waren für sich allein genommen kein Hinweis auf sexuelle Gewalt; ältere Menschen, besonders wenn sie an Demenz leiden (die oft von Alzheimer ausgelöst wird), ziehen ihre Windeln durchaus auch ohne Not herunter. Die alte Dame war eines natürlichen Todes gestorben.

Der forensische Entomologe

Nicht alle Leichen werden bereits kurz nach dem Tod entdeckt. Viele tauchen im fortgeschrittenen Zustand der Verwesung auf; Maden und andere Insekten zehren dann an den Überresten.

Bereits Augenblicke nach dem Tod legen Fliegen ihre Eier am Leichnam ab. Aus diesen Eiern werden später Larven (Maden), dann Puppen und am Ende ausgewachsene Fliegen. Anhand der Maden lässt sich der Zeitpunkt ermitteln, an dem die Eier gelegt wurden, was auf den ungefähren Todeszeitpunkt hinweist.

Der forensische Entomologe ist auf den Lebenszyklus von Insekten spezialisiert, kennt sich mit der Identifikation und der Sicherung dieser besonderen Beweismittel aus und weiß, wie sich daraus Rückschlüsse auf den Todeszeitpunkt des Menschen ziehen lassen. Der Entomologe entnimmt dem Leichnam lebende Maden und lässt sie auswachsen, um die Fliegenspezies bestimmen zu können. Jede Fliegenart besitzt einen ganz eigenen Lebenszyklus sowie eigene Besiedlungsmuster und Fressgewohnheiten. Nach der Identifizierung der Spezies lässt sich schätzungsweise bestimmen, wann die Eier abgelegt wurden. Anhand dieser Methode lässt sich der Todeszeitpunkt zwar nicht auf den Tag oder die Stunde genau festlegen, aber immerhin nach Wochen, Monaten oder Jahreszeit.

Unten Kolorierte Aufnahme einer weiblichen Schmeißfliege bei der Eiablage aus dem Elektronenmikroskop. Schmeißfliegen werden oft von verwesendem Menschenfleisch angezogen.

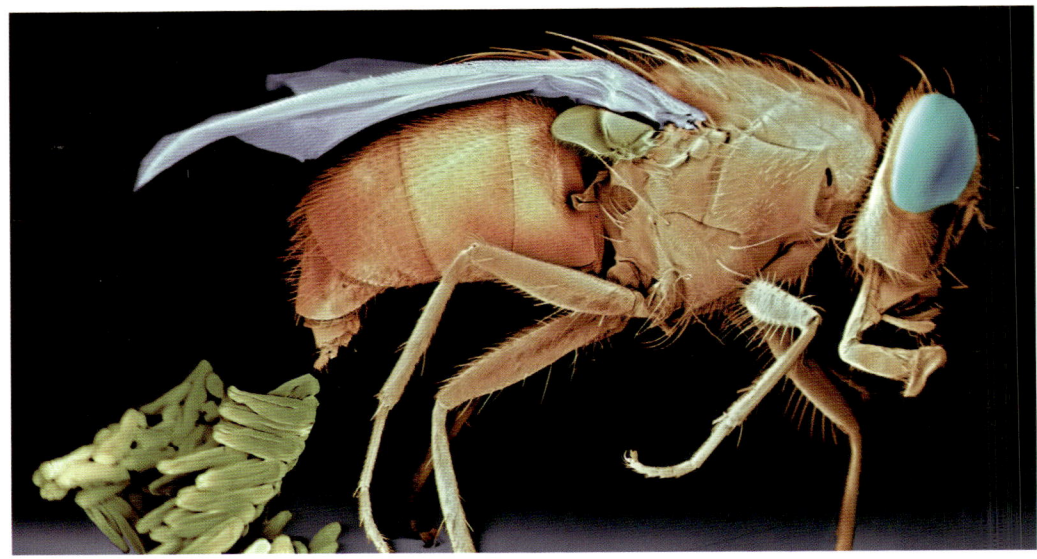

LEBENSZYKLUS DER FLIEGE

Der unten dargestellte Lebenszyklus der Fliege ist das Hilfsmittel, anhand dessen der forensische Entomologe abschätzt, wie viel Zeit seit dem Tod vergangen ist. Das Stadium, das die am Leichnam vorhandenen Fliegen erreicht haben, zeigt, wie lange er bereits von Fliegen befallen ist. Das Vorhandensein von pupae zum Beispiel würde darauf hinweisen, dass seit dem Tod 10 bis 20 Tage vergangen sind.

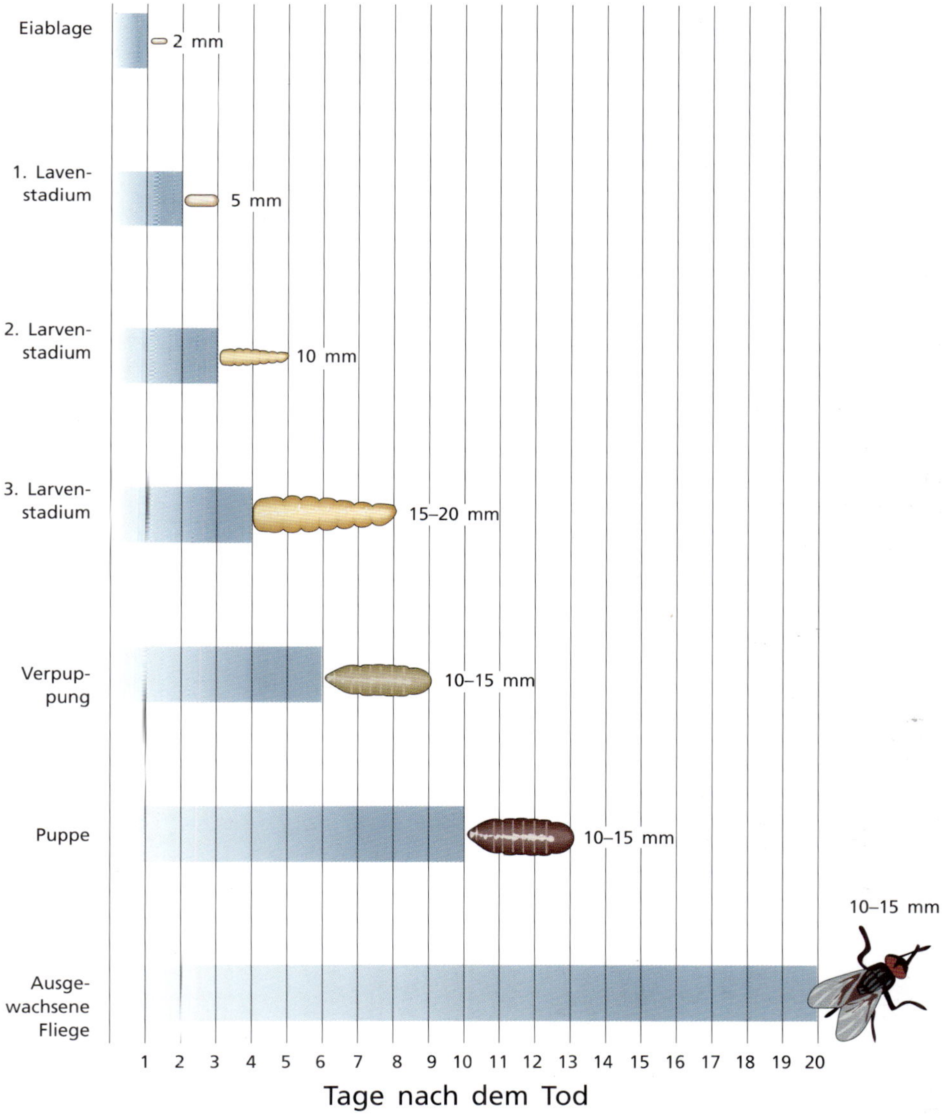

Eiablage — 2 mm

1. Laven-stadium — 5 mm

2. Larven-stadium — 10 mm

3. Larven-stadium — 15–20 mm

Verpup-pung — 10–15 mm

Puppe — 10–15 mm

Ausge-wachsene Fliege — 10–15 mm

1 2 3 4 5 6 7 8 9 10 11 12 13 14 15 16 17 18 19 20

Tage nach dem Tod

Der forensische Epidemiologe

Nicht alle forensischen Spezialisten haben direkt mit der Untersuchung des Todesfalls vor Ort, der Autopsie oder der Spurenanalyse zu tun. Das jüngste Feld der Forensik befasst sich mit der Epidemiologie, d. h. mit der Bereitstellung detaillierter Statistiken zu sämtlichen Todesfällen. Der forensische Epidemiologe muss das Auftauchen neuer illegaler Drogen zur Kenntnis nehmen, Trends bei der Sterblichkeit dokumentieren, Todesrisiken für einzelne Bevölkerungsgruppen berechnen, im speziellen Todesfall Verbindungen zwischen dem Tod und dem Verhalten des Individuums herstellen und Behörden wie die Food and Drug Administration (FDA), das FBI und die Center for Disease Control (CDC) mit einschlägigen Daten versorgen.

Die Epidemiologie isoliert methodisch die Risikofaktoren, die bei der Verbreitung, der Verursachung und der Eindämmung von Krankheiten in der menschlichen Bevölkerung eine Rolle spielen. Ein forensischer Epidemiologe konzentriert sich auf einzelne Bevölkerungsteile und untersucht die Verteilung der Todesarten Mord, Selbstmord, Unfall und natürlicher Tod innerhalb dieser Gruppe. Beispielsweise befasst sich ein Epidemiologe mit der Verteilung von Morden nach Zeit, Ort und Motiv – werden abends oder morgens mehr Morde begangen; zu Hause, am Arbeitsplatz oder in der Öffentlichkeit; an Fremden oder Bekannten; aus Zorn, Habgier, Rache oder Eifersucht?

Forensische Epidemiologen befassen sich auch mit den persönlichen, biologischen

STERBERISIKO, US-BÜRGER, 1995		
Gruppe/Unfall	Sterberisiko/Jahr	Sterberisiko Lebenslang
Fußgänger	1:45,117	1:588
Autoinsasse	1:18,752	1:244
Ertrinken	1:544,551	1:7,100
Sturz	1:20,728	1:270
Schusswaffe	1:331,092	1:4,317
Hundeangriff	1:10,912,800	1:142,279
Blitzschlag	1:4,262,813	1:55,578
Selbstmord	1:9,343	1:122
Mord	1:16,154	1:211

und sozioökonomischen Gegebenheiten, die im Einzelfall das Krankheitsrisiko erhöhen. Ist zum Beispiel jemand, der in der Nähe einer Chemiefabrik wohnt, einem höheren Risiko ausgesetzt, an Krebs zu sterben, oder liegt der Ausbruch von Krebs eher an einer genetischen Disposition? Diese relativ junge Wissenschaft wird unser Wissen um absichtliche oder unabsichtliche Verletzungen und Todesfälle vertiefen und dadurch die Gesundheit und auch die Sicherheit der Gesellschaft fördern. Forensische Epidemiologen sind zumeist in der Coroner- oder in Gesundheitsbehörden angestellt oder arbeiten als forensische Berater und Experten vor Gericht. Forensische Epidemiologen haben bei der Erforschung des Plötzlichen Kindstodes und des Todes durch Silikon-Brustimplantate sowie durch Vergiftung eine wichtige Rolle gespielt.

Todesstatistiken

Aus der Arbeit der forensischen Epidemiologen gewinnen wir ein umfassendes Bild von den statistischen Tatsachen zu der Frage, wie, wann und wo Menschen sterben – und wer unter welchen Umständen einem höheren Todesrisiko ausgesetzt ist, aufgeschlüsselt nach Alter, Geschlecht und ethnischer Zugehörigkeit. Die Zahlen dieser Statistiken unterscheiden sich von Land zu Land beträchtlich, obwohl sich gewisse Muster ausfindig machen lassen, die sich in allen hoch entwickelten Ländern zeigen.

Die Todesursachen lassen sich, im Folgenden nach der Häufigkeit gereiht, in Hauptkategorien einteilen: natürlicher Tod, versehentliche Überdosis, Selbstmord, Sturz, Verkehrsunfall und Mord.

Natürlicher Tod

Natürliche Todesfälle durch Krankheit oder Altersschwäche machen üblicherweise gut 40 Prozent der Fälle aus, die beim Coroner landen und stellen damit die absolut größte Gruppe. Der natürliche Tod lässt sich weiter unterteilen, je nachdem, welches Organ den Tod verursacht hat. Am häufigsten ist der Tod infolge eines Versagens des Blutkreislaufs (insbesondere durch Herzerkrankungen), gefolgt von den Atemwegen und Erkrankungen des Nervensystems (insbesondere des Gehirns). Menschen jeden Geschlechts und jeder ethnischen Herkunft können natürlich Krankheiten erliegen, und je älter ein Körper wird, desto anfälliger ist er auch.

Tod durch Überdosis

Der Tod durch eine Überdosis ist die zweithäufigste Todesursache und umfasst sowohl die Überdosierung illegaler Drogen als auch legaler Medikamente. Die Opfer einer Drogenüberdosis sind sehr häufig weiße Männer, die konsumierten Drogen zumeist Kokain oder Heroin.

Die epidemiologischen Daten zu den Todesfällen durch Überdosis werden der Polizei zur effektiveren Verfolgung der Drogenhändler überreicht: Welche Drogen werden in welcher Region verkauft, sind ungewöhnlich starke Drogen im Umlauf beziehungsweise neuartige Drogen bei Konsumenten oder Händlern aufgetaucht?

Selbstmord

Die Epidemiologen sammeln auch Daten zum Thema Selbstmord und übergeben sie den Gesundheitsbehörden. Gesammelt werden Informationen zur Art des jeweiligen Selbstmordes und zur Frage, ob bereits zuvor Selbstmordversuche unternommen wurden. Festgehalten werden auch erschließbare oder belegte Gründe für den Selbstmord: Beziehungsprobleme, wirtschaftliche oder gesundheitliche Probleme. Alle diese Informationen können erkennen helfen, wer selbstmordgefährdet ist und daher mehr Zuwendung und Schutz benötigt. Männer mittleren Alters sind dem größten Selbstmordrisiko ausgesetzt, und die überwiegende Mehrheit nimmt sich allein in der eigenen Wohnung das Leben.

Stürze

Auch zu Stürzen werden Informationen gesammelt: wer, wo und wie. Sturzgefährdet sind vor allem Frauen über 75, die in den eigenen vier Wänden zu Tode stürzen.

Verkehrsunfälle

Diese Todesart wird von den Epidemiologen detailliert analysiert; das Forschungsprogramm wird von der US-Bundesbehörde finanziert und soll die Unfallzahlen mit tödlichem Ausgang senken helfen. Die Arbeit der Epidemiologen ergab, dass nicht angelegte Sicherheitsgurte und Trunkenheit das Risiko erhöhen und dass am häufigsten Fahrer männlichen Geschlechts ums Leben kommen. Nach den Fahrern sind vor allem Fußgänger gefährdet; am gefährlichsten sind von der Uhrzeit her der späte Nachmittag und der frühe Abend.

Mord

Der Mord tritt seltener auf als die bislang genannten Todesursachen und häufig im Zusammenhang mit anderen kriminellen Aktivitäten. Die demografische Verteilung der Mordopfer schwank von Land zu Land

sehr stark, je nach den jeweils vorherrschenden sozialen Gegebenheiten. Die epidemiologischen Muster werden sorgsam überwacht, können sie doch auf breitere kriminelle oder soziale Trends hinweisen.

Plötzlicher Kindstod

Beim Plötzlichen Kindstod handelt es sich um das tragische Ableben eines zuvor gesunden Säuglings während des ersten Lebensjahres ohne erkennbare Ursache. Weder die Untersuchung des Ortes des Geschehens noch die Autopsie oder die toxikologische Analyse geben in diesen Fällen Hinweise auf die Todesursache. Die Ärzte waren anfangs konsterniert und konnten den trauernden Eltern kaum Trost spenden und ihnen sagen, wie oder warum ihr Kind gestorben war.

Die epidemiologische Analyse der Umstände von Tausenden Plötzlicher Kindstode ergab aber einige Muster und Risikofaktoren, die bei einem hohen Prozentsatz der Todesfälle hineinspielten. Den forensischen Epidemiologen fielen beim Studium der entsprechenden Untersuchungsberichte zwei Faktoren auf – die Mehrzahl der verstorbenen Kinder wurde zum Schlafen auf den Bauch gelegt, und es gab eine statistisch signifikante Tendenz, dass Kinder besonders häufig am Plötzlichen Kindstod sterben, wenn sie gemeinsam mit den Eltern schlafen. Zwar hat die Arbeit der forensischen Epidemiologen nicht erhellt, was die physischen Ursachen für den Kindstod sind, doch konnte durch sie die Häufigkeit bedeutend reduziert werden. In den frühen 1960er-Jahren starben in den USA jährlich rund 25.000 Säuglinge am Plötzlichen Kindstod. Heute, nach einer Kampagne des Ministeriums („Back

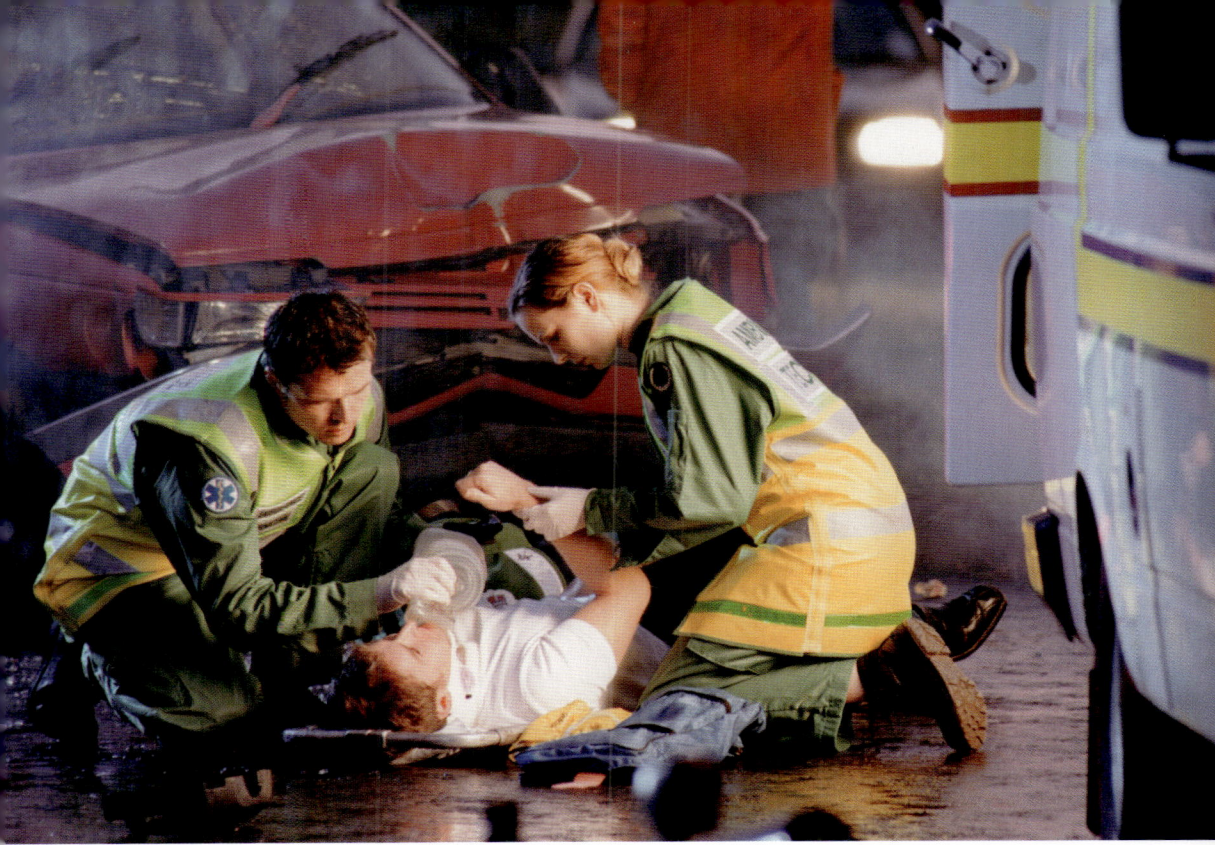

Oben Der Abend und die Nacht sind im Straßenverkehr besonders gefährlich. Die Einnahme von Drogen und Alkohol erhöht das Risiko.

to Sleep", d. h. „Schlaf auf dem Rücken"), liegt die Zahl bei unter 5000 pro Jahr.

Massenvergiftungen

Eine der Aufgaben der forensischen Epidemiologen ist es, in ihrem Zuständigkeitsbereich Statistiken nach der Todesursache zu führen und Abweichungen von den gewöhnlichen oder erwarteten Zahlen für die einzelnen Todesarten festzuhalten. Der forensische Epidemiologe arbeitet mit Zahlen mehrerer Jahre und kann dadurch errechnen, wie viele Todesfälle der jeweiligen Art im laufenden Jahr zu erwarten sind. Auf diese Weise lassen sich absichtliche oder versehentliche Vergiftungen im großen Maßstab feststellen. Wenn im Bereich eines Coroners etwa üblicherweise zwei Fälle von Magenblutungen vorkommen, plötzlich aber 15 Fälle innerhalb weniger Wochen auftreten, würde eine Untersuchung angeordnet werden. Man würde die Lage von Wohnung und Arbeitsplatz der Betroffenen ermitteln und miteinander vergleichen, wobei sich möglicherweise herausstellt, dass eine Getränke- oder Lebensmittelcharge kontaminiert ist. Es könnte sich um Gift handeln, das durch mangelhafte Hygiene in einem Lebensmittelwerk ins Essen geraten ist, oder um eine absichtliche Vergiftung oder sogar um kalkulierten chemischen Terrorismus mithilfe von Giftstoffen.

Leichenspürhunde

Eine weitere forensische Disziplin eher jüngeren Ursprungs hat nicht mit menschlichen, sondern mit tierischen Tugenden zu tun. Der erste Hund, der ausschließlich auf die Aufspürung von Leichen abgerichtet war, begann 1974 bei der Polizei des Bundesstaates New York seinen Dienst; diese untersuchte damals eine Mordserie im Oneida County, bei der mehrere Leichen in einem großen, stark bewaldeten Gebiet gefunden wurden. Der eingesetzte Hund war ein gelber Labrador, der seine Ausbildung auf einem Militärgelände in Texas erhalten hatte. Schon bald fand er seine erste Leiche, einen in 1,2 m Tiefe vergrabenen Studenten.

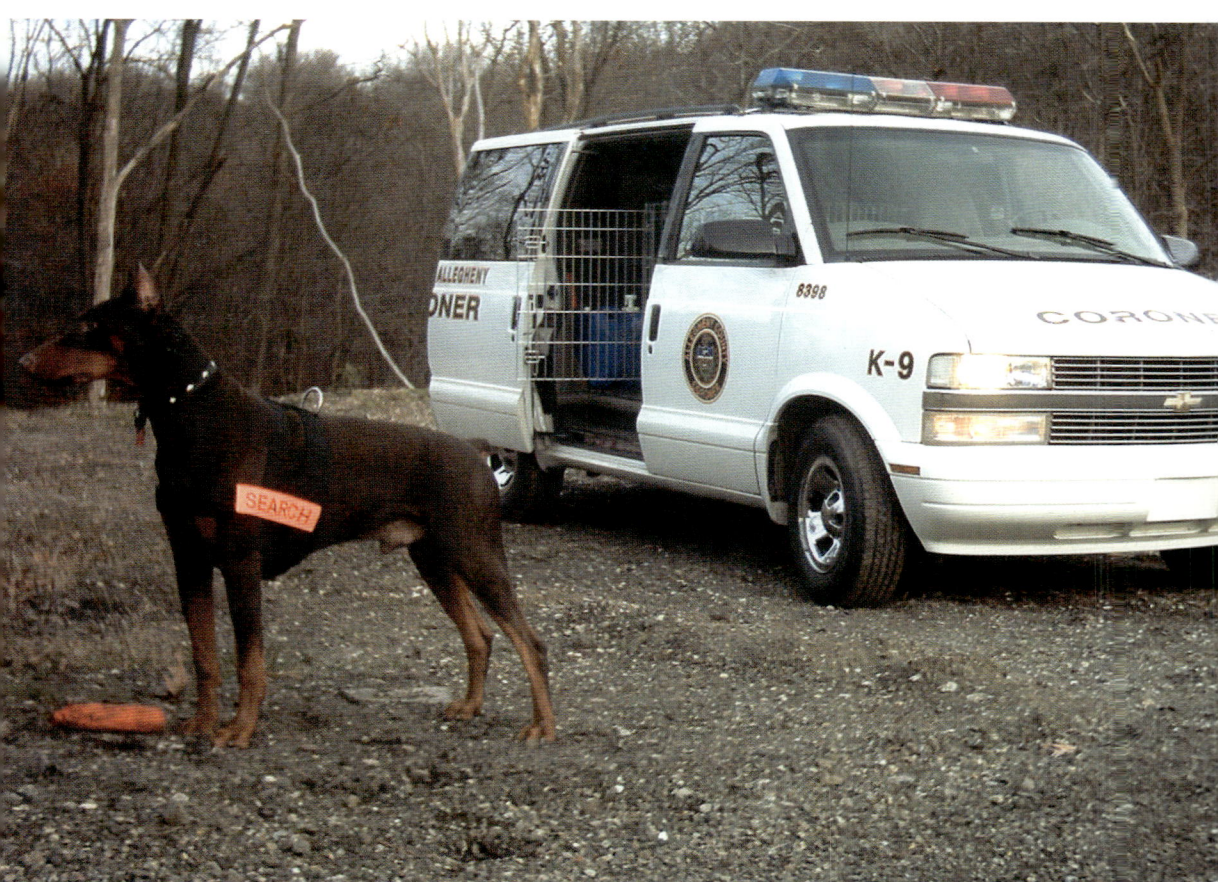

Oben Ein Leichenspürhund vor seinem Transporter am Tatort, einsatzbereit.

Aufgrund der Erkenntnis, dass Leichenspürhunde für die Forensik sehr wichtig sein könnten, erweiterte die Polizei ihre Spürhundausbildung. Den Hunden wurde nun beigebracht, Leichen sowohl in der Erde als auch über der Erde zu finden, ebenso wurden sie darauf trainiert, Erhängte und sogar Ertrunkene aufzuspüren.

Auswahl und Ausbildung

Sehr wichtig bei der Auswahl eines Hundes ist, dass der Hund einen starken Jagdtrieb besitzen muss. Das lässt sich bereits am Welpen überprüfen: Jagt er begeistert einem Ball oder einem Spielzeug nach, das man durch den Raum wirft? Ein Welpe, der an derlei großes Interesse zeigt und die Gegenstände dem Werfer apportiert, besitzt ein ausgezeichnetes Potenzial für eine Laufbahn als Suchhund.

Leichenspürhunde wittern ihre Spur in der Luft, anders als ein gewöhnlicher Suchhund, der einer speziellen, individuellen Geruchsspur am Boden und durch Buschwerk folgt. Hunde, die die Spur über die Luft aufnehmen, folgen einem sogenannten Geruchskegel, dem Gebiet, über dem der Geruch des Zieles in der Luft verteilt ist. Der Hund ist imstande, den Geruch einer verwesenden Leiche aus bis zu 400 Metern Entfernung zu wittern und folgt dem Geruch bis zu seinem Ausgangspunkt, dem verstorbenen Menschen.

Nach dem Tod verändert sich der Geruch eines Menschen. Der Geruch eines lebenden Menschen ist jedem menschlichen Individuum auf dem Planeten eigen, doch wenn ein Körper zu verwesen beginnt, verströmt er einen Geruch, den alle verwesenden menschlichen Körper gemeinsam haben. Die Phasen der Verwesung eines Leichnams sind fünffach gegliedert: frisch (jüngst verstorben), aufgebläht, verfallend, verflüssigt und skelettiert. Wasserleichen besitzen einen ganz speziellen Geruch, der auf einen Stoff namens *Adipocere* zurückgeht, eine gräuliche, seifenartige Substanz, die auch als Leichenwachs bekannt ist. Leichen in trocken-heißer Umgebung mumifizieren und geben einen modrigen Geruch von sich, dem der Hund folgen kann. Schon früh in der Ausbildung muss dem Hund beigebracht werden, die Gerüche zu erkennen, die mit den unterschiedlichen Stadien der menschlichen Verwesung Hand in Hand gehen.

Zu Beginn der Ausbildung wird der Hund mit dem Geruch menschlicher Leichname vertraut gemacht. Das kann mit „Trainingsblöcken" geschehen, Klötzen aus Schlackebeton mit oben eingelassenen Öffnungen, in die die Geruchsprobe eingelegt wird. In eines der zahlreichen Löcher auf dem Übungsgelände wird eine Geruchsprobe gelegt und der Hund zu sämtlichen Klötzen geführt, die er beschnüffeln kann. Wenn der Hund an dem Klotz mit der Probe schnüffelt, erhält er zur Belohnung viel Lob und ein Lieblingsspielzeug oder einen Ball. Dem Hund muss auch beigebracht werden, einen Fund durch Bewegung von Kopf, Ohren, Augen, Schwanz oder des ganzen Körpers oder durch ein spezielles Atmungsmuster anzuzeigen. Dadurch ist eine Kommunikation zwischen Hund und Führer gewährleistet und die Arbeit als Leichensuchteam möglich.

Im weiteren Verlauf der Ausbildung wird die Geruchsprobe an abgelegeneren Orten versteckt, vielleicht auf offenem Gelände einige Zentimeter tief im Boden vergra-

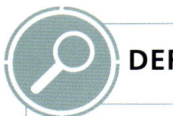

DER PASSIVE ALARM

Zu den wichtigsten Aspekten der Arbeit des Leichenspürhundes zählt das korrekte Anzeigen, wenn er eine Witterung aufgenommen hat. Der Hund muss sorgfältig ausgebildet werden, damit er den Leichengeruch genau dann anzeigt, wenn er am stärksten ausgeprägt ist. Dem Hund muss man auch beibringen, korrekt Laut zu geben. Die üblichen Signale sind Hinsetzen oder Hinlegen; das nennt man „passiven Alarm". Es ist wichtig, dass der Hund nicht auf irgendeine Art Signale gibt, die das Beweismittel beeinträchtigen könnte.

ben oder unter Laub und Geröll versteckt. Der Hund lernt, seinen Spürsinn einzusetzen, um seinem Führer zu gefallen und belohnt zu werden. Zudem wird den Hunden antrainiert, nicht auf Gerüche anzusprechen, die seinen Führer nicht interessieren, etwa verwesende Tierleichen, Lebensmittel, Markierungen von anderen Hunden und vieles mehr. Zu diesem Zweck wird mit dem Hund wiederum an den oben erwähnten Blöcken geübt, wobei in einem Klotz zum Beispiel ein Tierkadaver versteckt wird. Wenn der Hund auch nur das geringste Interesse an dieser Spur zeigt, führt man ihn vom Kadaver weg, ermahnt ihn streng und ermuntert ihn, stattdessen der Spur zur Geruchsprobe des menschlichen Leichnams zu folgen.

K-9

Eine weitere Art von Leichenspürhunden ist der forensische K-9, der einen höheren Grad an Ausbildung durchlaufen hat. Ein K-9 kann seinem Führer Gegenstände anzeigen, die zu einem früheren Zeitpunkt in Kontakt mit einem Körper gekommen sind. Beispielsweise wird der Führer zu einem Straßenstück gerufen, an dem der Insasse eines Fluchtwagens eine Mordwaffe, zum Beispiel ein Messer, aus dem Auto geworfen hat. Ein begabter K-9 kann das Messer finden, an dem vielleicht das Blut des Opfers haftet. Ein forensischer K-9 kann auch für die Fahrzeugsuche verwendet werden, wenn die Polizei zum Beispiel einen Hinweis erhalten hat, dass eine Leiche im Kofferraum eines Autos liegt und dieses Auto nun gemeinsam mit anderen auf einem Parkplatz steht. Der K-9 wird dann um die fraglichen Autos geführt und gibt das anerzogene Zeichen, wenn er einen Leichengeruch wahrnimmt.

Grenzen von Mensch und Hund

Es gibt Grenzen dessen, was ein Leichenspürhund kann. Man kann niemals schließen, dass ein Geländestück definitiv frei von menschlichen Leichnamen ist, weil der Hund unter Umständen aufgrund des Wetters oder des Windes die Geruchsspur nicht aufgenommen hat. Manchmal interpretiert der Führer die Signale und das Verhalten des Hundes falsch. Diese Grenzen der Arbeit des Leichenspürhundes muss man im Hinterkopf behalten, damit die Polizei und die forensischen Teams keine unrealistischen Hoffnungen auf die Suche und deren Ergebnis setzen.

Gegenüberliegende Seite Ein Leichenspürhund in der Ausbildung wird mit dem Geruch skelettaler menschlicher Überreste vertraut gemacht.

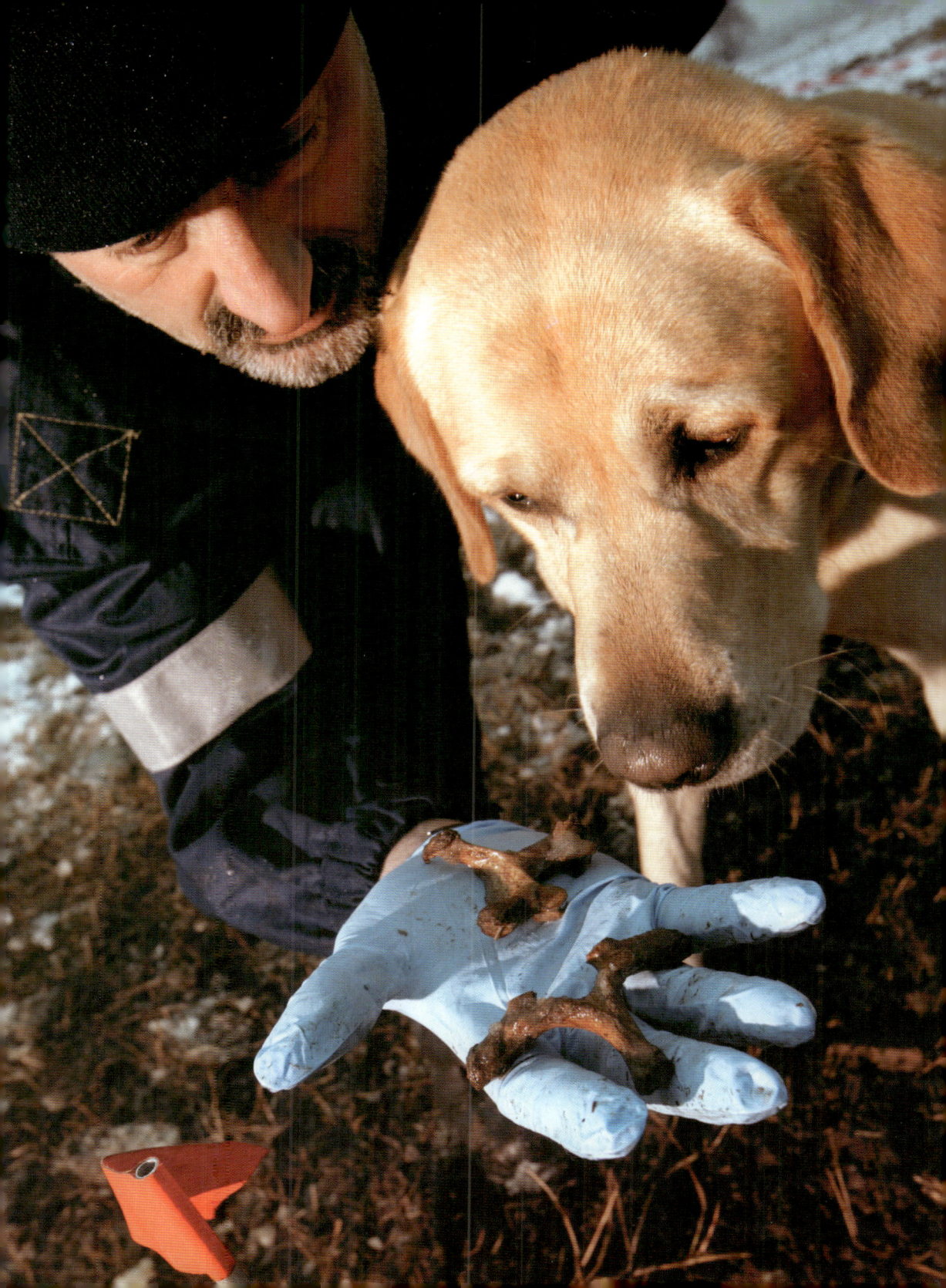

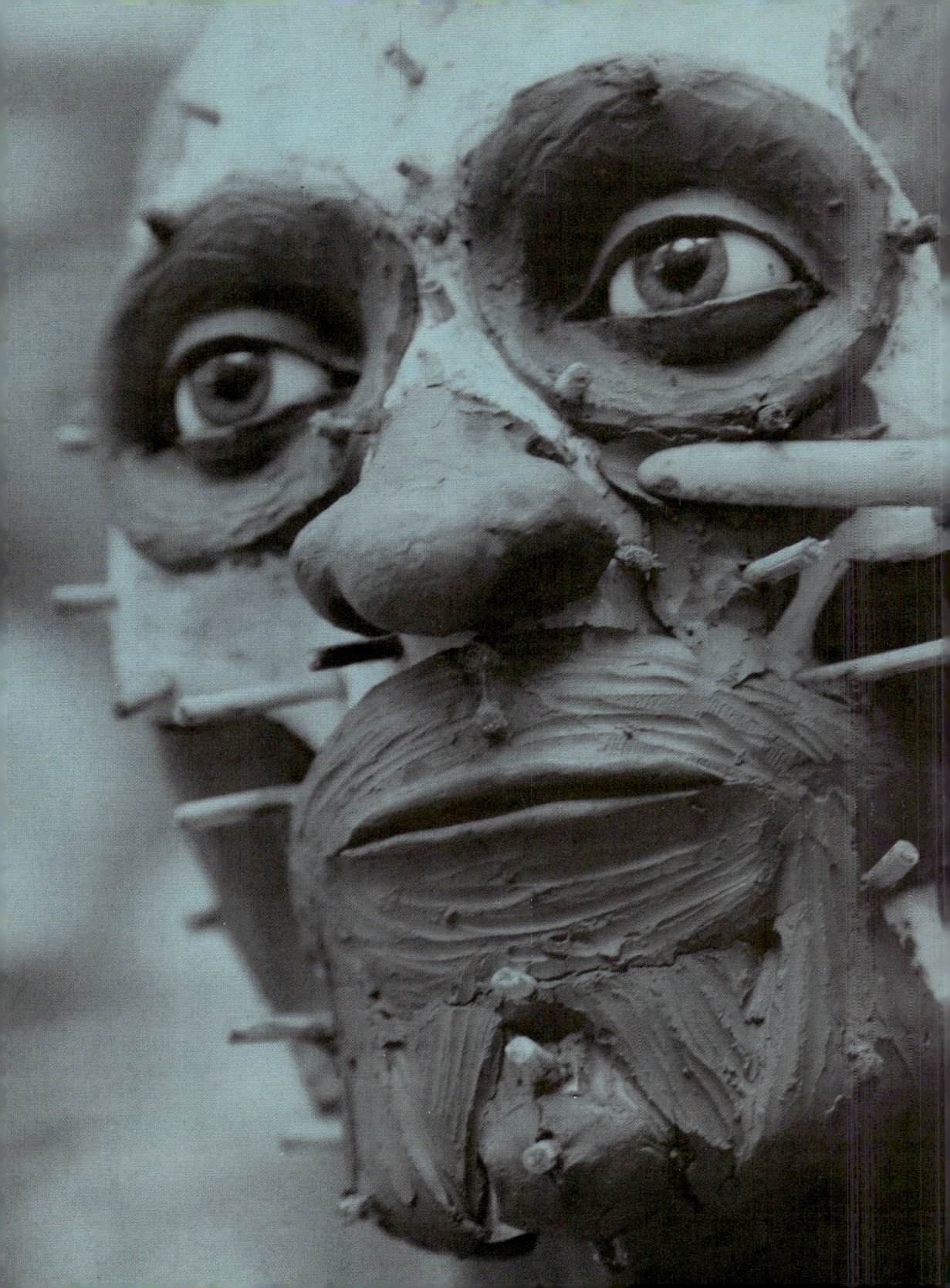

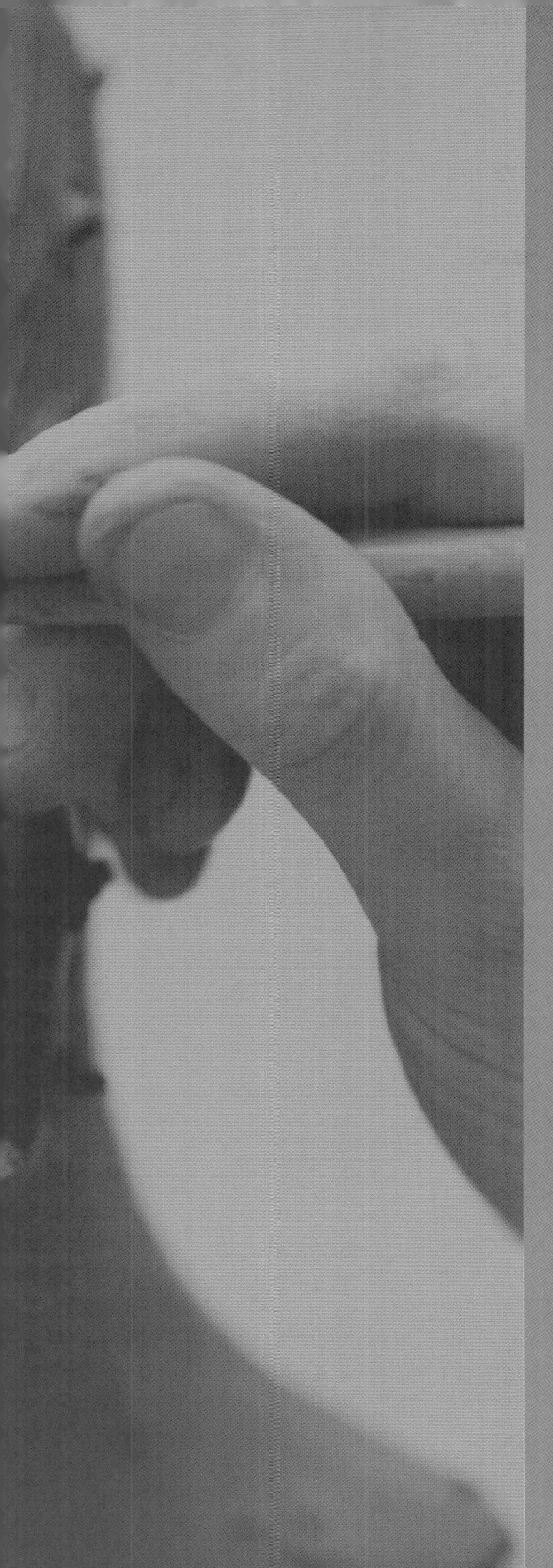

Kapitel 6
Die Ermittlung der Identität

Manchmal hat die Polizei Probleme bei der Feststellung der Identität eines Lebenden; bei einem Toten kann das noch viel schwieriger sein. Eine Leiche stellt sich nicht mit Namen vor und sagt auch nicht, woher sie kommt und wer ihre Angehörigen sind. Forensische Methoden sind gefragt, ob nun einfache Untersuchungen oder komplexe wissenschaftliche Verfahren.

Die Bestimmung der Identität

Warum ist es so wichtig, eine genaue Identifikation vorzunehmen? Aus folgenden Gründen:

1. Um den Tod des Individuums für offizielle und statistische Zwecke sowie für Verwaltungszwecke zu erfassen.
2. Um Rechtsansprüche und -verpflichtungen auf Eigentum, Nachlass und Schulden zu regeln.
3. Um Ansprüche auf die Auszahlung von Lebensversicherungen, Hinterbliebenenrenten und anderen finanziellen Anrechten zu regeln.
4. Um die Aufnahme juristischer Ermittlungen und Untersuchungen bei kriminellen oder verdächtigen Todesfällen in die Wege zu leiten.
5. Um den Angehörigen den Tod definitiv beweisen zu können und damit ihre Trauerarbeit zu beenden.

Die Methoden zur Feststellung einer gesicherten Identifikation sind visueller, ärztlicher und technischer Natur. Zu den visuellen Methoden zählen die Inaugenscheinnahme der Leiche durch Bekannte, das Erkennen der Kleidung und der Abgleich der Leiche mit vorhandenen Ausweisdokumenten. Zu den ärztlichen Methoden gehören der Abgleich der Fingerabdrücke, der Vergleich von Röntgenaufnahmen (der Zähne oder anderer

Gegenüberliegend Thailändische Beamte versuchen, nach der Tsunami-Katastrophe vom Dezember 2004 Leichname zu identifizieren.

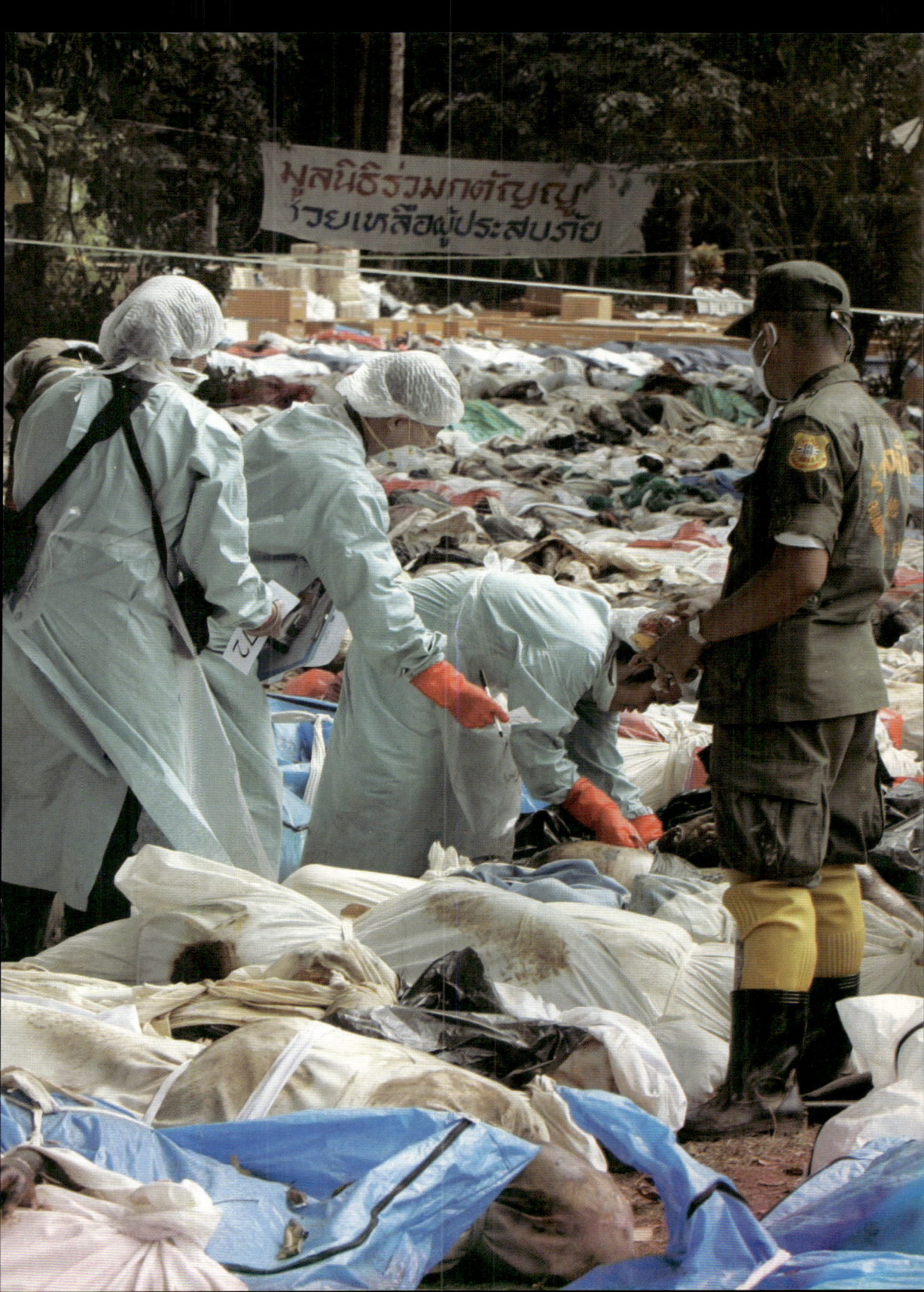

Körperpartien), von medizinischen Prothesen, von Implantaten und anhand der Krankengeschichte. Die meisten technischen Methoden der Identifikation bedienen sich der Skelett-Analyse, des DNA-Vergleichs und der Gesichtsrekonstruktion. Welche Methode verwendet wird, hängt in erster Linie von den Todesumständen und dem Zustand der Leiche ab.

Visuelle Identifikation

Sehr häufig erfolgt die Feststellung der Identität durch einen visuellen Vergleich. Üblicherweise geschieht dies dadurch, dass ein Angehöriger einen Blick auf die Leiche wirft, entweder in persona oder auf einem Monitor, und bestätigt, dass es sich tatsächlich um die Mutter, den Vater, die Verlobte usw. handelt. Das Erkennen eines kürzlich Verstorbenen ist aber nicht

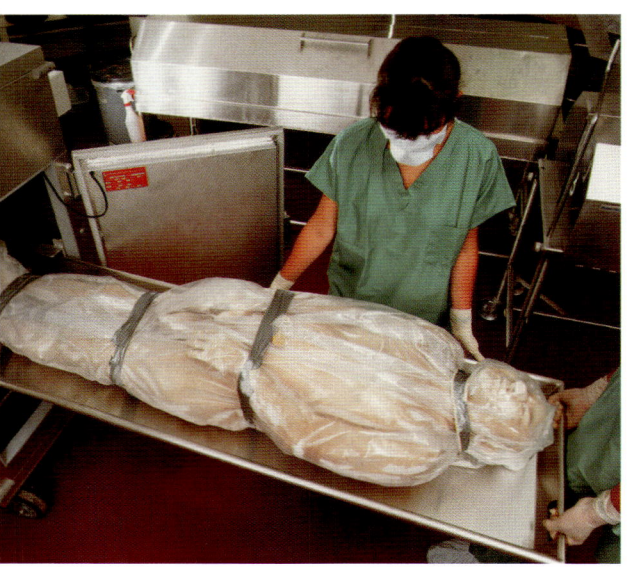

Oben Der Leichnam eines weißen Mannes wird aus dem Kühlraum geholt, damit Verwandte eine visuelle Identifikation vornehmen können.

immer einfach, da der Tod die Gesichtszüge stark verändern kann. Es hat Fälle gegeben, in denen die Eltern oder der Ehegatte die Identifikation des geliebten Menschen bezweifelten oder ganz verweigerten. Gibt es keine nahen Angehörigen, können enge Freunde oder Nachbarn die Identität eines Toten bestätigen. Eine weitere Methode der visuellen Identifikation, insbesondere wenn niemand greifbar ist, der den Toten kannte, besteht im Vergleich mit dem Bild im Führerschein oder dem Personalausweis.

Tätowierungen

Tätowierungen entstehen durch das Anbringen von Pigmenten an der Hautschicht unter der Epidermis. Schwarze Pigmente sind am widerstandsfähigsten und neigen am wenigsten zum Ausbleichen.

Tätowierungen gibt es in vielerlei Stilrichtungen und Ausführungen. Da sie einzigartig sind, können sie zur gesicherten Identifikation selbst in solchen Fällen beitragen, in denen der Leichnam bereits stark verwest ist. Professionell angebrachte Tätowierungen sind dauerhaft, und selbst wenn der Körper verwest oder verbrannt ist oder im Wasser gelegen hat, können die Pathologen eine Tätowierung durch Abkratzen der oberen Hautschicht und Freilegen der darunterliegenden Dermis entdecken.

Das Gesicht verwest häufig zuerst, was die gesicherte Identifikation aufgrund dieser Entstellung der Gesichtszüge erschwert oder gar unmöglich macht. Allerdings werden Rücken, Brust und Arme (wo sich die Tätowierungen zumeist befinden) weniger stark angegriffen, daher lässt sich über eine Tätowierung eine visuelle Identifikation untermauern. Fotos des lebenden

Opfers, die Tätowierungen zeigen, werden zuweilen mit Aufnahmen verglichen, die bei der Autopsie gemacht wurden.

Im Gefängnis oder von Laienhand angebrachte Tätowierungen sind für die Identifikation eines Toten weniger nutzbringend, da bei den verwendeten Amateurmethoden weniger Tinte dauerhaft unter die Epidermis gelangt.

Kleidung und persönliche Gegenstände

In Fällen, in denen die Gesichtszüge so stark verzerrt sind, dass eine gesicherte Identifikation schwierig oder der Anblick für die Angehörigen nicht zu ertragen wäre, kann die vom Opfer getragene Kleidung zu einer gesicherten Identifikation führen. In diese Kategorie gehören Fälle wie Selbstmord durch Kopfschuss, Tod durch Kollision mit einem Zug oder auch Opfer, die mit Chemikalien in Berührung kamen. Zur detaillierten Beschreibung der Kleidung zählen Art, Farbe, Kragengröße, Hosenlänge und die Gewebeart. Wäschereimarkierungen und Schneideretiketten können ebenfalls hilfreich sein. Die Angehörigen werden gebeten, die Kleidung des Toten zu beschreiben, dann wird geprüft, ob die Beschreibung mit dem Befund übereinstimmt. Wenn die getragene Kleidung aber keine Besonderheiten aufweist, ist diese Methode nicht sonderlich brauchbar.

Auch persönliche Gegenstände, die am Toten gefunden wurden, können bei einer Identifikation helfen. Geldbörsen und Brieftaschen werden nach Führerschein, Sozialversicherungskarte und Kreditkarten durchsucht. Auf Ringen, Uhren oder Halsketten können sich Gravuren befinden, oder sie werden von Angehörigen identifiziert.

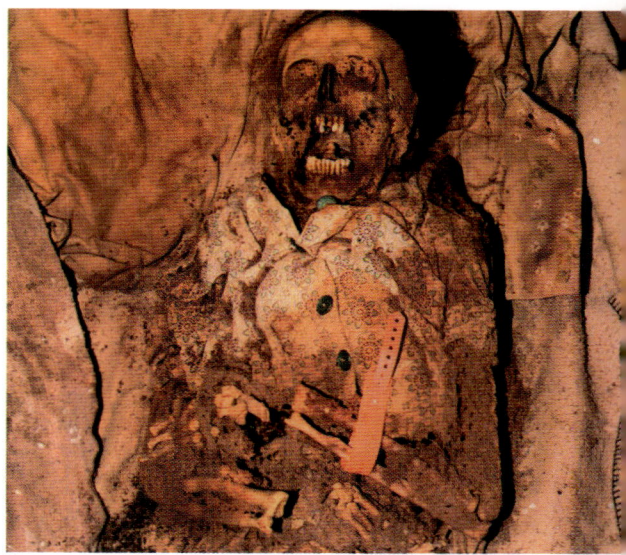

Oben Wenn ein Leichnam stark verwest ist, bieten typische Kleidungsstücke die größte Chance, eine Identifizierung herbeizuführen. Hier erkennt man grüne Knöpfe an einem Kleid, obwohl die Leiche jahrelang unter der Erde lag.

Grenzen der visuellen Identifikation

Zwar ist der visuelle Vergleich eine rasche und effiziente Methode der Identifikation, es gibt aber viele Fälle, in denen er nicht durchführbar ist. Zur visuellen Identifikation benötigt man in der Regel Verwandte oder enge Freunde. In Kleinstädten und Dörfern ist dies üblicherweise möglich, doch in Großstädten mit einer hohen Fluktuationsrate innerhalb der Bevölkerung muss das Büro des Coroners häufig zu anderen Methoden greifen. Und bei der Identifikation verwester Leichen sind die visuellen Methoden, sofern nicht eine unveränderliche Tätowierung vorhanden ist, praktisch nutzlos.

Ärztliche Identifikation

Fingerabdrücke

Die Fingerabdrücke entstehen aus einem Muster aus Hautlinien an den Kuppen der Finger und der Daumen. Der menschliche Körper prägt diese Linien in der 17. Schwangerschaftswoche aus; sie bleiben die gesamte Lebenszeit über unverändert.

Geschichtliches

Fingerabdrücke als Identifikationsmittel sind sehr alt. Schon in Babylon wurden Tontafeln geschäftlichen Inhalts zwischen 1000 und 200 v. Chr. mit einem Fingerabdruck unterzeichnet. Im 14. Jahrhundert fiel einem persischen Hofarzt auf, dass keine zwei Fingerabdrücke sich genau gleichen, und 1823 wurden von Professor Johannes Evangelist Purkinje von der Universität im damals preußischen Breslau neun Fingerabdrucksmuster publiziert.

Die erste moderne Identifikation per Fingerabdruck erfolgte 1870; die Methode gewann rasch an Bekanntheit, nachdem sie den Mörder in „Leben auf dem Mississippi" von Mark Twain (1883) überführte. Im richtigen Leben wurde im Jahr 1892 ein Verbrechen erstmals durch Fingerab-

drücke gelöst, als die argentinische Polizei damit eine Frau identifizierte, die ihre beiden Söhne umgebracht hatte. Die Frau hatte, um den Verdacht von sich abzulenken, sich selbst an der Kehle verletzt, doch ihr blutiger Fingerabdruck an einem Türrahmen überführte sie als Mörderin. 1905 begann die US-Armee damit, die Fingerabdrücke ihrer Soldaten zu erfassen; 1908 zogen die Navy und die Marines nach. 1924 richtete das FBI eine Abteilung Identifikation ein und sammelte anfangs Fingerabdrücke auf Karten, die dann visuell mit den Abdrücken eines Verdächtigen abgeglichen wurden. 1999 entstand in den USA das Automated Fingerprint Identification System (AFIS); die Fingerabdrücke wurden digitalisiert, was unter Millionen Einträgen die automatische Suche ermöglicht.

Fingerabdrücke bei der Identifikation von Leichen

Fingerabdrücke sind nicht nur bei der Identifikation von Verbrechern hilfreich, sondern auch bei derjenigen von unbekannten Leichnamen.

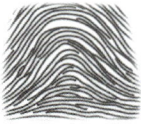 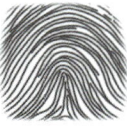 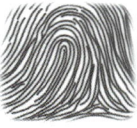 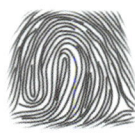 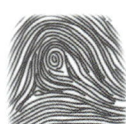 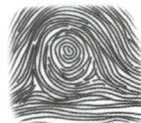 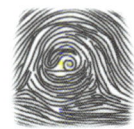

| Einfacher Bogen | Gespreizter Bogen | Schleife | Doppelschleife | Schleife mit Mitteltasche | Einfache Windung | Zufällig |

Oben Die sieben Hauptklassifikationen von Fingerabdrücken. Jeder menschliche Abdruck fällt entweder in eine dieser Klassifikationen oder ist eine Mischung aus ihnen.

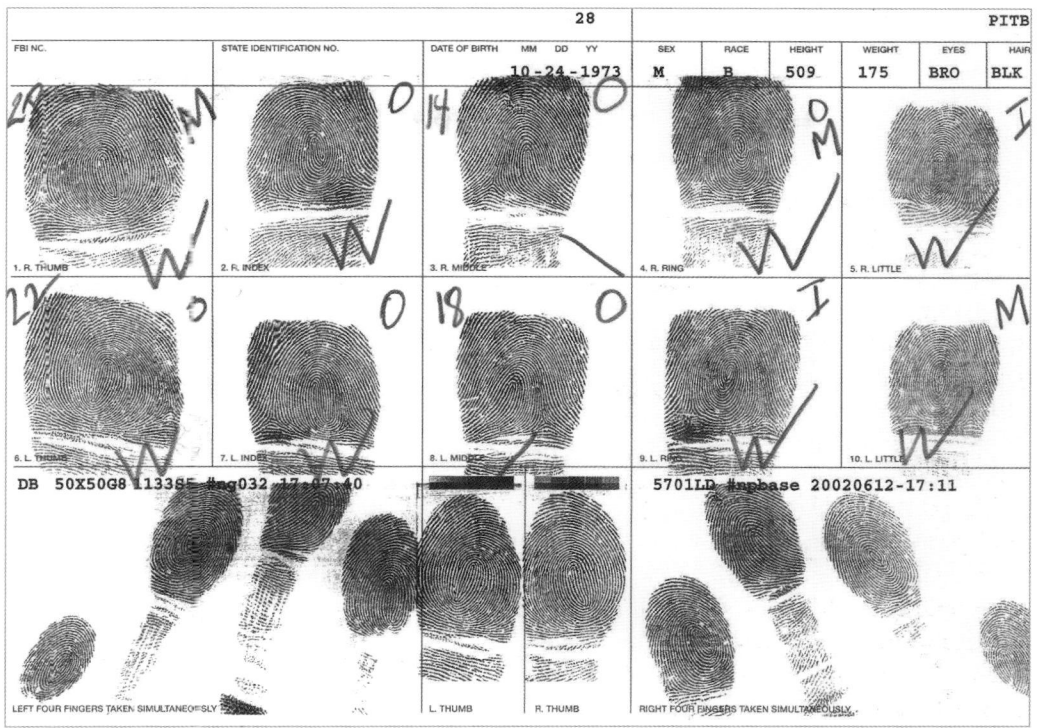

Oben Ein vollständiger Satz Fingerabdrücke, der jeden Finger einzeln sowie alle zusammen zeigt.

Tote, die nackt gefunden wurden und noch nicht völlig verwest sind, lassen sich oft anhand ihrer Fingerabdrücke identifizieren. Dies ist umso wichtiger, wenn sie weder Kleidungsstücke noch Tätowierungen haben, die einer Identifikation dienen könnten.

Wenn die Untersuchung des Opfers (Kleidung und persönliche Gegenstände) und des Tatorts den Toten nicht zu identifizieren vermögen, ruft der forensische Pathologe einen Fingerabdruckexperten herbei. Einem kürzlich Verstorbenen werden auf ähnliche Weise wie einem Lebenden die Fingerabdrücke abgenommen. Die Ausrüstung besteht aus einem Stempelkissen, einer Karte, dickflüssiger schwarzer Tinte und einem Roller. Die Tinte wird dünn und gleichmäßig auf die Fingerkuppen verteilt, dann werden Daumen, Zeige-, Mittel-, Ring- und kleiner Finger vorsichtig über die Felder auf der Karte gerollt. Schließlich werden noch Abdrücke der Finger und des Daumens ohne Rollen genommen.

Wenn das Opfer sich noch im Frühstadium der Verwesung befindet, können die Hände zur Faust geballt sein oder sich in der Totenstarre befinden. Unter diesen Umständen versucht man, die Finger gerade auszurichten, zunächst mit Kraft; führt das zu keinem Ergebnis, kann man es mit einem Einschnitt zwischen Daumen und

Zeigefinger versuchen. Lässt sich die Starre nicht lösen, kann es erforderlich sein, die Haut vom Körper zu trennen. Ein weiteres Problem, das bei verwesten Fingern auftritt, ist die übermäßige Faltenbildung der Haut. Diese lässt sich durch das Einspritzen einer Substanz unter die Haut beseitigen, die das Gewebe strafft.

Fingerabdrücke von verwesten Leichen
Fortgeschritten verweste Leichname befinden sich in einem von drei Zuständen:

Fäulnis (Verrottung), Mumifizierung (Austrocknung) oder Mazeration (Aufquellen). In allen drei Fällen kann sich die Haut von den Fingern gelöst haben.
Wenn die Finger mumifiziert sind, werden sie entfernt und in eine Lösung gelegt, damit sie Wasser ziehen. Das kann mehrere Stunden oder sogar Wochen dauern. Die Haut von eingelegten Fingern zieht zunächst Wasser und schwillt an, nach wenigen Stunden löst sie sich vom Fleisch. Diesem Effekt wirkt man mit Alkohol,

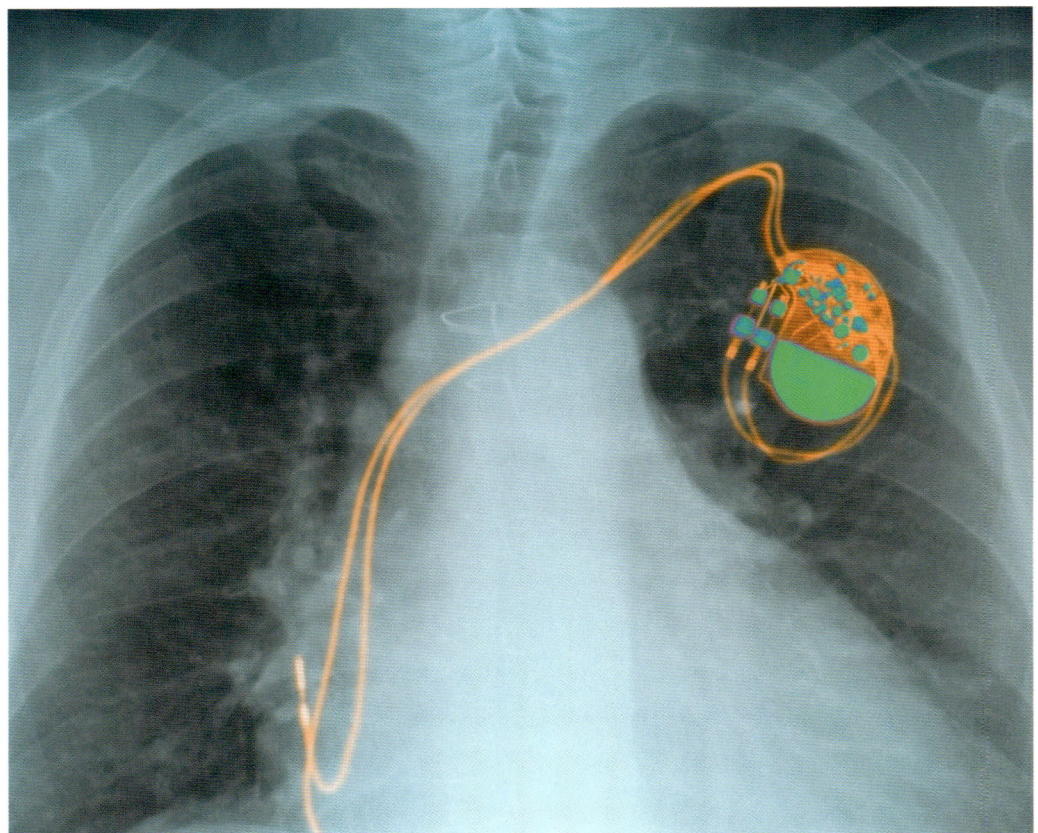

Oben Das kolorierte Röntgenbild zeigt einen chirurgisch eingesetzten Herzschrittmacher. Durch den Abgleich mit ärztlichen Unterlagen lässt sich die Identität des Toten ermitteln.

Benzol oder Azeton entgegen, was das Abnehmen von Abdrücken erlaubt.

Fingerabdrücke sind ein überaus taugliches Mittel zur Identifikation. Allerdings gibt es in zweierlei Hinsicht Grenzen dieses Verfahrens. Zunächst müssen die Abdrücke des unbekannten Toten bereits in Datenbanken der Polizei oder einer anderen Behörde oder des Militärs vorhanden sein. Andererseits können die Abdrücke nicht genommen werden, wenn das Opfer zu starke Verbrennungen aufweist.

Implantate und Narben

Eine weitere Form der ärztlichen Identifikation besteht in der Suche nach chirurgischen Implantaten wie Herzschrittmachern, Brustimplantaten, chirurgischen Schrauben und Platten während der Autopsie. Auch Spuren von Operationen wie Bypasslegungen, dem Abklemmen von Teilen des Magens oder der Entfernung des Blinddarms lassen sich zur Identifikation des Toten mit medizinischen Unterlagen abgleichen.

Alle medizinischen Implantate tragen eine Seriennummer. Nach Auffindung und Entfernung des Implantats kann man mit dem Hersteller in Verbindung treten, um den Namen des Patienten, das Datum der Einsetzung des Implantats und weitere ärztliche Informationen in Erfahrung zu bringen.

Krankengeschichte

Die innere Beschau der Organe kann Hinweise auf die Krankengeschichte, etwa auf Gallensteine, eine Staublunge, Asbestose und verschiedene Erbkrankheiten ergeben. Wenn dazu Aufzeichnungen zu Lebzeiten geführt wurden, kann der forensische Befund mit diesen medizinischen Unterlagen im Rahmen der Identitätsermittlung abgeglichen werden.

Fallstudie — IDENTIFIZIERUNG EINER VERLORENEN SEELE

Eine Abrissmannschaft bereitete sich darauf vor, ein leer stehendes Gebäude abzureißen, und überprüfte noch einmal, ob jemand im Gebäude war. Dabei entdeckte ein Arbeiter die verkohlten Überreste eines Menschen. Polizei, Untersuchungsbeamte und ein forensischer Fotograf wurden informiert. Bei dem Opfer schien es sich um einen Mann zu handeln, der lediglich ein Hemd und Shorts trug, was bei der Identifikation nicht weiterhalf. Eine Identifikation über das Gesicht und Fingerabdrücke schied angesichts der fortgeschrittenen Verwesung aus, zudem hatte man keinerlei Hinweise auf Verwandte. Im forensischen Labor wurden Röntgenbilder des Leichnams von Kopf bis Fuß erstellt, wobei sich herausstellte, dass sich in der Elle im rechten Arm ein Metallimplantat befand. Der Knochen hatte mehrfache Brüche erlitten, musste chirurgisch behandelt und mit einer 25 cm langen Metallplatte geschient werden.

Die Platte wurde im Zuge der Autopsie entfernt; auf ihr standen der Name des Herstellers und eine Seriennummer. Man wandte sich an den Hersteller und erfuhr dort den Namen und die Anschrift des Opfers sowie das Datum, an dem die Platte eingesetzt worden war. Nun konnte man die Verwandten verständigen, die bestätigten, dass das Opfer Drogen nahm und seit mehreren Jahren obdachlos gewesen war.

Die skelettale Identifikation

Zu den schwierigsten Aufgaben, denen sich ein forensischer Pathologe gegenübersieht, zählt die Identifikation, wenn die Überreste sich auf ein ganz oder teilweise vorhandenes Skelett beschränken. In diesen Fällen wird häufig ein forensischer Anthropologe als außenstehender Experte zurate gezogen, der die folgenden Fragen beantworten soll:

1. Handelt es sich um Knochen?
2. Handelt es sich um menschliche Knochen?
3. Welchen Geschlechts?
4. Wie groß war der Tote?
5. Welcher ethnischen Gruppe entstammte er?
6. Wie alt war er?
7. Wie lange ist das Opfer tot?

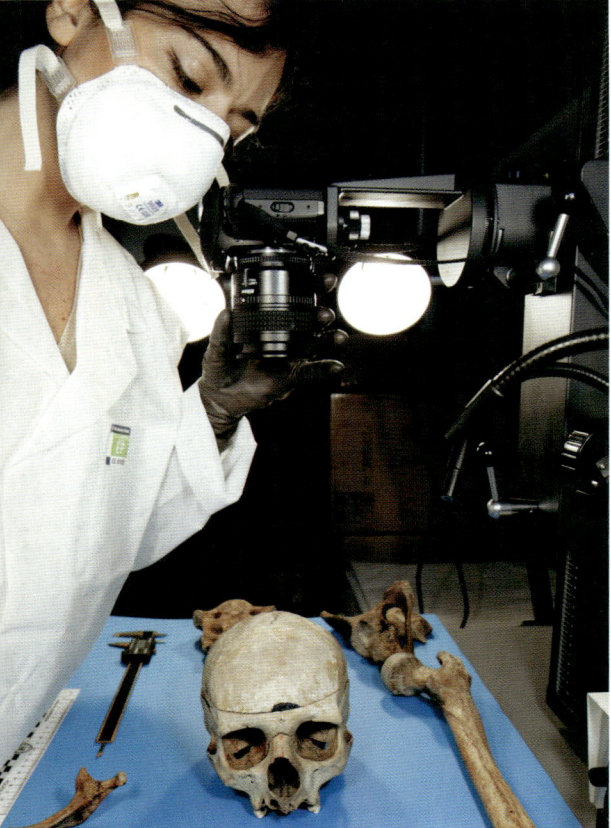

Oben Mit Lineal, Schublehre und Kamera werden die Abmessungen des Schädels genommen.

Für das ungeübte Auge (das gilt auch für Polizisten) gleichen zahlreiche Objekte Knochen. Steine, Kunststoffe und Hölzer wurden schon mit Knochen verwechselt. Jedes Jahr zu Beginn der Jagd- und Ausflugssaison werden die Amtsstuben der Polizei sowie sämtlicher Coroners mit Berichten von Ausflüglern überflutet, die davon überzeugt sind, menschliche Knochen gefunden zu haben; in der übergroßen Mehrheit der Fälle stellt sich heraus, dass sie von Kleintieren stammen.

Manchmal werden menschliche Überreste von Passanten in unbewohnten Gegenden gefunden, aber selbst dann muss es sich nicht um einen verdächtigen Fall handeln. Einmal wurde ein menschlicher Unterkiefer in einem Waldstück hinter einer großen medizinischen Ausbildungsstätte gefunden. Bei näherer Untersuchung durch einen forensischen Pathologen stellte sich heraus, dass der Unterkiefer zu Unterrichtszwecken in der zahnärztlichen Abteilung der Schule verwendet worden war.

Hin und wieder werden skelettale Überreste entdeckt, die nach einer umfassenden forensischen Untersuchung verlangen. Die

Überreste werden eingesammelt, mit ihnen das gesamte sie umgebende Erdreich, damit auch kleinste Knochenteile nicht verloren gehen. Im Labor werden die Knochen auf einem sauberen, weißen Laken ausgebreitet und ihrer anatomischen Lage entsprechend positioniert. Die erste Aufgabe des Anthropologen ist es nun, Geschlecht, ethnische Herkunft, Alter und Statur des Opfers zu ermitteln. Das Geschlecht und, in geringerem Ausmaß, die ethnische Herkunft lassen sich anhand des Schädels feststellen. Das Geschlecht kann auch am Beckenknochen ermittelt werden, wenn er vorhanden ist. Der Oberschenkelknochen erlaubt eine ungefähre Schätzung der Gesamtkörpergröße.

Sind Kandidaten für die mögliche Identifizierung der Überreste vorhanden und stehen von diesen Kandidaten zu Lebzeiten gemachte Röntgenbilder zur Verfügung, kann das forensische Team anhand der skelettalen Überreste eine gesicherte Identifikation versuchen. Im Leichenschauhaus fertigt man dazu Röntgenbilder nach dem Vorbild der vorliegenden Röntgenaufnahmen zu Lebzeiten an. Die Bilder werden dann übereinandergelegt und auf Ähnlichkeiten hin untersucht. Wenn zum Beispiel Röntgenbilder der Brust von einem medizinischen Check vorhanden sind, fertigt man von den Überresten möglichst ähnliche Bruströntgenbilder an. Etwaige Anzeichen von alten Brüchen und Knochenabnormitäten (zum Beispiel Sklerose) erhöhen die Zuverlässigkeit derartiger Identifikationsmethoden.

Foto-Überlagerung

Bei einer weiteren Methode der Identifikation werden die skelettalen Überreste mit Fotos der in Frage kommenden Kandidaten

> ## DAS MENSCHLICHE SKELETT
>
> - Erwachsene Menschen haben etwa 206 Knochen, ein Neugeborenes um 270.
>
> - Männer haben gewöhnlich etwas dickere und längere Extremitäten.
>
> - Frauen haben gewöhnlich im Verhältnis zur Körpergröße größere Beckenknochen, einen schmaleren Brustkorb, kleinere Zähne und weniger kantige Kiefer.

verglichen. Ein berühmter Fall, in dem das Überlagern von Fotos zu einer Identifikation führte, betraf Dr. Josef Mengele, den berüchtigten Lagerarzt im KZ Auschwitz. Man nahm an, dass Mengele Deutschland verlassen hatte, am 7. Februar 1979 in Brasilien verstarb und unter dem Ersatznamen Wolfgang Gerhard begraben wurde.

Die Überreste von „Wolfgang Gerhard" wurden sechs Jahre nach dessen Tod exhumiert. Alter und Geschlecht der Überreste entsprachen den Daten von Mengele, daher wurden der Schädel vermessen und Fotos für eine Überlagerung angefertigt. Zwei Fotos von Mengele standen zur Verfügung, auf einem war er 27, auf dem anderen 60 Jahre alt. Die Abmessungen des Gerhard-Schädels wurden auf diese Fotos übertragen; Experten stellten eine völlige Übereinstimmung fest, womit eines der größten Geheimnisse im Zusammenhang mit den Nazi-Kriegsverbrechern gelüftet war.

Die DNA

Die DNA (von engl. deoxyribonucleic acid; zu Deutsch Desoxyribonukleinsäure) steht im Mittelpunkt des medialen Interesses, da sie in etlichen Fällen bewiesen hat, dass ein Täter am Tatort war. Zudem hat sie bereits Unschuldige entlastet oder Verdächtige ausgeschlossen. Die DNA spielt aber auch bei der Identifizierung von Toten eine Rolle. Dies ist die jüngste und wohl revolutionärste Methode zur Identifizierung.

DEOXYRIBONUCLEIC ACID

- Die DNA ist der Grundbaustein für den gesamten genetischen Aufbau des Individuums. Sie steuert die biologische Entwicklung nicht nur beim Menschen, sondern bei allen Lebewesen.

- Die DNA besteht aus zwei Zucker- und Phosphat-Molekülketten, die eine Doppelhelix ausformen und durch Adenin-, Thymin-, Cytosin- und Guaninketten miteinander verbunden sind.

- Die DNA lässt sich zu forensischen Zwecken aus Blut, Samen, Hautzellen, Gewebe, Organen, Muskeln, Knochen, Zähnen, Haaren, Speichel, Schleim, Fingernägeln, Urin und Fäkalien gewinnen.

Die DNA-Methode weist gegenüber den anderen Identifikationsmethoden gewisse Vorteile auf. Sie ist ein sehr stabiler Molekülverbund und kann auch aus stark verwesten, vollständig verkohlten Körpern und aus Mumien, die mehrere Tausend Jahre alt sind, gewonnen werden. Für Analysen und Vergleiche genügt eine winzige Menge DNA. Ihr größter Vorteil ist aber, dass jeder Mensch ein eigenes DNA-Profil besitzt und dass diese Struktur normalerweise im ganzen Körper eines Menschen, in jeder einzelnen Zelle in gleicher Weise vorhanden ist. Das DNA-Profil der Haut ist mit demjenigen des Blutes, des Speichels oder des Haares identisch.

Die DNA bei der Identifikation von Leichen

DNA ist zwar recht einfach aus unidentifizierten menschlichen Leichen zu gewinnen, doch sie einer vermissten Person zuzuordnen, das ist weitaus schwieriger. Wenn ein möglicher Kandidat vorhanden ist, kann die DNA des Leichnams mit der DNA aus Spuren organischen Materials aus der Wohnung oder von den Habseligkeiten des Kandidaten verglichen werden. Ist ein solcher Kandidat nicht zur Hand, kann das DNA-Profil mit den Profilen des Combined DNA Index System (CODIS) abgeglichen werden, einer elektronischen Datenbank, in der DNA-Proben aus Bundes-, bundesstaatlichen und örtlichen Laboren gespeichert sind und die vom FBI betrieben wird. CODIS kann das DNA-Profil der unbekannten Person elektronisch mit allen vorhandenen Profilen abgleichen.

Die Arbeit mit CODIS hat ein großes Handicap. Die Datenbank enthält nur DNA-Profile verurteilter Sexualstraftäter, Vergewaltiger, Mörder, Kinderschänder und anderer Gewalttäter, obschon manche Bundesstaaten auch die Profile anderer Verurteilter speichern. Das System ist daher nur für Identifikationszwecke tauglich, wenn der Verstorbene (in jüngerer Zeit) straffällig geworden war.

Die DNA nach dem 11. September

Nach dem terroristischen Anschlag vom 11. September wurden über 19.000 DNA-Proben von den 2700 Toten genommen. Anhand dieser Proben konnten über 1500 Opfer per DNA-Abgleich zweifelsfrei identifiziert werden. Es war praktisch die einzige taugliche Methode zur Identifizierung, da die Überreste größtenteils nicht mehr erkennbar waren.

Auf Anweisung der forensischen Behörden stellten die Familienangehörigen möglicher Opfer DNA-Proben zur Verfügung, die mit den am Einsturzort der Türme gewonnenen Proben verglichen wurden; die besten Proben stammten meistens von Bürsten, die Haare enthielten. Dieselbe Methode wurde in geringerem Umfang auch nach dem Tsunami in Asien im Dezember 2004 verwendet, ebenso für die Identifizierung der Überreste von Soldaten, die in Korea und Vietnam gefallen sind.

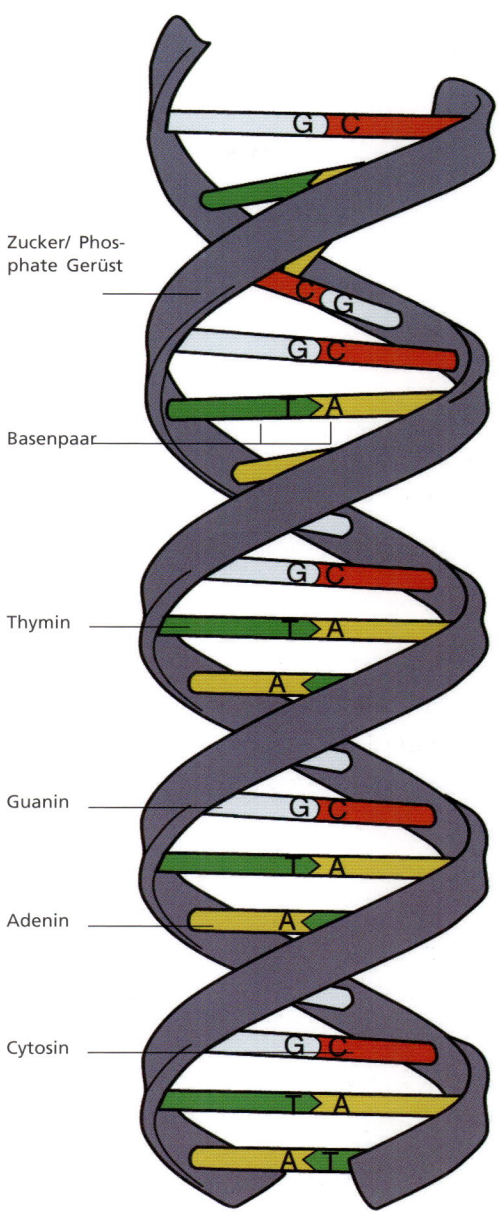

Oben Die Doppelhelixstruktur eines DNA-Moleküls. Eine DNA-Kette besteht aus sehr viel mehr Basenpaaren als nur aus diesem.

Zahnvergleich

In besonderen Fällen muss das Amt des Coroners sich auf die Künste eines forensischen Odontologen verlassen, um die Identität eines Toten zu ermitteln. Opfer, die bis zur Unkenntlichkeit verbrannt, weitgehend verwest oder bereits skelettiert sind, können durch einen Zahnvergleich identifiziert werden.

Ein forensischer Odontologe ist ein Zahnarzt, der seine Fachkenntnisse für die Untersuchung von Todesfällen und weiterer forensischen Angelegenheiten zur Verfügung stellt. Die Aufgaben des forensischen Odontologen bestehen in der Identifizierung der Überreste eines einzelnen Toten bis zu der von Hunderten von Toten nach einer Katastrophe, in der Untersuchung von Bissspuren und dem Sammeln von DNA-Proben, die sich in dem Blut oder dem Speichel um eine Bissspur herum befinden können.

Eine wichtige Aufgabe des forensischen Odontologen ist zudem die Einschätzung der Wahrscheinlichkeit, dass vor und nach dem Tod entstandene Gebiss-Röntgenbilder übereinstimmen, was zu der zweifelsfreien Identifizierung eines Toten führen kann. Dafür ist vor allem die Fähigkeit nötig, Muster zu erkennen und miteinander zu vergleichen.

Dauerhaftigkeit

Die Zähne sind für die Feststellung der Identität deshalb so wichtig, weil Zähne und Kiefer auch unter widrigsten Umständen erhalten bleiben, etwa bei Feuer und schwersten Verletzungen. Arbeiten am Gebiss wie Füllungen und Brücken sind ebenfalls sehr robust und bleiben regelmäßig auch bei völlig verwesten Leichen intakt. Die Dauerhaftigkeit des Gebisses ist in erster Linie dem Zahnschmelz (der äußersten Zahnschicht) und dem Zement (der äußeren Umhüllung der Zahnwurzeln) zu verdanken.

Besondere Zähne

Für die Identifizierung ebenfalls von großer Bedeutung ist die Einzigartigkeit des menschlichen Gebisses. Ein komplettes Erwachsenengebiss besteht aus 32 Zähnen mit je fünf Außenflächen und bietet somit 160 Variationsmöglichkeiten für individuelle Unterschiede in der Oberflächenanatomie, in zahnärztlichen Implantaten und in Anordnung, Größe, Form, Material und Abnutzungserscheinungen. Weitere typische Merkmale, die beim Vergleich der zu Lebzeiten entstandenen mit den posthumen Röntgenbildern beachtet werden, sind der Sinus Maxillaris (die Kieferhöhle über dem Oberkiefer) und die Ausformung der Augenhöhlen. Außerdem erhöhen Faktoren wie der Zustand der Zähne oder fehlende Zähne die Wahrscheinlichkeit einer Identifizierung.

Zahnärztliche Implantate (Füllungen, Brücken, Gebisse) können, selbst wenn sie die Identität eines Toten nicht enthüllen, Informationen zur geografischen Herkunft und ihrem ungefähren Einsetzdatum ber-

Gegenüberliegende Seite Knochen in einem forensischen Labor. Die Beschädigung des Schädels weist darauf hin, dass der Tote einer Gewalttat zum Opfer fiel.

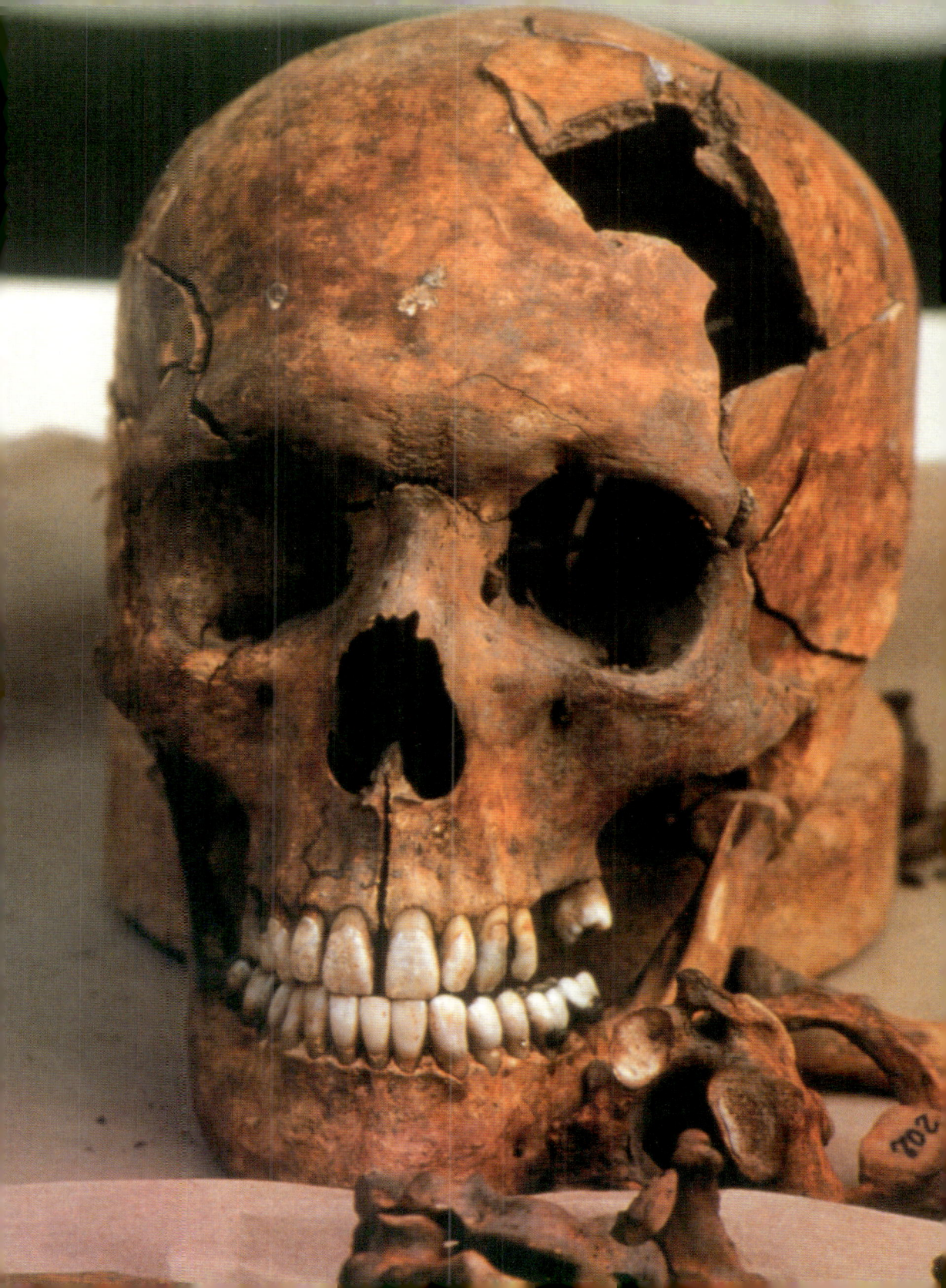

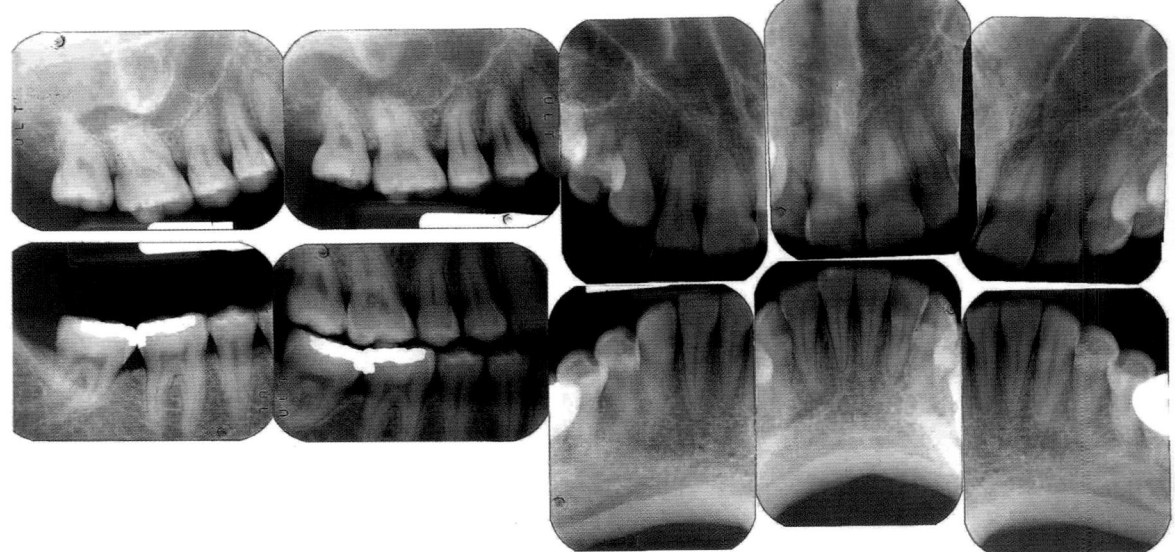

Oben Ein kompletter Satz von zu Lebzeiten entstandenen Röntgenbildern des Gebisses. Der forensische Odontologe vergleicht sie mit den posthum entstandenen Aufnahmen.

gen und sogar direkt zu einem Zahnarzt oder einem Dentallabor führen. Auch kann die Qualität der zahnärztlichen Arbeit Rückschlüsse auf den sozioökonomischen Status des Verstorbenen erlauben, da umfangreichere Arbeiten an den Zähnen recht teuer sind.

Gebissdaten

Ein Nachteil der Identifikation per Gebiss besteht darin, dass man dafür auf zu Lebzeiten entstandene Röntgenbilder der Zähne angewiesen ist. In den meisten Ländern gibt es wesentlich mehr Unterlagen zu den Zähnen als Fingerabdruckkarteien, dennoch dürfte es zahlreiche Menschen geben, von denen keine zahnärztlichen Unterlagen existieren, weil sie keine Krankenversicherung oder Angst vor dem Zahnarzt haben oder sich den Zahnarzt ersparen.

Was die Datensuche und den Datenabgleich angeht, gibt es bei der Identifikation per Gebiss den Nachteil, dass keine zentralisierte elektronische Datenbank existiert, anders als bei den Fingerabdrücken. Das Büro des Coroners muss also dem Odontologen eine kurze Liste von in Frage kommenden Kandidaten an die Hand geben, von denen jeweils zu Lebzeiten entstandene Röntgenbilder des Gebisses vorliegen, die mit den posthum entstandenen verglichen werden können. Wenn ein Wanderer oder ein Jäger einen Schädel mit Gebiss findet, kann der Odontologe nichts unternehmen, ehe er nicht im Zuge der polizeilichen und forensischen Untersuchung eine Kandidatenliste bekommt.

Die Gesellschaft legt heutzutage großen Wert darauf, dass alle Individuen, ob tot oder lebendig, identifiziert werden können. Gebissdaten, die in einer zentralen elektronischen Datenbank gespeichert werden, könnten, gemeinsam mit Fingerabdrücken und DNA-Profilen, ein nahezu perfektes System dafür bereitstellen.

LINDERUNG DER PEIN

Ein intensiver Brand loderte in einem 50 Jahre alten, zweistöckigen Haus. Das Alter des Gebäudes und kürzlich installierte Einziehdecken erschwerten die Löscharbeiten. Auf der Straßenseite gegenüber versuchten die Notärzte, eine überaus besorgte Frau zu beruhigen. Ihre beiden Kinder, ein fünfjähriges Mädchen und ihr sieben Jahre alter Bruder, waren in dem Gebäude gefangen. Trotz aller Anstrengungen konnten die Feuerwehrleute die beiden Kinder nicht retten. Als das Feuer später vollständig gelöscht war und der Einsatzleiter das Betreten des Gebäudes erlaubt hatte, gingen zwei Feuerwehrmänner hinein, um die Leichen zu bergen. Einer entdeckte zwei stark verkohlte Leichen im Schlafzimmer im ersten Stock. Sie wurden in schwarze Leichensäcke gesteckt, diese mit A05F-41305 und A05F-41306 beschriftet und in das Leichenschauhaus gebracht.

Aufgrund des Zustandes der Leichen konnte eine gesicherte Identifikation weder visuell noch über Fingerabdrücke oder über die Skelette erfolgen. Um das männliche und das weibliche Opfer zweifelsfrei identifizieren zu können, war ein Zahnvergleich nötig. Man trat mit dem Zahnarzt der Familie in Verbindung und bat ihn, die jüngsten Röntgenbilder der Zähne der Kinder zur Verfügung zu stellen. Als die Bilder eintrafen, platzierten die Autopsietechniker die Leichen derart, dass ähnliche Röntgenbilder von den Leichen gemacht werden konnten. Ein forensischer Odontologe verglich dann die Röntgenbilder miteinander und konnte zweifelsfrei feststellen, welche Leiche der Knabe und welche das Mädchen war. Dadurch konnte der Coroner eine seiner Hauptpflichten erfüllen, nämlich die menschlichen Überreste zu identifizieren, was der Mutter half, ihren Schmerz zu überwinden; ebenso wurde auf diese Weise eine korrekte Zuordnung der Grabsteine ermöglicht.

Eine Datenbank aller Menschen

Identifikationsmethoden wie Fingerabdruck- und Gebissvergleich sind nur insofern tauglich, als die Charakteristika des Toten mit vorhandenen Unterlagen möglicher Kandidaten verglichen werden können. Je umfassender die Vergleichsdatenbank ist, desto größer ist die Chance, eine Identifizierung zu erzielen.

In verschiedenen Ländern der Erde gibt es landesweite Programme, allen Kindern die Fingerabdrücke zu nehmen (wobei die Karten mit den Abdrücken von den Eltern verwahrt werden) oder die zahnärztlichen Unterlagen aller Bürger in einer elektronischen Datenbank zu vereinen. Aber angesichts der Grenzen des Fingerabdruckvergleichs wäre eine landesweite DNA-Datenbank noch nützlicher, um schnell, exakt und abschließend menschliche Überreste identifizieren zu können. Vorstellbar wären, in der ferneren Zukunft, umfassende DNA-Datenbanken aller Bürger in allen Ländern – vielleicht sogar miteinander vernetzt. In vielerlei Hinsicht wäre das auch eine sehr viel sicherere Identifikationsmöglichkeit als Ausweise oder Pässe, die von Profis gefälscht werden können.

Nicht jeder würde diese Technologie jedoch begrüßen. Bürgerrechtler würden wohl die Frage stellen, in welchem Ausmaß wir wollen, dass unser persönlichsten Daten und unsere Identität dem Staat zur Verfügung gestellt werden. In der aktuellen Diskussion führt dies zu der Frage, was wichtiger ist – Freiheit oder Sicherheit.

Nicht identifizierte Leichen

Es gibt immer eine gewisse Anzahl an Toten, deren Identität mit den üblichen Methoden nicht ermittelt werden kann. Die letzte Zuflucht ist dann eine neue Methode der Gesichtsrekonstruktion, die zum Einsatz kommen kann, wenn alles andere versagt hat. Ton, kleine Stäbe, Modellbauwerkzeug und Plastikaugen sind nötig, um eine dreidimensionale Gesichtsnachbildung herzustellen, anhand derer Bekannte, Familienmitglieder oder Freunde eine Identifikation vornehmen können. Wenn ein skelettierter Schädel gefunden wird, beginnt die Gesichtsrekonstruktion mit der Ermittlung der korrekten Gewebedicke an allen Teilen des Gesichtes; dazu benutzt man Informationen aus einer Datenbank, in der die Variablen nach Alter, ethnischer Herkunft und Geschlecht gespeichert sind. Auf den Schädel wird dann Ton aufgetragen; Stützstäbe halten den Ton in Form und die Messstäbe fest, die anzeigen, wie dick die Tonschicht an den verschiedenen Stellen sein muss.

Diese Methode ist ebenso Wissenschaft wie Kunst und bedient sich demografischer Angaben und Angaben zur Lebensführung, um fantasievoll die Details des Gesichtes auszuarbeiten. Das Endergebnis ist eine dreidimensionale Büste mit Haut, Augen, Augenbrauen, Lippen, Ohren, Haaren und Narben. Das Bild dieser Büste wird über das Fernsehen, die Zeitungen und Infoblätter der Polizei verbreitet.

werden können, werden in Amerika häufig „John Doe" oder „Jane Doe", also Herr und Frau Mustermann, genannt. Häufig scheitern die Versuche zur Identitätsermittlung, weil die Toten zu Lebzeiten aufgrund ihrer Lebensführung oder anderer Umstände kaum Kontakt mit der Familie, den Behörden, Ärzten oder irgendwelchen Organisationen hatten, die individuelle Daten speichern.

Manche Behörden haben jetzt Internetseiten, auf denen sie Informationen zu nicht identifizierten Toten veröffentlichen. Dies tun sie in der Hoffnung, dass die Web-Besucher die fehlenden Daten zur Aufklärung der Fälle liefern können. Die Leichenschauhäuser in den Städten und den Landkreisen haben jederzeit eine Handvoll oder gleich mehrere Dutzend Leichen im Bestand, die nicht identifiziert sind; in den Großstädten sind die Zahlen tendenziell noch höher. Manche dieser Leichen warten seit Jahrzehnten auf ihre Identifizierung. Man schätzt, dass in den USA zu jedem Zeitpunkt über 4000 unidentifizierte Leichen in den Akten (und den Kühlräumen) schlummern.

Für den Coroner stellen diese Langzeit-Unbekannten eine Beeinträchtigung der Lagerkapazität und der administrativen Ressourcen dar. Es kommt das Problem hinzu, dass sich die gelagerten Leichname nach und nach zersetzen.

Herr und Frau Mustermann

Individuen, die anhand der zur Verfügung stehenden Methoden nicht identifiziert

Rechts Ein Gesichtsrekonstrukteur modelliert aus Ton die Gesichtsmuskeln. Die Holzstäbe zeigen die korrekte Tiefe des Muskelgewebes.

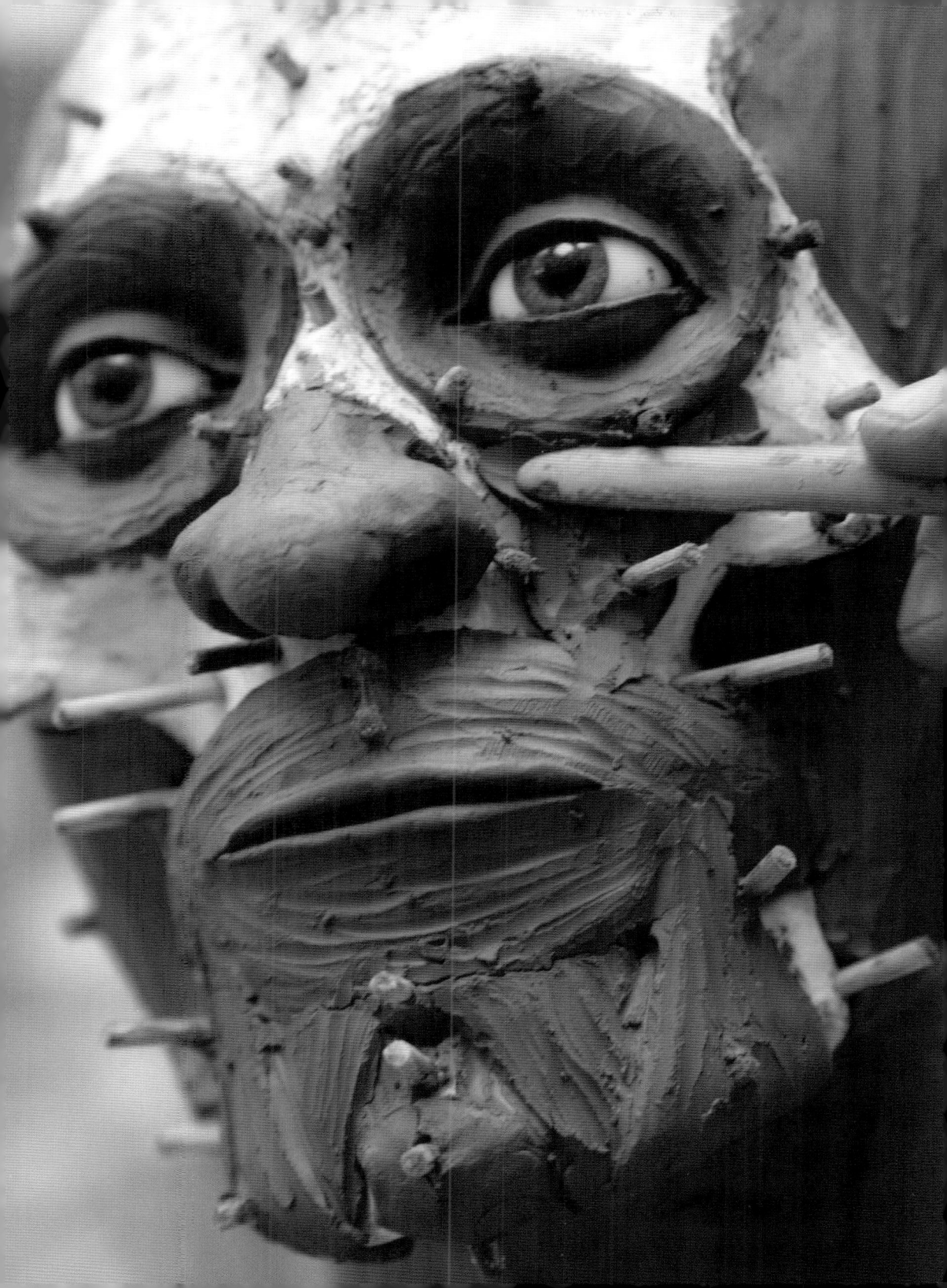

Am frühen Morgen ging ein Paar mit einem kleinen Motorboot fischen. Als sie eine Flussbiegung durchfuhren, bemerkten sie ein rotes Objekt, das ans Ufer schlug. Beim Näherkommen stellten sie fest, dass es sich um eine Leiche handelte, die in eine mit Klebeband verschlossene Decke gewickelt war. Sofort rief das Paar die Polizei an. Bald darauf trafen etliche Polizisten, Kommissare der Mordkommission und zwei Mitarbeiter des Coroners ein und zogen den Leichnam an Land. Nach einer umfassenden äußeren Untersuchung wurde die Decke aufgewickelt und gab einen Leichnam im Zustand fortgeschrittener Verwesung frei. Er wurde zur Untersuchung in das Leichenschauhaus gebracht

Die Untersuchung

Es handelte sich um eine weiße Frau, offenbar das Opfer eines Mordes. Sie trug ein kurzärmliges, blaues Top, Denimhosen und rosa Unterwäsche. Die Kleidung und der Tascheninhalt ergaben keine verwertbaren Spuren, eine visuelle Identifizierung war infolge der fortgeschrittenen Verwesung nicht möglich. Die Hände waren durch die Decke hinreichend geschützt worden, sodass ein Fingerabdruckexperte einen Satz Abdrücke von der Toten nehmen konnte. Diese wurden an das FBI-Labor gesandt, das aber einige Stunden später anrief und mitteilte, die Abdrücke könnten nicht zugeordnet werden. Danach wurde ein Bulletin für die Medien herausgegeben, in dem alle bekannten Charakteristika der Toten verzeichnet waren. Das Bulletin enthielt eine Beschreibung der Kleidung, der Größe, des Gewichts und der Haarfarbe sowie den Hinweis, dass am Körper einige Narben vorhanden waren. Kurz nach der Veröffentlichung des Bulletins erhielt die Polizei mehrere Anrufe von Menschen, die einen Angehörigen vermissten. In einem Fall suchte eine Mutter nach ihrer Tochter, die seit Wochen vermisst war und auf die die Angaben des Bulletins zutrafen. Bei einer Befragung durch die Polizei stellte sich heraus, dass die Tochter schlechte Zähne hatte. Eine Untersuchung der unbekannten Toten zeigte aber teure zahnärztliche Implantate, sodass keine Übereinstimmung gegeben war.

Am nächsten Tag trat die Vermisstenabteilung der Polizei mit dem Coroner in Verbindung und fragte an, ob das Opfer irgendwelche Tätowierungen aufweise; man hoffte, einen vermissten Teenager identifizieren zu können. Obwohl die Leiche beträchtliche Zeit im Wasser gelegen hatte, ließ sich auf der Haut des Opfers eine tätowierte Rose ausmachen. Der vermisste Teenager hatte aber eine tätowierte „13" am unteren Rücken, womit auch dieser Kandidat ausschied. Dem Schädel fehlte jegliches Fleisch, was die Untersuchung der Kiefer durch den forensischen Odontologen erleichterte. Er bemerkte, dass die zahnärztlichen Arbeiten auf Europa hindeuteten, was es wahrscheinlich machte, dass es sich bei der Toten um eine Ausländerin handelte. Doch ohne zahnärztliche Unterlagen ließ sich auf diese Weise die Identität der Toten nicht ermitteln.

Der Fall bleibt offen

Nach Ausschöpfung aller traditionellen Methoden zur Identitätsermittlung ließ der Coroner das Gesicht rekonstruieren. Die Experten fertigten ein rekonstruiertes Gesicht an, das in den örtlichen und überregionalen Medien und auf Plakaten und Aushängen in Geschäften gezeigt wurde. Man bat die Öffentlichkeit, die Polizei zu informieren, wenn jemand Informationen zur Identität der Toten besitze, doch sie blieb unidentifiziert.

Protokolle zu nicht identifizierten Leichen

Wenn alle Versuche zur Identitätsermittlung scheitern und auch der Abgleich der Leiche mit der Vermisstenkartei nicht zur Lösung des Falles führt, kommt möglicherweise irgendwann der Zeitpunkt, an dem man die Leiche entsorgen muss.

In manchen Leichenschauhäusern gibt es eine maximale Leichen-Aufbewahrungsdauer, während der versucht wird, die Identität festzustellen. In manchen Gebieten beträgt diese Dauer lediglich sechs Monate, danach wird der Leichnam eingeäschert. Die Verwaltung hält in solchen Fällen diese Frist für notwendig, weil alte, verwesende Leichname Gerüche absondern und von Insekten besiedelt werden, auch wenn die Leiche korrekt und gekühlt aufbewahrt wird. Wenn die Verweildauer auf diese Art beschränkt ist, bedeutet das aber keineswegs das Ende der Untersuchung, denn die im Zuge der Obduktion gewonnenen Daten stehen ja noch in den Akten und auf den Festplatten zur Verfügung.

In Zeiten von Krieg, Katastrophen und öffentlichem Aufruhr stehen die Leichenschauhäuser unter besonderem Druck und müssen sich der Leichname unter Umständen rascher entledigen, weil zahlreiche nicht identifizierte Tote hereinkommen. Auch der Mangel an einer zuverlässigen Stromversorgung zur Kühlung der Leichen kann in Krisenzeiten ein Problem sein.

Nach irakischem Gesetz muss ein Leichnam zwei Monate aufbewahrt werden, um eine Identifikation durch Verwandte zu ermöglichen. In den vergangenen Jahren wurde diese Frist häufig auf drei Wochen verkürzt, da eine große Zahl nicht identifizierter Leichen in die Schauhäuser kam.

Die Leichenfarm

In Knoxville in Tennessee gibt es eine besondere, hoch spezialisierte Einrichtung. Ihr korrekter Name lautet: Forensisch-Anthropologische Einrichtung der Universität Tennessee, doch ist sie, seit Patricia Cornwell dort einen Bestseller spielen ließ, weithin als „die Leichenfarm" bekannt. Die Einrichtung wurde 1971 von dem forensischen Anthropologen William Bass gegründet, und die dort gewonnenen Einsichten haben bei der Lösung einiger Kriminalfälle eine bedeutende Rolle gespielt. Manche der Leichname, die auf der Leichenfarm studiert werden, sind Verstorbene, die ihren Körper der Wissenschaft vermacht haben, andere aber rekrutieren sich aus den nicht identifizierten und von niemandem reklamierten Leichen, die in den Leichenschauhäusern nicht aufbewahrt werden können. Der Zweck der Leichenfarm ist das Detailstudium der menschlichen Verwesung. Daher ist sie für den Fortschritt in der forensischen Wissenschaft sehr nützlich. Die Farm verfügt permanent über etwa 40 Leichen, die in verschiedenen Umgebungen aufbewahrt werden, damit der Fortgang der Verwesung unter den jeweiligen Umständen beobachtet werden kann und die Auswirkungen der Jahreszeiten ermittelt werden können. Manche Leichen werden beerdigt oder ins Wasser gelegt, andere im Freien liegen lassen, und wieder andere liegen unter Planen oder in geschlossenen Fahrzeugen. All das geschieht, damit man mehr über die Prozesse in Erfahrung bringt, die dem menschlichen Körper nach dem Tod widerfahren.

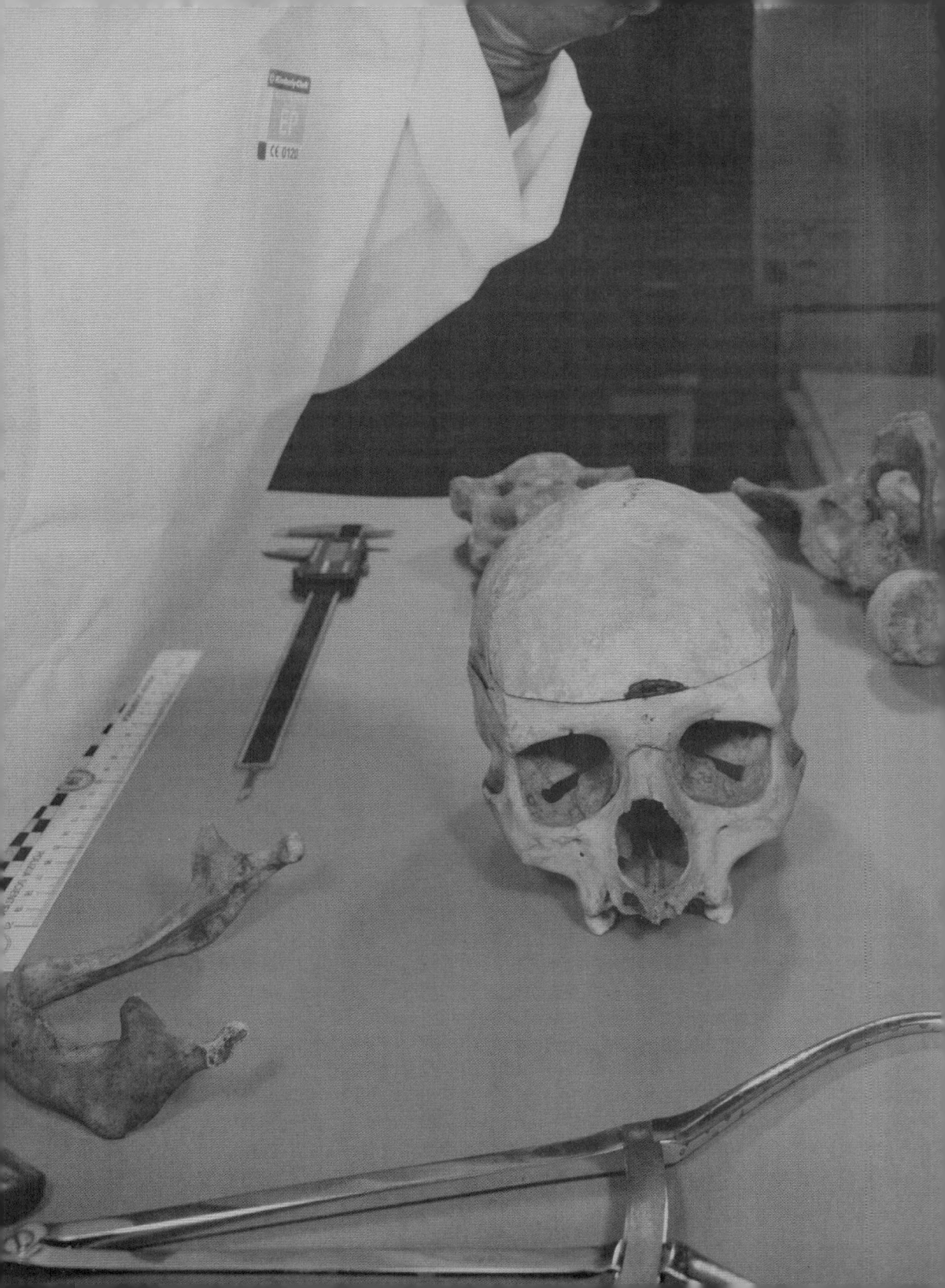

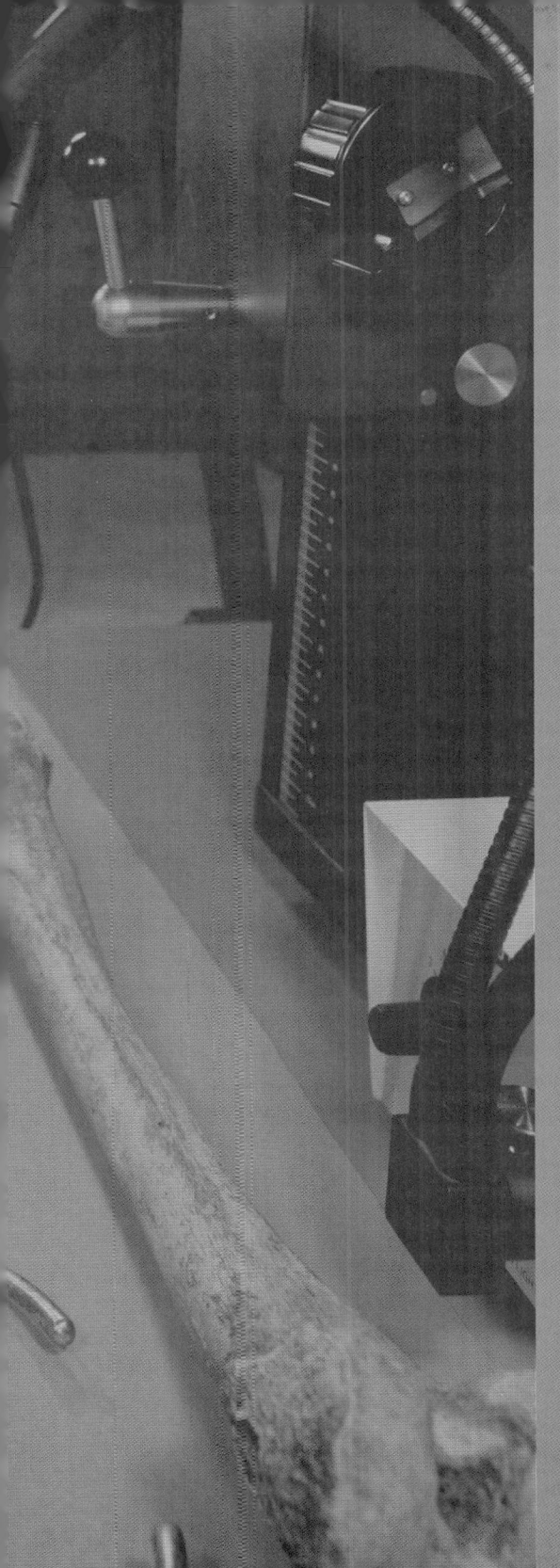

Kapitel 7
Todesursache und Todesart

Das Endergebnis der forensischen Untersuchung ist das Ausstellen eines Totenscheins durch den Coroner. Der forensische
Pathologe stellt für dieses Dokument die
Schlüsselinformationen zur Verfügung, lässt
alle im Rahmen der Untersuchung gewonnen Erkenntnisse einfließen und äußert sich hinsichtlich der Ursache und der
Art des Todes. Der forensische Pathologe
verlässt sich dabei auf die Informationen,
die im Bericht der Untersuchungsbeamten, Notärzte, Polizisten und Kommissare stehen, aber auch auf die Krankenakten
und die Ergebnisse der posthumen toxikologischen Tests und der mikroskopischen
Untersuchung der Gewebeproben.

Was passiert, wenn man stirbt?

Neben dem zeitlosen Begehren der Menschen, den Tod zu verstehen, gibt es auch den Wunsch, die physiologischen Abläufe des Sterbens begreifen zu können. Die alten Griechen und Römer definierten den Tod als das Fehlen von Herzschlag und Atmung, und bis vor wenigen Jahrhunderten gab es keine tiefer reichenden Erklärungen des Todes. Im Mittelalter hielt man dem Probanden eine Kerze vor den Mund; wenn sie flackerte, war er noch am Leben.

1742 dokumentierte J. Bruhier 52 Fälle, in denen angeblich jemand lebendig beerdigt wurde. Das steigerte die bereits beträchtliche Furcht vieler Menschen, vorzeitig begraben zu werden, und setzte die Ärzte unter Druck, verlässliche „Lebenszeichen" zu definieren. Deutsche Ärzte schlossen, dass die Verwesung das einzige untrügliche Anzeichen für den Tod sei; im Deutschland des 19. Jahrhunderts wurden Leichenschauhäuser eingerichtet, wo die Leichen aufbewahrt wurden, bis sie zu verwesen begannen. Eine andere Reaktion auf die Ängste, lebendig begraben zu werden, war der „Sicherheitssarg" (oder das „Alarmgrab"), der Gerätschaften enthielt, mit dem die „Leiche" der Außenwelt über ihr signalisieren konnte, dass sie noch am Leben war. Mit den Fortschritten der modernen Medizin verschwanden diese Ängste, aber noch immer fehlte es an einer brauchbaren Definition des Todes.

Ehe wir den Tod definieren, müssen wir einige grundlegende physiologische Zusammenhänge zwischen dem Gehirn, dem Herzen und der Lunge behandeln. Das Gehirn lässt sich in Großhirn, Kleinhirn und Stammhirn einteilen. Das Stammhirn enthält die Medulla, die Region, die die Atmung und die Herzaktivität steuert. Nervenimpulse aus dieser Region steuern das Zwerchfell und die Muskeln in der Rippenregion, die die Ausdehnung der Lunge bewerkstelligen. Das Herz arbeitet bis zu einem gewissen Grad unabhängig vom Gehirn, obwohl das Gehirn den Herzschlag beeinflussen kann.

Wann ist man tot?

Die Zerstörung des Stammhirns führt zum Stillstand der Atmung, was dem Herzen wiederum den Sauerstoff raubt, woraufhin es den Dienst quittiert. Wenn das Stammhirn zerstört ist, lässt sich der Körper mit technischen Apparaten, die die Atmung und andere Grundfunktionen des Körpers aufrechterhalten, am Leben halten; durch diese Maßnahmen wird das Stammhirn aber in keiner Weise geheilt oder repariert, daher werden die Apparate in der Regel nach einiger Zeit, wenn sich keine Besserung einstellt, abgeschaltet. Die häufigste Ursache für einen Schaden des Stammhirns ist eine direkte Verletzung desselben, etwa durch eine Schusswunde oder eine massive, spontane Hirnblutung. Menschen, die einen Sturz, einen Verkehrsunfall oder eine sonstige schwere Verletzung erleiden, zeigen nicht unbedingt sofort Anzeichen eines Hirnschadens. Im Laufe der Zeit kann sich aber Flüssigkeit ansammeln, was das Hirngewebe anschwellen lässt und zu einem sogenannten zerebralen Ödem führt. Dieses

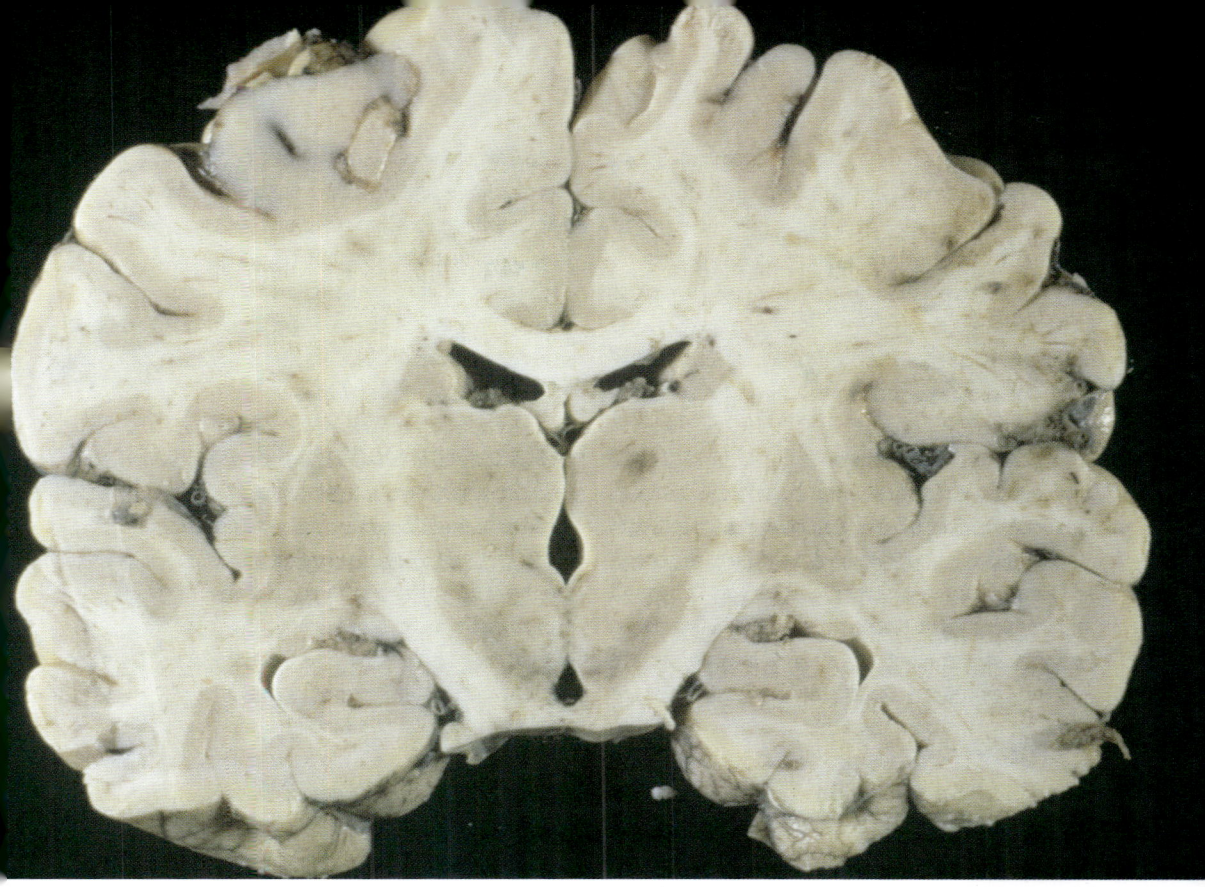

Oben Querschnitt durch ein ödemgeschädigtes Gehirn. Das Gehirn ist infolge eines Schlages auf den Kopf aufgequollen der Druck der Schwellung hat die zentralen Gehirnkammern zusammengedrückt.

wachsende Ödem übt Druck auf das Gehirn aus. Das Gehirn befindet sich in einem geschlossenen Raum und hat sehr wenig Platz, um sich auszudehnen. Wenn das Gehirn also anschwillt, wird sein unterer Teil, wo die Medulla sitzt, beschädigt, was die Atmung und den Herzschlag beeinträchtigt und den Tod herbeiführen kann.

Ein Toter kann daher als ein Mensch definiert werden, bei dem die Atmung und der Kreislauf unwiderruflich aufgehört haben; oder er kann als ein Mensch definiert werden, bei dem sämtliche Hirntätigkeiten endgültig zum Erliegen gekommen sind, der also hirntot ist.

Hirntot

Fortschritte bei den lebenserhaltenden Maschinen wie mechanische Ventilatoren und Herz-Lungen-Maschinen haben die Definition des Todes unscharf werden lassen. Diese Maschinen übernehmen die biologischen Funktionen des Herzens und der Lunge. Wenn ein Mensch eine schwere Hirnverletzung erlitten hat, die Funktionen von Herz und Lunge aber von einer Maschine übernommen wurden, wird der Mensch als klinisch hirntot bezeichnet. Der Hirntod ist also der Zustand, in dem sämtliche Hirnfunktionen permanent und unumkehrbar aufgehört haben.

Um 5 Uhr morgens bemerkten Nachbarn, dass aus dem Haus gegenüber Flammen schlugen und riefen die Feuerwehr an. Als diese anrückte, stand das zweigeschossige Wohnhaus voll in Flammen. Der Einsatzleiter wurde darüber unterrichtet, dass das Haus von einer älteren, schwarzen Frau bewohnt wurde. Die Flammen waren zu stark, um ein Eindringen in das Haus zu erlauben, daher ging die Feuerwehr erst nach der Brandlöschung und der Freigabe des Gebäudes hinein. Bei der Suche fand man einen nicht identifizierten Leichnam im Flur des ersten Stocks. Die Untersuchungsbeamten aus dem Büro des Coroners trafen vor Ort ein, um ihre Untersuchung zu beginnen, ebenso der Beauftragte der Feuerwehr. Dessen Untersuchungsteam führte einen Sonderhund mit sich, der auf das Aufspüren von Brandbeschleunigern wie Benzin und Kerosin abgerichtet war. Auch die Mordkommission wurde verständigt. Zu diesem Zeitpunkt war noch nicht klar, woran die Frau gestorben war; von Herzversagen über Kohlenmonoxydvergiftung, Rauchvergiftung, Zyanidvergiftung, Erstechen, Erschießen bis hin zum Erwürgen konnte noch nichts ausgeschlossen werden. Als Todesart kam ein natürlicher Tod, ein Unfalltod oder sogar ein Mord in Frage. Das Opfer konnte beim Versuch, das Haus zu verlassen, einem Herzinfarkt erlegen sein. Die hohe Kohlenmonoxydkonzentration in der Luft oder der Rauch konnten sie bewusstlos gemacht und dann den Tod herbeigeführt haben. Das Feuer konnte Materialien entzündet haben, die dann Giftstoffe wie Zyanide oder giftige Gase freigesetzt haben. Der Brand konnte gelegt worden sein, um einen Mord zu vertuschen.

Die Untersuchung

Im Leichenschauhaus erhielt das Opfer die Nummer Brandopfer Nr. 87-6912 und kam auf den Untersuchungstisch. Zunächst wurde der gesamte Körper mehrfach geröntgt, um die Anwesenheit von Metallobjekten wie Kugeln oder Messerspitzen zu überprüfen. Die Leiche wurde fotografiert, die Kleidung genau auf Löcher oder Einschnitte untersucht, dann entfernt und nochmals nach Löchern oder Einschnitten untersucht. 80 Prozent der Haut des Opfers wiesen Brandwunden zweiten oder dritten Grades auf. Der forensische Pathologe bat einen der Untersuchungsbeamten, den forensischen Odontologen herzuholen und festzustellen, ob der Zahnarzt des Opfers erreichbar war. Falls ja, sollte der Zahnarzt die Unterlagen und eventuell vorhandene Röntgenbilder des Gebisses zur Verfügung stellen.

Die innere Beschau

Feuer zeigt Auswirkungen auf der Haut, und schwere Brandwunden lassen die Haut aufreißen. Wenn das Opfer erschossen oder erstochen worden war, ließe sich die Eintrittswunde daher nur mit Mühe entdecken. Zum Glück bleiben die unteren Hautschichten und die inneren Organe zumeist vom Feuer unberührt. Sollte die Frau erschossen oder erstochen worden sein, ließe sich der Pfad der Kugel oder des Messers wohl finden. Zu Beginn der inneren Beschau wurde der Y-Schnitt durchgeführt und die Haut abgehoben und auf Löcher oder Schnitte, die durch die Muskeln führten, untersucht. Dann wurden der Brustkorb entfernt und mehrere Blutproben genommen, die man in die Toxikologie brachte, wo sie auf Kohlenmonoxyd und andere Gase getestet wurden. Die entwickelten Röntgenbilder zeigten keine metallenen Objekte oder Knochenbrüche. Der Chefermittler des Morddezernates kam in den Autopsieraum und unterrichtete den Pathologen darüber, dass der Spürhund auf der rückwärtigen Veranda neben Benzinresten auch einen kleinen Benzinkanister gefunden hatte. Diese Entdeckung erhöhte die Wahrscheinlichkeit, dass es sich um einen Mord, nicht um einen Unfall handelte. Bislang gab es keine physiologischen Hinweise auf eine Schuss- oder Stichwunde. Strangulation war aber eine Möglichkeit. Die Autopsie ging weiter. Das Herz wurde entnommen, und die Koronararterien wurden untersucht. Die Arterien zeigten eine schwere Sklerose; eine Arterie war zu 80 bis 90 Prozent verstopft, die anderen beiden zu 50 bis 60 Prozent. Dieser Befund deutete auf einen natürlichen Tod durch Herzversagen hin. In Sachen Todesursache kann das Pendel im Zuge der fortschreitenden Untersuchung allerdings rasch zwischen natürlichem Tod, Unfalltod und Mord hin- und herschwingen, wenn die Forensiker weitere Informationen sammeln und mit anderen Befunden in Bezug setzen. Ein Anruf des Feuerwehrexperten informierte den Coroner darüber, dass der gefundene Benzinkanister wahrscheinlich der Befüllung eines kleinen Rasenmähers diente, der in der Nähe der Veranda gefunden worden war. Er sei noch dabei, die Brandursache zu ermitteln. Das Pendel schwang in Richtung natürlicher Tod. Dann traf ein weiterer Kommissar im Leichenschauhaus ein und brachte Nachricht zu einem möglichen Mordmotiv. Der Enkel des Opfers hatte vor Kurzem gegen ein Gangmitglied ausgesagt. Würde die Autopsie Hinweise auf einen Mord ergeben oder einen Unfalltod bestätigen?

Die Todesursache stellt sich heraus

Nach der Entfernung der Organe und des Gehirns wandte sich die Autopsie dem Hals zu. Der Pathologe untersuchte Zunge und Mundhöhle und entfernte dann die Trachea (Luftröhre). Die Luftröhre wird geöffnet, indem man sie mittig der Länge nach aufschneidet. Der Pathologe wollte feststellen, ob das Opfer bei Ausbruch des Brandes noch lebte oder bereits tot war. Die Antwort auf diese Frage bargen der Kohlenmonoxydgehalt des Blutes und die Untersuchung der Atemwege. Wenn sie noch am Leben war und vom Kohlenmonoxyd und von dem Rauch überwältigt wurde, würde sich das am Kohlenmonoxydgehalt des Blutes und an Ablagerungen in der Luftröhre zeigen. Später ergab die toxikologische Analyse des Blutes einen Kohlenmonoxydgehalt von 87 Prozent. In der Luftröhre des Opfers fand sich Ruß. Das Opfer hatte während des Feuers noch gelebt und den Rauch sowie das giftige Kohlenmonoxyd eingeatmet. Dann traf der forensische Odontologe ein. Bei derartigen Fällen ist dessen Rolle kritisch. Der Odontologe entfernte Ober- und Unterkiefer, fertigte Röntgenbilder nach dem Vorbild der Aufnahmen des Zahnarztes an und verglich die Bilder miteinander. Die Identität der Frau konnte bestätigt werden. Sie besaß umfangreiche Zahnimplantate, welche die Identifizierung vereinfachten. Nach erfolgter Identifizierung wurden die Verwandten verständigt.

Die Ergebnisse

Jetzt ließ sich anhand der toxikologischen Analyse und des Rußes in den Atemwegen festhalten, dass die Todesursache in einer Kohlenmonoxyd- und Rauchvergiftung bestand. Die Todesart war aber noch unklar. Der Pathologe vertagte die Entscheidung dieser Frage bis zum Eintreffen der Berichte des Brandexperten und der Mordkommission. Zwei Wochen darauf stand im Bericht des Brandexperten, dass das Feuer in der Küche aufgrund schadhafter Stromleitungen ausgebrochen war. Die Mordkommission konnte keine Verbindung zu den Gangmitgliedern herstellen und war überzeugt, dass es sich um einen Unfall handelte. Daher stellte der Pathologe einen Totenschein aus, auf dem die Todesart mit „Unfall" angegeben war.

Der Totenschein

Der Totenschein erfüllt zwei Aufgaben. Einerseits ist er ein juristisches Dokument (das die Ursache und die Art des Todes eines Menschen verzeichnet). Dieses Dokument wird benötigt, damit die Verwandten die Einäscherung oder das Begräbnis ausrichten, Ansprüche aus einer Lebensversicherung stellen, Pensionen beantragen, die Verteilung der beweglichen und unbeweglichen Besitztümer des Verstorbenen und alle Erbschaftsangelegenheiten regeln können. Der Totenschein ist auch nötig, um den Namen des Verblichenen von Titeln auf Eigentum wie Häusern, Aktien oder Firmenanteilen streichen zu können. Ein Totenschein muss auch vorgelegt werden, um juristische oder versicherungsrechtliche Ansprüche aus einem Unfalltod stellen zu können. Andererseits hält der Totenschein die Ursache und die Art des Todes eines Menschen fest. Es muss hier bemerkt werden, dass die auf dem Totenschein angegebene Todesursache und auch die Todesart nur für den Coroner und sein Amt, nicht aber für andere Behörden rechtlich bindend sind. Anders gesagt, er steht weiteren Aktivitäten durch ein anderes Individuum, eine andere Behörde oder ein anderes Amt nicht im Wege, also auch nicht weiteren Untersuchungen, einer unabhängigen Prüfung der Ergebnisse oder einer erneuten Autopsie.

Die Ursache und die Art des Todes, die auf dem Totenschein angegeben sind, stellen die Meinung der Person dar, die das Dokument unterzeichnet hat – das bestmögliche Ergebnis eines forensischen Beamten in dem Bemühen, die Todesursache in wenigen Worten zusammenzufassen und eine begründete Ansicht zur Todesart zu äußern. Das Amt des Coroners sollte bei der Abfassung des Totenscheins und bei der Formulierung seiner Ansichten zur Todesursache im vernünftigen medizinischen Rahmen bleiben, so wie klinische Ärzte Diagnosen stellen und Heilmethoden vorschlagen. Der Totenschein ist ein Dokument des bürgerlichen Rechts, nicht der medizinischen Wissenschaft. Wie wir gesehen haben, fallen alle Todesfälle mit unnatürlichen Ursachen in die Zuständigkeit des Coroners, und in diesen Fällen kann der Totenschein nur von einem forensischen Pathologen ausge-

Oben Dieser kanadische Totenschein aus den 1940er-Jahren gibt natürliche Todesursachen an.

füllt und vom Büro des Coroners ausgestellt werden. Natürliche Todesfälle ohne ungewöhnliche Begleitumstände können von einem beliebigen anwesenden Arzt beurkundet werden.

Wer sieht den Totenschein?

Die auf dem Totenschein vermerkten Informationen werden an einige Behörden weitergereicht, die Sterblichkeitsstatistiken erstellen. Eine Kopie jedes ausgefüllten Totenscheins geht an die Gesundheitsbehörde des jeweiligen Bundesstaates, die ihn an das National Center for Health Statistics (NCHS) weiterleitet. Das NCHS, eine Abteilung des Center for Disease Control and Prevention, wertet die gesammelten Daten aus, um den Gesundheitsstand der Gesamtbevölkerung und einzelner Bevölkerungsgruppen zu dokumentieren; dort werden Übersichten der Gesamtzahl der Todesfälle und Aufschlüsselungen nach Alter, Geschlecht, ethnischer Herkunft und Geografie (Bundesstaat und County) erstellt, ebenso nach zum Tode führender Krankheit und nach Todesart. Die Daten dienen auch der Ermittlung von Trends, dem Erkennen von gesundheitspolitischen Problemen, der Bestimmung der durchschnittlichen Lebenserwartung, als Grundlagen für biochemische und Gesundheitsstudien und zum Vergleich der Sterblichkeitsraten in den USA und in anderen Ländern.

Was der Totenschein nicht leisten kann

Der Totenschein dient dazu, die grundlegenden demografischen Angaben sowie Informationen zu wichtigen, den Todesfall betreffenden Punkten festzuhalten, nämlich zu Todesursache und Todesart. Man muss sich aber vor Augen halten, dass der Totenschein nicht alle wissenswerten Umstände enthält. Bei Todesfällen infolge von Schusswunden zum Beispiel sind Kaliber, Zahl der abgegebenen Schüsse, Lage der Eintrittswunde, Verlauf des Einschusskanals, Beschädigungen der Organe und Lage der Austrittswunde nicht vermerkt. Diese Informationen finden sich stattdessen im abschließenden Bericht des anatomischen Pathologen. Im Polizeibericht sind, sofern es zu einer Verhaftung kam, die Einzelheiten zum Schützen festgehalten.

Bei Selbstmorden enthält der Totenschein keinerlei Informationen dazu, ob das Opfer bereits zuvor Selbstmordversuche unternommen hat, ob ein Abschiedsbrief hinterlassen wurde oder warum es zu dem Selbstmord kam. Im Untersuchungsbericht stehen jedoch die Details zu etwaigen früheren Selbstmordversuchen, und eine Kopie des Abschiedsbriefes, falls vorhanden, kommt in die Fallakte. Steht der Todesfall in Zusammenhang mit Drogen oder Medikamenten, werden die Höhe der Dosis und die Art der Einnahme nicht auf dem Totenschein vermerkt. Im toxikologischen Bericht steht natürlich, auf welche Substanzen hin Tests durchgeführt wurden und in welcher Konzentration sie vorhanden waren, und der Untersuchungsbericht enthält Angaben zur Art der Einnahme.

Inhalt des Totenscheins

Der Standard-Totenschein umfasst sechs Hauptabschnitte:

Persönliche Daten des Verstorbenen

Dieser Abschnitt enthält die folgenden demografischen Angaben: Alter, Geschlecht, ethnische Abstammung, Ehestand, Geburtsdatum und -ort, Anschrift, Beruf, Ausbildungsabschluss und Auskünfte darüber, ob der Betreffende Angehöriger der Streitkräfte war oder nicht; ferner Angaben zum Ort des Todes und zu den Angehörigen.

Verbleib des Leichnams

Dieser Abschnitt enthält Angaben zur Art und Weise, wie es mit dem Leichnam weitergeht, ob er beerdigt, eingeäschert, der Wissenschaft überlassen oder aus dem Bundesstaat, in dem der Todesfall stattgefunden hat, entfernt wird. Auch der Name des Unternehmens, das die Beerdigung usw. durchführt, ist vermerkt.

Feststellung des Todes

Das Datum und die Uhrzeit der Feststellung des Todes sind in diesem Abschnitt vermerkt.

Bestätigung des Todes

Hier ist aufgeführt, wer befugt ist, den Tod eines Menschen zu bestätigen: Ersthelfer wie der Notarzt und sein Team, die Polizei, Krankenschwestern und Krankenhausärzte; ferner ist hier angegeben, wer im konkreten Fall den Tod bestätigt hat.

Todesursache

Die Todesursache ist der pathologische Zustand (die Krankheit) oder die Verletzung, die die Ereignisse (akuter oder chronischer Art) ausgelöst hat, die den Tod herbeigeführt haben. Dieser Abschnitt des Totenscheins besteht aus zwei Teilen: der unmittelbaren Todesursache und den Umständen, die zu dem Todesfall beigetragen haben. Ebenfalls vermerkt sind das Datum und die Uhrzeit der Verletzung, eine Beschreibung, wie und wo die Verletzung zustande kam, sowie die Todesart. Zudem wird festgehalten, ob es sich um einen Arbeitsunfall gehandelt hat und ob eine Obduktion durchgeführt wurde.

Todesart

Die Umstände, die zur Todesursache geführt haben (siehe folgenden Abschnitt), werden hier benannt.

SONDERFALL RUSSISCHES ROULETTE

Die Umstände des Todesfalls spielen eine entscheidende Rolle bei der Beurteilung der Todesart. Man nehme zum Beispiel das Russische Roulette, bei dem eine einzelne Kugel sich in einer der sechs Kammern eines Revolvers befindet. Der Spieler dreht die Revolvertrommel, setzt sich die Waffe an den Kopf und betätigt den Abzug. Wenn die Kammer leer ist, geschieht nichts und der Spieler oder ein anderer wiederholt den Vorgang.

Wenn die Kammer eine Kugel enthält, ist die Todesursache klar, nämlich eine Schusswunde am Kopf.

Die Bestimmung der Todesart hängt natürlich in hohem Maße von den gegebenen Umständen ab. Wenn das Opfer dieses „Spiel" allein spielte, würde man wohl auf Selbstmord entscheiden – denn wenn ein Mensch sich eine geladene Waffe an den Kopf hält und abdrückt, handelt es sich um einen Selbstmord. Man könnte aber auch auf einen Unfall entscheiden, wenn eine Gruppe Teenager beim Trinken das Spiel spielte, um Freunde auf einer Party zu beeindrucken, ohne dabei an die möglichen Folgen zu denken.

Die Todesart

Die Todesart ist die Art und Weise, wie es zu dem Todesfall gekommen ist. Es gibt hier fünf Möglichkeiten: natürlicher Tod, Unfalltod, Selbstmord, Mord und „unklar". Ferner gibt es die vorübergehende Klassifizierung der Todesart als „offen bis zum Abschluss der Ermittlung" oder kurz „offen".

Natürlicher Tod

Natürliche Todesfälle sind diejenigen, die auf natürliche Krankheitsprozesse ohne Verletzungen von außen zurückgehen, etwa auf Krebs, Herzversagen, eine Lebererkrankung usw. Wird auf natürlichen Tod entschieden, ist eine Kriminaluntersuchung überflüssig. Die Umstände, die zu dem natürlichen Tod geführt haben, müssen aber exakt geprüft werden.

Unfalltod

Durch einen Unfall verursachte Todesfälle gehen auf Verhaltensweisen und Handlungen zurück, die unabsichtlich zum Tode führen. Am häufigsten sind solche Todesfälle, die auf eine Überdosis an Drogen zurückgehen (wer illegale Drogen nimmt, will damit in der Regel nicht Selbstmord begehen), gefolgt von Verkehrsunfällen, Stürzen und Bränden. Wird auf Unfalltod entschieden, kann die Untersuchung fortgesetzt werden, weist aber nun in eine andere Richtung. Haftungsfragen können hineinspielen, und der Coroner muss unter Umständen in einem Prozess als Zeuge aussagen. Der zeitliche Aufwand, der in eine solche fortgeführte Untersuchung investiert wird, schwankt von Amt zu Amt.

Selbstmord

Selbstmord ist definiert als das absichtlich herbeigeführte Ende des eigenen Lebens. Die häufigsten Arten des Selbstmordes sind je nach Geschlecht unterschiedlich: Männer bevorzugen Schusswaffen, Frauen die Einnahme einer Medikamentenüberdosis. Der Selbstmord muss gründlich untersucht werden. In den meisten Fällen, in denen auf Selbstmord erkannt wird, hat diese Entscheidung Bestand; gelegentlich aber ergeben sich im Zuge der umfassenden Untersuchung neue Gesichtspunkte, welche die Festlegung der Todesart vereiteln.

Abschiedsbriefe

Etwa ein Drittel aller Selbstmörder hinterlässt einen Abschiedsbrief. Dieser kann sich auf einige magere Worte beschränken oder mehrere Seiten lang sein und auch auf dem PC gespeichert sein. Einen Abschiedsbrief hinterlassen Selbstmörder aus vielerlei Gründen: um ihre Handlung zu erklären, um sich bei ihren Angehörigen zu entschuldigen, manchmal auch, um ihren Zorn auf Menschen, die sie verletzt haben, zum Ausdruck zu bringen.

Junge Menschen begehen typischerweise Selbstmord, wenn sie ihre „erste Liebe" verloren haben. Ihre Abschiedsbriefe drücken Verzweiflung, Einsamkeit und Liebeskummer aus. Manchmal enthalten sie auch Wünsche, etwa die Bitte, gemeinsam mit einem Bild der Ex-Freundin, einem speziellen Kleidungsstück oder auch mit einer Gitarre beerdigt zu werden.

Im mittleren Alter thematisieren die Abschiedsbriefe gerne finanzielle Probleme. Typische Gründe für den Selbstmord sind der Verlust des Arbeitsplatzes, Spielschulden oder Fehlinvestitionen.

Abschiedsbriefe älterer Menschen drehen sich oft um gesundheitliche Probleme, die das fortschreitende Alter mit sich bringt. Wer zum Beispiel an schwerer Arthritis leidet oder Anzeichen einer fortschreitenden Nervenkrankheit wie Alzheimer zeigt, zieht es unter Umständen vor, mit einer solchen Prognose nicht weiterzuleben.

Mord

Mord ist definiert als der Akt, das Leben eines anderen Menschen zu rauben. Davon ausgehend sind auch die finalen Schüsse der Polizei sowie Hinrichtungen Morde. Die Festlegung, ob es sich um einen Mord ersten, zweiten oder dritten Grades oder um einen Mord anderer Art handelt, obliegt einem Gericht, nicht dem Coroner. Die Beweismittel zur Todesart, die der Coroner vorlegt, können vor Gericht aber zur Entscheidungsfindung beitragen.

Mord oder Selbstmord?

Exakte Beobachtungen bei der Autopsie sind häufig maßgeblich dafür, ob ein Todesfall als Mord oder als Selbstmord betrachtet wird. Es gibt einige Todesursachen (wie Schuss- und Stichwunden und Vergiftungen), die sowohl auf Selbstmord als auch auf Mord hindeuten können. Der forensische Pathologe gibt zu der Frage, was jeweils zutrifft, seine Expertenmeinung ab.

Bei Todesfällen durch Erstechen zum Beispiel deutet eine einzige, tiefe Stichwunde auf Mord hin.

Wenn sich die Wunde am Rücken befindet, handelt es sich fast sicher um Mord. Viele kleinere Wunden am Arm (die oft nicht sehr tief dringen) hingegen deuten auf Selbstmord. Eine eigenhändig zugefügte Stichwunde am Hals besteht zumeist aus mehreren oberflächlichen Schnitten (den sogenannten „Zögerwunden") und einem tieferen, tödlichen Schnitt.

Mehrfache Stichwunden an Brust und Kopf deuten auf einen Mord im Affekt hin und können den Richter davon abbringen, auf Mord ersten Grades (vorsätzlichen Mord) zu entscheiden, wozu der geplante Vorsatz gehört. Ein weiteres Charakteristikum von Stichwunden, die zu einer Entscheidung auf Mord führt, ist die Anwesenheit von Abwehrwunden. Diese treten zumeist in Form kleiner, eher oberflächlicher Wunden an Armen und Händen auf und entstehen, wenn ein Opfer versucht, sich gegen die Messerattacken zu schützen.

Das Corpus Delicti

Traditionellerweise verlangen das britische und das US-amerikanische Recht vor Gericht das Vorhandensein einer identifizierten Leiche, das Corpus Delicti, ehe eine Mordanklage erhoben werden kann.

UNFALLTODE

In den USA ist der Unfalltod in der Altersgruppe bis 34 Jahre die häufigste Todesart. Jeder Coroner untersucht am häufigsten tödliche Unfälle durch eine Drogenüberdosis, gefolgt von Verkehrsunfällen und Stürzen.

Diese rechtliche Bestimmung galt in den USA bis über die Mitte des 20. Jahrhunderts hinaus.

Diese formelle Voraussetzung ist heute hinfällig. Es gab mehrere Fälle, in denen die Mordanklage erhoben wurde, obwohl die Leiche des Opfers nie gefunden wurde.

Es muss aber betont werden, dass andere Gebiete der forensischen Wissenschaft bei der letztlich erfolgreichen Lösung solcher Fälle durchaus eine wichtige Rolle spielen können. DNA- und Blutspritzeranalyse, Haar- und Faservergleiche, Spurenanalyse, Fingerabdrücke, Analyse von Dokumenten usw. sind äußerst wichtig, da sie es der Staatsanwaltschaft ermöglichen, auch solche Fälle zu verfolgen, in denen keine Leiche vorhanden ist.

Unklar

Der Begriff „unklar" wird verwendet, wenn alle Untersuchungsmöglichkeiten ausgeschöpft wurden, aber keine eindeutigen Schlüsse hinsichtlich der Todesursache gezogen werden können. Trotz umfangreich ausgestatteter forensischer Labors und vieler Stunden, die für eine Untersuchung aufgewendet werden, bleiben Todesursache oder Todesart (oder beides) zuweilen unklar.

Wie wir schon gesehen haben, gibt es Fälle, in denen keine offenkundige Todesursache bei der Obduktion zutage tritt. In diesen Fällen kann man im Totenschein „unklar" eintragen, obwohl als Todesursache auch eine tödliche Herzrhythmusstörung in Betracht kommt, die nach dem Tod nicht nachweisbar ist. Entscheidet man sich dafür, muss man als Todesart jedoch „natürlich" angeben.

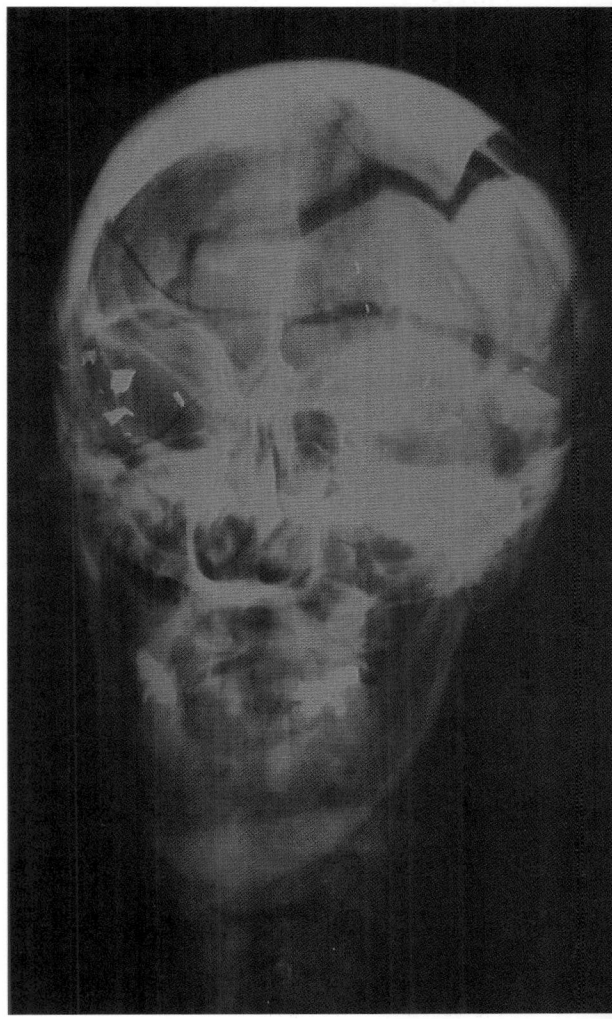

Oben Röntgenaufnahme des Kopfes eines Mordopfers. Gut sichtbar sind die Metallfragmente der tödlichen Kugel.

Offen

„Offen" bedeutet einfach, dass weitere Tests oder Untersuchungen abgewartet werden müssen, ehe die Todesart mit Bestimmtheit festgelegt werden kann. In den

MORDARTEN NACH US-AMERIKANISCHEM RECHT

- **Mord ersten Grades**

  Die vorsätzliche Tötung eines Menschen, planvoll und nicht spontan, insbesondere, wenn der Mörder planvoll versucht, ungestraft davonzukommen.

- **Mord zweiten Grades**

  Ein Mord im Rahmen einer anderen Straftat. Der Täter will eine Straftat begehen, hat aber nicht die Absicht, einen Mord zu verüben.

- **Mord dritten Grades**

  Alle anderen Morde, die weder vorsätzlich noch im Rahmen einer anderen Straftat verübt werden.

- **Totschlag im Affekt**

  Die Tötung eines Menschen ohne Rechtsgrund und im Affekt infolge einer vorangegangenen Provokation durch den Getöteten.

- **Fahrlässige Tötung**

  Der Tod eines anderen als direktes Ergebnis einer unerlaubten Handlung und grob fahrlässiger Handlungsweise.

meisten US-Bundesstaaten muss der Totenschein innerhalb von 72 Stunden nach Auffindung der Leiche ausgestellt werden, selbst wenn zu diesem Zeitpunkt die Todesursache noch unklar ist. Lässt sich innerhalb dieses Zeitrahmens die Todesursache nicht hinreichend sicher bestimmen, wird der Totenschein vom Coroner dennoch ausgestellt, unter Todesursache jedoch „offen" eingetragen. In den meisten Fällen wartet der Pathologe noch auf die Ergebnisse der toxikologischen Analyse, auf Ergänzungen zum Polizeibericht oder auf die Analysen der Histologie. Wenn die Todesursache bestimmt und auch die Todesart festgelegt worden ist, stellt der Coroner in der Folge einen zweiten Totenschein aus. Die Todesart kann auf Dauer unklar sein, jedoch nicht ewig unbestimmt bleiben, und daher muss sie in absehbarer Zeit auf eine der fünf angesprochenen Arten abgeändert werden.

Unklare Todesfälle

Gelegentlich kommen Fälle vor, bei denen es schlichtweg nicht möglich ist, die Ursache und den Ablauf des Todes oder den Todeszeitpunkt wissenschaftlich verlässlich zu rekonstruieren. Eine fortgeschrittene Verwesung, der Mangel an eindeutigen Beweisen oder eine Vielzahl möglicher Gründe können dazu führen, dass man die Todesart als „unklar" bewerten muss.

Hirnblutungen

Die Hirnblutung ist eine der Todesursachen, die dazu führen kann, dass die Todesart als unklar bezeichnet werden muss. In einem Fall zum Beispiel brachten besorgte Eltern ihr fünf Jahre altes Kind ins Krankenhaus; sie waren im Bett aufgewacht, das leblose Kind zwischen ihnen. Das Kind wurde für tot erklärt.
Gehirnscans zeigten eine subarachnoide Blutung unter der mittleren Hirnhaut, die auf natürliche Ursachen oder auf heftiges Schütteln des Kindes zurückgehen kann. Abgesehen von dem Ödem im Gehirn ergab die Autopsie keine Befunde.
Die Todesursache war eindeutig, nämlich die Hirnverletzung. Die Todesart aber konnte natürlicher Art sein, wenn die Blutung durch das spontane Aufplatzen eines Aneurysmas entstanden war, oder auf einen Unfall zurückgehen, falls sich ein Elternteil im Schlaf auf das Kind gelegt hatte. Es konnte sich aber auch um einen Mord handeln, falls die Eltern das Kind bei einem Weinanfall heftig geschüttelt hatten. Alle drei Todesarten kamen in Betracht, es gab aber nichts, was überwiegend in eine der drei Richtungen gedeutet hätte.

Konkurrierende Theorien

Ein anderes Beispiel illustriert, wie bei einem Leichnam, der vielfache, aber mehrdeutige Symptome zeigt, die Todesursache als unklar bezeichnet werden muss.
Eine 44-jährige, weiße Frau wurde von ihrem Mann leblos im Bett liegend gefunden. Sie wurde von den herbeigerufenen Ersthelfern für tot erklärt.
Die einzigen zuvor aufgetretenen gesundheitlichen Probleme waren ein leichter Bluthochdruck und Alkoholmissbrauch. Die Untersuchungsbeamten bemerkten einen kleinen Bluterguss an einem der Oberarme; zudem gab es Berichte über Gewalt zwischen den Eheleuten, jedoch keine offizielle Anzeige. Weitere Blutergüsse wurden gefunden, die mindestens sieben bis zehn Tage alt waren.
Die innere Beschau ergab eine fortgeschrittene Lebererkrankung, die als Todesursache in Betracht kam. Die Verletzungen und die belegten Gewalttätigkeiten konnten aber nicht außer Acht gelassen werden. Zudem bestand die Möglichkeit, dass das Opfer sich im Rausch die Blutergüsse selbst zugefügt haben konnte und es sich um einen natürlichen Tod handelte. Es kamen also ein natürlicher Tod oder Mord in Betracht; da die Beweislage aber uneindeutig war, wurde im Totenschein „unklar" eingetragen.

Forensik im Alltag: Berühmte Fälle

Die Arbeit der Forensiker rückt immer dann in den Blickpunkt der Öffentlichkeit, wenn sie einen bekannten Fall zu lösen imstande ist. Auf den folgenden Seiten stellen wir einige der berühmtesten Fälle der letzten Jahrzehnte vor und beleuchten die Rolle der Forensik bei der Überführung der Täter – oder aber wir zeigen, dass der Fall ungelöst bleiben musste.

Oft gibt es wichtige Indizien, die einen Täter mit dem Verbrechen in Verbindung bringen. Zur Erwirkung einer Verurteilung bedarf es aber eindeutiger wissenschaftlicher Beweise hinsichtlich Todesursache und Todesart. Nur dann kann der Angeklagte mit einem verdächtigen Todesfall eindeutig in Verbindung gebracht werden; das unterstreicht die bedeutende Rolle, die der forensische Pathologe, der die Obduktion durchführt, spielt.

Forensische Pathologen treten oft als Experten vor Gericht auf, da sie es sind, die die Todesursache und die Umstände des Todes bestimmen. Ihre Aufgabe ist es, wissenschaftliche Beweise vorzutragen und ihre professionelle, auf Erfahrung basierende Ansicht vor den Laiengeschworenen darzulegen. Es ist wichtig, dass die Staatsanwaltschaft den für den vorliegenden Fall richtigen Pathologen findet, der die wissenschaftliche Sachlage am besten darlegen kann. Um glaubwürdig zu erscheinen, muss der Pathologe imstande sein, komplizierte medizinische Sachverhalte exakt und verständlich zusammenzufassen. Zudem muss er auch erklären können, wo die Grenzen der Beweismittel liegen und was nicht bewiesen werden kann. Idealerweise sollte der Pathologe auch mit dem Rechtssystem vertraut sein. Das hilft ihm, Situationen zu vermeiden, in denen ein Verteidiger die Geschworenen glauben machen will, dass die dargelegten Beweise wissenschaftlich falsch oder zweifelhaft seien.

Trotz dieser mannigfachen Anforderungen haben die in Obduktionen gewonnenen Beweise schon häufig zur Verurteilung von Gewalttätern geführt.

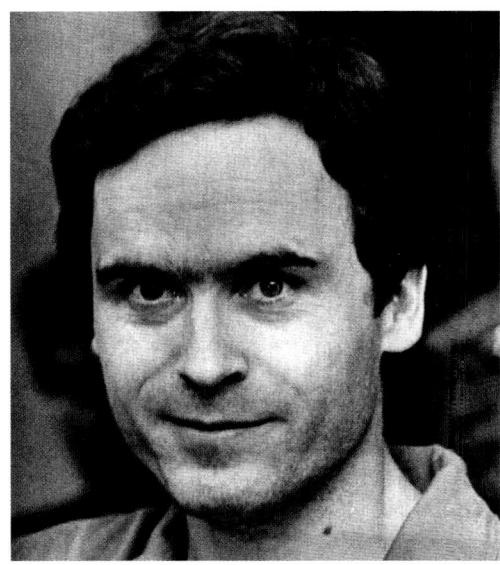

Oben Ted Bundy, einer der brutalsten Mörder der Neuzeit, soll 40 bis 50 Frauen ermordet haben.

> Der Fall

1978 war Ted Bundy bereits seit mindestens neun Jahren als Frauenmörder aktiv. Er war der Polizei schon mehrfach entschlüpft, und selbst nach einer Festnahme im Jahr 1974 und der anschließenden Verurteilung zu 15 Jahren Haft war er entkommen und setzte seine Mordserie fort.

Anfang 1978 griff Bundy mehrere Studentinnen in einem Wohnheim der Florida State University an, tötete zwei und verletzte zwei weitere schwer. Später wurde er in Pensacola verhaftet, wo er erneut gemordet hatte, diesmal ein zwölfjähriges Mädchen. Es war besonders schwer, ihn zu fassen, da er mit mehreren gestohlenen Autos auf der Flucht war und sich jedem Verhaftungsversuch gewaltsam widersetzte.

> Die Beweise

Eine forensische Untersuchung wurde anberaumt, die definitiv beweisen sollte, dass Bundy für die Morde an der Florida State University und an dem Mädchen in Pensacola verantwortlich war.

Eines der Opfer, Lisa Levy, war, so der Befund, an mehreren Schlägen auf den Kopf mit einem stumpfen Gegenstand gestorben. Das stimmte mit den Berichten einer der Überlebenden überein, nach denen der Täter bei der Flucht aus dem Wohnheim etwas trug, was wie ein mit Stoff umwickelter Holzklotz aussah. Levy wurde auch gewürgt und sexuell missbraucht. Am wichtigsten für die Staatsanwaltschaft waren aber die Bissspuren an Levys Po und Brüsten. Bundy wurde ein Gebissabdruck abgenommen, und ein forensischer Odontologe stellte fest, dass die Charakteristika seiner Zähne exakt zu den Spuren an Linda Levys Körper passten.

Die Leiche von Kimberley Leach, dem Opfer aus Pensacola, wurde erst in fortgeschrittenem Verwesungszustand gefunden. Blut- und Samenspuren fanden sich aber noch an ihrer Unterwäsche; sie stimmten mit Proben von Bundy überein.

> Das Urteil

Die Aussage des forensischen Odontologen besiegelte Bundys Schicksal und führte zu einer Verurteilung wegen Mordes an Lisa Levy. Trotz zahlreicher Gesuche wurde Bundy 1989 für seine Verbrechen hingerichtet.

> Der Fall

Im August 1991 meldete sich Robert Curley, ein Elektriker aus Pennsylvania, mit mysteriösen Symptomen im Krankenhaus. Er litt an Übelkeit, Schmerzen, Taubheit und Brennen in den Gliedern. Ehe die Ursache der Symptome entdeckt werden konnte, erholte sich Curley und wurde gegen Ende des Monats entlassen.

Neun Tage nach seiner Entlassung lag Curley aber wieder im Krankenhaus, mit denselben, jetzt stärker ausgeprägten Symptomen wie zuvor. Wieder erholte er sich und konnte am 22. September Besuch von seiner Frau, seinem Bruder und seiner Schwester empfangen, doch in der folgenden Nacht verschlechterte sich sein Zustand, und am 27. September verstarb er schließlich.

> Die Beweise

Ehe Curley starb, konnten die Ärzte diagnostizieren, dass er an einem hohen Thalliumspiegel im Körper litt. Er hatte auf einer Baustelle gearbeitet, wo Thalliumsalze vorhanden waren, und anfangs nahm man an, er habe sich dort dem Gift versehentlich ausgesetzt.

Die toxikologische Analyse seines Gewebes im Rahmen der Obduktion ergab aber einen Thalliumspiegel, der nur durch orale Einnahme erklärbar war. Da Curley sich mehrfach in ärztliche Behandlung begeben hatte, schied Selbstmord als Todesart aus, und der Fall blieb offen.

Erst 1994 führte ein spezialisierter forensischer Toxikologe eine umfassende Analyse des Thalliumspiegels in Curleys Haar, Haut und Fingernägeln durch und erstellte eine tabellarische zeitliche Übersicht, auf der die Spitzen des Thalliumspiegels in der Zeit vor seinem Tod verzeichnet waren. Es offenbarten sich seltsame Höhen und Tiefen, was auf mehrfache Dosen über eine längere Zeit hinwies, wobei die letzte, übergroße Dosis am 22. September verabreicht worden sein musste. An jenem Tag hatten ihn seine Frau, seine Schwester und sein Bruder im Krankenhaus besucht. Allein seine Frau war an allen Terminen bei ihrem Mann, die mit den Thalliumspitzen in Verbindung gebracht werden konnten.

> Das Urteil

Auf der Grundlage der detaillierten toxikologischen Analyse wurde Joann Curley des Mordes an ihrem Mann für schuldig gesprochen und erhielt 10 bis 20 Jahre.

> Der Fall

JonBenét Ramsey war eine Kinder-Schönheitskönigin, deren brutale Ermordung am Abend des 25. Dezember 1996 ganz Amerika schockierte. Von Anfang an waren widersprüchliche Aussagen und mysteriöse Hinweise typisch für den Fall.

JonBenéts Eltern, Patricia und John Ramsey, waren reiche und angesehene Bürger von Boulder/Colorado. Obwohl es zu keinem Zeitpunkt Beweise gab, die sie mit dem Tod ihrer Tochter in Verbindung brachten, wurden sie bald von den Medien und von der Polizei als Hauptverdächtige behandelt. Das lag in erster Linie an der seltsamen Tatsache, dass die Leiche der Tochter im Keller des Hauses der Familie gefunden wurde, während auch eine drei Seiten lange Lösegeldforderung auftauchte. Im Zuge der Obduktion tauchten weitere Fragen auf.

> Die Beweise

Ein forensischer Pathologe stellte fest, dass JonBenét Fesselmale und Abschürfungen am Hals sowie petechiale Blutungen aufwies, die darauf hindeuteten, dass sie gewürgt worden war. Außerdem wies sie Schädelbrüche und Gehirnquetschungen auf, was auf wuchtige Schläge gegen den Kopf hinwies. In Übereinstimmung damit stellte man als Todesursache eine Kombination aus Ersticken und Hirntrauma fest. Bei einer Untersuchung der Genitalien fand man Schürfwunden und wunde Stellen, ein möglicher Hinweis auf sexuellen Missbrauch, obwohl der Pathologe das nicht schlüssig nachweisen konnte. Andere Experten behaupteten, dass die Verletzungen im Genitalbereich auf einen fortgesetzten Kindesmissbrauch mindestens 72 Stunden vor dem Tod hinwiesen. Im Dezember 2003 ergaben weitere Untersuchungen Blutspuren in der Unterwäsche, die DNA dieses Blutes konnte bislang, trotz anhaltender Datenbankabgleiche, niemandem zugeordnet werden.

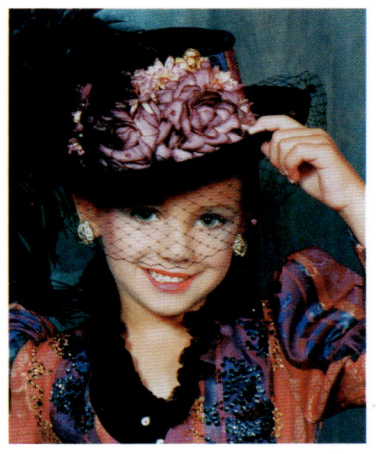

> Das Urteil

Patricia und John Ramsey wurden nicht angeklagt. Es bleibt umstritten, ob sie die Hauptverdächtigen sind oder nicht. Der Fall ist weiterhin offen.

Oben JonBenét Ramsey

> **Der Fall**

Der Tod der 81-jährigen Katherine Grundy am 24. Juni 1998 schien zunächst völlig unverdächtig. Ihr Arzt, Harold Shipman, hatte sie nur Stunden vor ihrem Tod in ihrem Heim in Hyde, einem Vorort von Manchester, besucht. Als Freunde sie später tot auffanden, riefen sie ihn an, und er konstatierte Tod aus natürlichen Gründen; er versicherte, eine Autopsie sei überflüssig, da sie bei ihm in ärztlicher Behandlung gewesen sei.

Erst nach der Beerdigung erfuhr Angela Woodruff, die Tochter der Toten, von Rechtsanwälten, die behaupteten, im Besitz einer Kopie des Testaments der Mutter zu sein, demzufolge 386.000 Pfund (etwa 600.000 Euro) an Dr. Shipman gehen sollten. Frau Woodruff hielt dieses Testament für eine Fälschung und wandte sich an die Polizei.

> **Die Beweise**

Die Leiche von Frau Grundy war bereits unter der Erde, daher war eine Genehmigung zur Exhumierung erforderlich, um im Anschluss eine Autopsie durchführen zu können. Eine äußere Beschau des Leichnams ergab nichts Ungewöhnliches. Erst durch die toxikologische Analyse kamen bedeutsame Tatsachen ans Tageslicht: Es stellte sich heraus, dass Frau Grundy an einer Überdosis Morphium verstorben war, die ihr etwa drei Stunden vor dem Tod verabreicht worden war. Das stimmte mit dem bekannten Zeitpunkt von Dr. Shipmans Visite überein. Daraufhin wurden weitere verstorbene Patienten von Dr. Shipman exhumiert, die alle hohe Morphiumspiegel aufwiesen.

In seiner Jugend hatte Shipman miterlebt, wie seine Mutter, die Morphium gegen ihre Schmerzen erhielt, einer schweren Krankheit erlegen war. Seine offensichtliche Besessenheit von dieser Substanz sollte aber auch zu seinem Fall führen, denn es handelt sich um eine der wenigen Substanzen, die auch noch Jahrzehnte nach dem Tod im Körper nachweisbar sind.

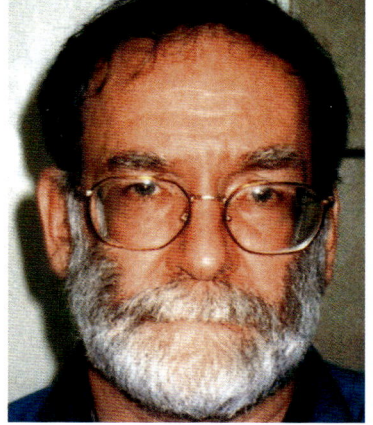

Oben Dr. Harold Shipman

> **Das Urteil**

Im Fall Grundy lautete das Urteil auf Mord durch Morphiumvergiftung. Dr. Shipman wurde des Mordes in diesem und 14 weiteren Fällen für schuldig gesprochen und erhielt mehrfach lebenslänglich. Er erhängte sich am 13. Januar 2004 in seiner Zelle.

CHANDRA LEVY

> Der Fall

Am 1. Mai 2001 begab sich Chandra Levy, die in Washington, D.C. als Praktikantin im Kongress arbeitete, in den Rock Creek Park. Es ist nicht bekannt, ob sie dort einfach nur spazieren gehen oder joggen wollte oder dort mit jemandem verabredet war. Danach wurde sie nicht mehr lebend gesehen. Der Fall geriet bald ins Blickfeld der großen Medien, und es stellte sich heraus, dass sie höchstwahrscheinlich eine Affäre mit Gary Condit gehabt hatte, einem demokratischen Mitglied des US-amerikanischen Repräsentantenhauses.

Trotz umfassender Suchaktionen mit Leichenspürhunden im Park fand die Polizei Chandras Überreste nicht. Am 22. Mai 2002, fast 13 Monate nach ihrem Verschwinden, folgte ein Mann seinem Hund ins Unterholz, der dort unter einem Laubhaufen nach einer Schildkröte zu scharren begann. Der Mann entdeckte in der Nähe an einem steilen Abhang, gut anderthalb Kilometer von einem Wohngebiet entfernt, einen Schädel. Polizei und forensische Untersuchungsbeamte wurden herbeigerufen und fanden weitere Skelettteile.

> Die Beweise

Anhand zahnärztlicher Unterlagen konnten die Überreste später als diejenigen von Chandra Levy identifiziert werden. Es gab aber kaum Hinweise darauf, wie sie gestorben war.

Das Fleisch und die inneren Organe fehlten vollständig, da sie komplett verwest waren. Auch einige Knochen des Skeletts fehlten: die Elle, das linke Becken, das recht groß ist, einige Fußknochen, darunter eines der Zehenglieder, und Teile der Knöchel. Da so wenig Material vorhanden war, konnten selbst erfahrene forensische Pathologen und weitere forensische Experten die Umstände des Todes nicht mehr rekonstruieren.

> Das Urteil

Die Untersuchung der Skelettreste ergab zu wenige Informationen, um die Ursache oder den Ablauf des Todes oder gar den Todeszeitpunkt zu bestimmen. Im Lichte der verdächtigen Umstände erklärte der Medical Examiner des District of Columbia den Fall später jedoch zum Mordfall.

Glossar

Algor Mortis: Abkühlung des Körpers nach dem Tod.

Arachnoidea: Die mittlere Hirnhaut.

Arrhythmie: Abweichung vom normalen Herzschlag.

Atom-Absorptionsanalyse (AAA): Methode zur Entdeckung von Schmauchspuren.

Aufsetzwunde: Wunde, die auftritt, wenn die Mündung einer Waffe beim Schuss die Haut des Opfers berührt.

Blutalkoholkonzentration: Die Alkoholmenge im Blut.

Bluterguss: Blutstauung unter der Haut infolge einer Verletzung.

Blutung: Größere Blutansammlung in einem Gewebe, hervorgerufen durch ein beschädigtes oder geborstenes Blutgefäß.

COPD: Chronic Obstructive Pulmonary Disease = Chronisch Obstruktive Lungenkrankheit.

CPR: Cardiopulmonary Resuscitation = Herz-Lungen-Wiederbelebung.

Coroner: Üblicherweise ein Laie, der in das Amt des Coroners gewählt wird. Das Amt geht auf das mittelalterliche englische Rechtssystem zurück.

Distanzeinschusswunde: Wunde, die auftritt, wenn die Mündung der Waffe beim Schuss mindestens 60 cm vom Opfer entfernt ist.

DNA: Deoxyribonucleic acid (zu Deutsch: Desoxyribonukleinsäure).

DOA: Dead on Arrival = Bei Eintreffen tot.

Dura Mater: Oberste Hirnhaut direkt unter dem Schädel.

EKG: Elektrokardiogramm.

Emphysem: Lungenkrankheit, ein Kennzeichen ist die Vergrößerung der Alveolen.

ETT: Endotrachealtubus.

Exhumierung: Ausgrabung eines Sarges zum Zwecke der neuerlichen Untersuchung eines Leichnams.

Faustfeuerwaffe: Kleine, mit einer Hand zu bedienende Schusswaffe, entweder eine einschüssige Pistole, ein Derringer, ein Revolver oder eine Automatikwaffe.

Fettleber: Eine Leber mit einer abnormen Ansammlung von Fett in den Zellen.

Forensischer Anthropologe: Wendet Theorie und Methoden der Anthropologie auf die Identifizierung von Leichnamen an.

Flinte: Langfeuerwaffe mit glattem Lauf.

Forensischer Entomologe: Spezialisiert auf das Studium von Lebenszyklen und Verhalten von Insekten und Käfern und deren Zusammenhang mit menschlichen Leichnamen.

Forensischer Epidemiologe: Wendet statistische und demografische Analysen auf forensische Themen wie Mord, Selbstmord und Unfall und damit zusammenhängende Faktoren an.

Forensischer Odontologe: Ein Zahnarzt, der sein Wissen im Zuge der Identifizierung von Leichen einsetzt.

Forensischer Pathologe: Ein auf die Bestimmung von Todesursache und Todesart spezialisierter Arzt.

Forensischer Serologe: Analysiert Körperflüssigkeiten wie Blut, Speichel, Samen und Urin auf genetische Muster hin.

Forensischer Toxikologe: Analysiert Körperflüssigkeiten wie Blut, Gallensaft, Urin, Augenflüssigkeit und den Magen auf chemische Substanzen hin.

Formaldehyd: Lösung, in der Organe aufbewahrt werden.

Gaschromatograf: Sehr modernes Gerät, mit dem sich die chemische Zusammensetzung von Stoffen exakt bestimmen lässt.

Gewehr: Schusswaffe mit gezogenem Lauf, wird beim Schuss an der Schulter abgestützt.

In situ: An Ort und Stelle im Körper (in natürlicher Lage).

Jane Doe: „Frau Mustermann".

John Doe: „Herr Mustermann".

Klinischer Pathologe: Ein auf die Laboranalyse von Zellen, Körperflüssigkeiten und Gewebe spezialisierter Arzt.

Leichenspürhund: Speziell ausgebildeter Hund für die Auffindung von Leichen und verwesenden Überresten.

Livor mortis: Ansammlung von Blut im Leichnam, hervorgerufen durch die Schwerkraft, lässt die Haut violett erscheinen.

Locardsche Regel: Prinzip, dass bei einer Interaktion zwischen Individuen oder Objekten ein Austausch von Stoffen stattfindet.

Medical Examiner: Ein Arzt (forensischer Pathologe), der die Amtsstelle des Medical Examiner leitet und plötzliche sowie unerwartete Todesfälle untersucht.

Myokardium: Der Herzmuskel.

Naheinschusswunde: Wunde, die auftritt, wenn die Mündung einer Waffe in unmittelbarer Nähe zur Haut abgefeuert wird.

Petechialblutungen: Stecknadelkopfgroße Blutungen in der Haut.

Pia Mater: Die innere Hirnhaut.

Posthum: Nach dem Tod.

Rigor mortis: Totenstarre, Versteifung der Muskeln eines Leichnams aufgrund chemischer Reaktionen.

Rillen: Flache Vertiefungen am Äußeren einer Kugel, die beim Durchlaufen des Laufes einer Waffe entstehen; dienen der Zuordnung der Kugel zu einer bestimmten Waffe.

SANE: Sexual Assault Nurse Examiner = speziell ausgebildete(r) Krankenpfleger(in), führt forensische Untersuchungen zur Spurensuche durch.

Schmeißfliege: Eine verbreitete Fliegenart, die besonders von Leichen angezogen wird.

SIDS: Sudden Infant Death Syndrome = Plötzlicher Kindstod.

Sturmgewehr: Gewehr, das mindestens 20 Schüsse abgeben kann.

Subarachnoidaler Raum: Raum zwischen den Hirnhäuten Arachnoidea und Dura Mater.

Therapeutische Dosis: Konzentration einer Substanz im Blut in heilsamer Höhe.

Todesursache: Krankheit oder Verletzung, die zum Ableben führt.

Totenschein: Offizielles Dokument, das Todesursache und Todesart eines Menschen festhält. Voraussetzung für das Begräbnis.

Toxische Dosis: Konzentration einer Substanz im Blut in schädlicher Höhe.

Tödliche Dosis: Konzentration einer Substanz im Blut, die den Tod auslösen kann.

Umbilicus: Bauchnabel.

Zirrhose: Sammelbegriff für Krankheiten der Leber verschiedener Ursachen wie Alkoholmissbrauch, Drogenmissbrauch und Hepatitis.

Register

Kursive Seitenangaben beziehen sich auf Abbildungen.

Danksagung

Ich möchte dem gesamten Personal des Büros des Medical Examiner des Allegheny County für die Hilfe und Unterstützung und ihr Wissen, das sie zu diesem Buch beigetragen haben, von Herzen danken.

Besonders danke ich Joseph T. Dominick, der mit seinem besonderen Wissen wertvolle Beiträge zu diesem Buch geliefert hat. Mein Dank gilt auch Deputy Coroner Joe Angiotti für seine Hilfe beim Abschnitt Leichenspürhunde.

Ferner möchte ich ausdrücklich Peggy A. Brown für ihre andauernde Unterstützung und ihre Beiträge sowie dafür danken, dass sie mir Mut zusprach.

Weiterführende Literatur

DiMaio, Dominick J. und DiMaio, Vincent J.M.: Forensic Pathology. Elsevier, New York 1989.

DiMaio, Vincent J.M.: Gunshot Wounds. CRC Press, Boca Raton 1993.

Goff, M. Lee: A Fly for the Prosecution: How Insect Evidence Helps Solve Crimes. Harvard University Press, Cambridge 2000.

Hanzlick, Randy: The Medical Cause of Death Manual. College of American Pathologists, 1994.

Knight, Bernard: Forensic Pathology. Edward Arnold, London 1991.

Spitz, Werner U.: Medicolegal Investigation of Death. 3. Auflage, Charles C. Thomas, Springfield 1993.

Bildnachweise:

Allegheny County Coroner's Office: 9, 10, 60, 63, 67, 70, 73 (both images), 85, 89, 95, 98, 105, 110, 111, 116, 124, 133, 135, 144, 161; Richard Burgess: 18, 30, 32, 44, 51, 53, 64, 66, 75, 78, 83, 86, 93, 113, 119, 134; Corbis: 15, 164, 168; Gary Bell/oceanwideimages.com: 91; Getty Images: 33, 34, 47, 54, 123, 136; National Human Genome Research Institute: 141; Rex Features: 131, 167; Science Photo Library: 5, 12, 22, 24, 25, 27, 29, 36, 38, 40, 42, 48, 74, 76 (both images), 80, 82, 94, 100, 106, 109, 115, 118, 127, 128, 132, 138, 143, 147, 150, 153; University of Alabama at Birmingham Department of Pathology PEIR Digital Library: 84, 88, 92; U.S. Department of Commerce Photographic Services: 58.